Giovanni Maio (Hg.)

# Der verletzliche Mensch

Giovanni Maio (Hg.)

# Der verletzliche Mensch

Perspektiven auf eine
anthropologische Grundsignatur

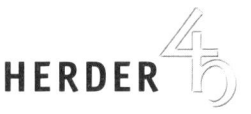

FREIBURG · BASEL · WIEN

© Verlag Herder GmbH, Freiburg im Breisgau 2025
Hermann-Herder-Str. 4, 79104 Freiburg
Alle Rechte vorbehalten
www.herder.de

Bei Fragen zur Produktsicherheit wenden
Sie sich an produktsicherheit@herder.de

Satz: Zero Soft, Timişoara
Herstellung: PBtisk a.s, Příbram

Umschlaggestaltung: Verlag Herder
Umschlagmotiv: © macroworld / GettyImages

ISBN Print 978-3-451-03549-4
ISBN E-Book (EPUB) 978-3-451-83621-3

# Inhalt

Dialektik der Verletzlichkeit.
Zwischen Leiden und unverwundbarem Selbst........... 7
*Emil Angehrn*

Vulnerabilität.
Konzeptionelle und phänomenologische Annäherungen
am Beispiel des Schmerzes ........................... 31
*Claudia Bozzaro*

Verletzliche Seelen, verletzliche Körper?
Über integriert biopsychosoziale Vulnerabilität in der Medizin   53
*Peter Henningsen*

Verletzlichkeit im Horizont einer Ethik der Berührbarkeit
des Körpers ........................................ 68
*Rebekka A. Klein*

Ehre und Scham.
Zum Gestaltwandel verletzter Gefühle................. 92
*Lukas Trabert*

Vulnerabilität ....................................... 126
*Stephan Lessenich*

Vulnerabilitätsblindheiten in der sozioökologischen
Mehrfachkrise ...................................... 136
*Olivia Mitscherlich-Schönherr*

Sich verletzlich machen.
Ambivalenzen des christlichen Liebesethos und einer
Ethik der Sorge .......................................... 167
*Michael Coors*

»Was würden Sie Ihrer Großmutter raten in meiner Situation?«
Zum Verhältnis von Autonomie und Vulnerabilität im
Kontext von Krankheit und Medizin..................... 188
*Henriette Krug*

Zur Verletzlichkeit des Menschen als Patient und
Angehöriger in der neurologischen Frührehabilitation –
mit einem Blick auch auf die Intensivmedizin ............ 219
*Friedrich Edelhäuser*

Eine kleine Philosophie des Kindes unter der Perspektive
seiner Verletzlichkeit .................................... 248
*Giovanni Maio*

Begegnungen mit alten Menschen in Grenzsituationen der
Verletzlichkeit ........................................... 260
*Andreas Kruse*

Verzeichnis der Autorinnen und Autoren ................ 299

Textnachweis ............................................ 301

# Dialektik der Verletzlichkeit.
# Zwischen Leiden und unverwundbarem Selbst

Emil Angehrn

## Einleitung: Konstellationen der Vulnerabilität

In zahlreichen Diskursen der letzten Jahrzehnte ist der Begriff der Vulnerabilität zu einem Leitbegriff geworden. Nicht nur im nächstliegenden Kontext der Medizin, auch in den Sozialwissenschaften, in der Ökonomie, der Ökologie, der Theologie, der Ethik und der philosophisch-anthropologischen Reflexion hat der Terminus einen zentralen Stellenwert gewonnen.[1] Er bündelt unterschiedliche Bedeutungen der Verletzbarkeit, die wir mit menschlichen Organismen, aber auch mit natürlichen oder künstlichen Systemen verbinden, und markiert einen Gegenakzent zur Vorstellung eines mächtigen, unangreifbaren, souveränen Subjekts oder eines störungsfreien Funktionssystems. Die Konjunktur des Begriffs kann mit einem neuen Blick auf die menschlichen Angelegenheiten, geradezu einer »Wende zur Vulnerabilität«,[2] aber

---

[1] Stellvertretend seien genannt: Sandkühler, H. J. (2014); Maio, G. / Bozzaro, C. / Eichinger, T. (Hg.) (2015); Bieler, A. (2017); Czapski, J. (2017); Maillard, N. (2018); McLennan, M. R. (2019); Schnell, M. W. (2017); Schnell, M. W. (2020); Martin, A. K. (2023); Maio, G. (2024). – Anders als in bestimmten Ansätzen wird im Folgenden nicht von einer systematischen Unterscheidung zwischen ›Vulnerabilität‹, ›Verletzlichkeit‹ und ›Verwundbarkeit‹ ausgegangen.
[2] Butler, J. (2018), 185.

auch einer generellen Rückkehr zu den Grundlagen des Lebendigen, einer Erweiterung der moralischen Wahrnehmung einhergehen. Bei alledem ist festzuhalten, dass mit der verbreiteten Verwendung des Begriffs ein erhöhter Klärungsbedarf einhergeht. Vulnerabilitätsphänomene erweisen sich als vielschichtig, komplex, ambivalent.

Zumal nach drei Hinsichten erscheint der Begriff präzisierungsfähig und klärungsbedürftig: zunächst im Blick auf das, was zu den vulnerablen Gegenständen zählt, sodann in Hinsicht auf die theoretisch-systematische Dimension, innerhalb deren Verletzlichkeit zum Thema wird, schließlich mit Bezug auf den existenziellen Ort und die Wertung des Phänomens der Verwundbarkeit.

Unterschiedlich besetzt ist zum einen der Referenzbereich des Begriffs, der Raum der Gegenstände, von denen das Prädikat »verletzbar« aussagbar ist und für die gegebenenfalls ein Schutz gegen Verletzung reklamiert wird. Als vulnerabel werden künstlich-technische und natürliche Systeme verhandelt: störungsanfällige Energienetze oder anspruchsvolle Computerprogramme, die vor Viren geschützt werden müssen, ebenso wie ökologische Systeme, von Alpenlandschaften und Wüsten bis zu Pflanzenarten und Tierpopulationen. Im engeren Bereich lebender Organismen steht, namentlich in ethischer Hinsicht, die Differenz zwischen Tier und Mensch zur Diskussion. Dass beide als sterbliche Wesen verletzbar sind, liegt auf der Hand; unter welchen Voraussetzungen, mit welchen Konsequenzen sie dies sind, versteht sich nicht ebenso von selbst. Im Horizont des menschlichen Lebens wiederum wird Verletzbarkeit mit Bezug auf Individuen wie auf Kollektive – ethnische Gemeinschaften, Kulturen – zum Thema. Schließlich kann im Hinblick auf das Individuum die Person selbst – in ihrer körperlichen wie seelischen Verfassung und Integrität – oder ihr moralischer Status und Rechtsanspruch als das eigentlich Verletzliche und Schutzbedürftige gelten. Der Mensch kann durch physische Gewalt, durch psychischen Zwang, durch Erniedrigung und Entrechtung verwundet werden. Verletzt werden sein Leib, seine Seele, sein Recht, seine Würde.

Je nach Gegenstand und Anwendungsbereich wird Verletzlichkeit in verschiedener Weise verstanden, in einem anderen Problemhorizont und theoretischen Rahmen relevant. Die reichhaltige Literatur zum Thema legt Zeugnis von der Verschiedenartigkeit der Fragerichtungen und disziplinären Verortungen ab. Vulnerabilität als Merkmal der Conditio humana wird in der Anthropologie und Kulturtheorie zum Thema. Als wesensmäßig mit Körper und Leib verbunden, wird sie in der Medizin und der Bioethik verhandelt. In ihrem intrinsischen Bezug zu Rechten und Wertvorstellungen weist sie auf Fragen der Politik und der Rechts- und Sozialphilosophie. In alledem fungiert sie, je nachdem, als deskriptive oder als normative Kategorie. Verletzbarkeit ist einerseits eine objektive dispositionale Eigenschaft eines Seienden, die in ihrer Beschaffenheit und ihren Bedingungen untersucht werden kann. Ein Mechanismus oder ein Organismus kann mehr oder weniger anfällig für Störungen sein. Verletzbarkeit steht andererseits für eine Möglichkeit, die im individuellen oder sozialen Kontext sowohl bejaht und gepflegt wie auch begrenzt oder verboten werden kann. Während existenzphilosophische und anthropologische Diskussionen auf die Verletzbarkeit als Kennzeichen des menschlichen Lebens abheben, scheint es in anderen Diskursen selbstverständlich, sie in einer genuin normativen Perspektive zu behandeln, ja den Blick auf Vulnerabilität geradezu als innovative Ausrichtung der Ethik zu bestimmen.

## Dialektik der Verletzlichkeit

Neben dem variierenden Gegenstandsbezug und begrifflich-disziplinären Rahmen oszilliert die Wertung der Vulnerabilität. Sie kann neutral festgestellt, als defizitäre Seinsverfassung beklagt, als produktives Potenzial gewürdigt, als ideologische Maske kritisiert, als zweiwertiges, ambivalentes Phänomen charakterisiert werden. Es liegt auf der Hand, dass sich die Wertung des Phänomens mit den jeweils herausgestellten Aspekten verändert; dies wird im Folgenden deutlicher hervortreten. Generell zeigt sich der schillernde Charakter nicht zuletzt im Spiegel des Gegenbegriffs. Die Unverwundbarkeit erscheint als heroisierendes Attribut subjektiver Mächtigkeit und Fluchtpunkt eines Urwunsches, doch ebenso als kritische Negativfigur und ideologisches Konstrukt. Unaffizierbar-unberührbar zu sein gilt als Makel wie die Nichtverwundbarkeit als Ausdruck außergewöhnlicher Kraft.

Ich werde dem stichwortartig umrissenen Komplex in den folgenden Ausführungen mit einer zweifachen Fokussierung und perspektivischen Einengung nachgehen. Zum einen konzentriere ich mich auf die Verwundbarkeit des Menschen und lasse die Verletzlichkeit von Tieren, von natürlichen und technischen Systemen im Hintergrund. Zum anderen gehe ich von der existenzphilosophisch-phänomenologischen Frage nach der Stellung der Verletzbarkeit im Leben und ihrer Bedeutung für das Selbstverständnis des Menschen aus; damit verbundene spezifische ethische, politische, medizinische Aspekte werden stellenweise ergänzend in den Blick kommen. Zu verdeutlichen ist, wie Menschen das Verletzbarsein und Verletztwerden erfahren, wie sie mit der Verletzung umgehen und ihre Hinfälligkeit in ihr Leben integrieren. Um die Phänomenologie der Vulnerabilität zu durchmessen, seien fünf Punkte herausgestellt: der Ausgang von der Gegeninstanz des Nichtverwundeten und Nichtverwundbaren

(2.), das negative Grundphänomen der Verletzung im Zeichen der Endlichkeit und des Leidens (3.), das positive Pendant des produktiven Potenzials der Empfänglichkeit und des responsiven Umgangs mit der Verletzung (4.), das Wechselspiel von Selbst und Andersheit im Verletzen und Verletztwerden (5.), der Fluchtpunkt des unverwundbaren Selbst (6.).

## 2. Heilsein und Verletzung – ambivalente Unverwundbarkeit

Die Verletzung bricht ein in ein unversehrtes, nicht verwundetes Dasein. Gegenüber der Fremdheit und Gewalt des Verwundetwerdens erscheint das Davor als heil und ganz. Es ist kein Zufall, dass es als Wunschbild und Gegenstand der Sehnsucht hochgehalten werden kann. Es wird nicht nur in Zuständen paradiesischer Eintracht ausgemalt, sondern ebenso als Ausdruck souveräner Macht und Auszeichnung von Personen idealisiert. Unverwundbarkeit fungiert als mythologisches Attribut herausragender Helden wie Siegfried und Achilles, wenn auch beide Mal unter Aussparung eines einzelnen verletzbaren Körperteils (Ferse, Schulter); der Vorbehalt entfällt im modernen Mythos des zur Gänze unbesiegbaren Comic- und Kinohelden Superman. Doch provoziert die Verabsolutierung wie von sich aus den Verdacht. Mit Bezug auf reale Menschen wird das Prädikat der Unverwundbarkeit suspekt, als Ausdruck ideologischer Hypostasierung oder Niederschlag fiktionaler Omnipotenzfantasien, je nachdem als Reflex einer falschen, lebensfeindlichen Selbstimmunisierung, eines Seelenpanzers, womit sich das affirmative Attribut in kritischer Sicht geradezu ins Negative verkehrt. Stellvertretend sei auf die polemische Darstellung verwiesen, die Elfriede Jelinek vom »unheilbar Gesunden« Max Frisch in seiner Auseinandersetzung mit der unheilbar Kranken Ingeborg Bachmann gibt.[3] Ungeachtet dessen, dass Frisch seinerseits von der »unheilbaren Verwundung« spricht, die er in seiner Liebe zu Bachmann erlitten habe,[4] ist die zugespitzte Charakterisierung aufschlussreich, die Jelinek von den radikal Verwundeten und Nichtgeretteten wie Bachmann, Celan oder Kafka auf der einen Seite gibt, von den fundamental Gesunden auf der anderen, die wohl manchmal krank seien, doch nicht in der Tiefe krank sind und immer wieder hoch kommen (exemplarisch die deutschen Nachkriegsautoren Böll, Frisch, Andersch, Grass und andere, die Jelinek stellenweise geradezu als »Normalitätsterroristen« karikiert).[5] Unverwundbarkeit ist kein harmloses Prädikat.

Wir können offenlassen, wieweit Jelineks überzeichnende Charakterisierung der Normalität gerechtfertigt, wieweit ihre Kritik an bestimmten Autoren »gerecht« ist. Wesentlich ist, die Frage der Verletzlichkeit im Spannungsverhältnis der Extreme zu situieren. Auf der einen Seite finden sich die zutiefst Verwundeten und Geschundenen, die abgründig Unversöhnten und Unerlösten, jenseits von Rettung und Hoffnung, wie sie Adorno mit Bezug auf die von Primo Levi geschilderten Muselmanen der Konzentrationslager beschreibt. Und wir haben auf der anderen Seite jene, die nach Hegel durch die Arbeit des Negativen hindurchgegangen sind, über welche sich das Leben des Geistes

---

[3] Jelinek, E.: »Krankheit und der moderne Mann«. https://original.elfriedejelinek.com/fbachcel.html [21.06.2024].
[4] Bachmann, I. / Frisch, M. (2022), 480.
[5] Jelinek, E.: »Krankheit und der moderne Mann«. https://original.elfriedejelinek.com/fbachcel.html [21.06.2024].

realisiert, das »in der absoluten Zerrissenheit sich selbst« findet. Wie Hegel im Verweilen beim Negativen die »Zauberkraft« sieht, welche die Umkehr in das Positive trägt, so beschreibt er die »Wunden des Geistes« als Verletzungen, welche »heilen, ohne dass Narben bleiben«.[6] Die offen bleibende, schmerzende Wunde, die von der Verletzung hinterlassenen Spuren und Merkmale oder eben die Verflüchtigung der Verwundung und ihrer Narben – dies sind unterschiedliche Weisen, wie Verletzlichkeit sich in das menschliche Leben einschreibt, zum Teil des Lebens wird. Im Fluchtpunkt des Durchgangs durch solche Einschreibungen scheint eine andere, reine Figur der Unverwundbarkeit auf, in welcher sich das unversehrte Selbst in seiner Integrität offenbart.[7]

## 3. Verletzbarkeit und Leiden

### 3.1 Endlichkeit und Leiblichkeit

Verletzlichkeit ist eine Grundeigenschaft des Menschen und seiner Lebensform. Sie wird als Angelpunkt der *condition humaine* beschrieben,[8] als eine Universalie, die allen Menschen unabhängig von Herkunft, sozialer Zugehörigkeit und körperlich-seelischer Verfassung zukommt,[9] als eine existenziale Bestimmung, die mit der Endlichkeit und Körperlichkeit des menschlichen Daseins konstitutiv verbunden ist. Auch wenn man fragen kann, ob sie im strengen Sinne eine Wesenseigenschaft bildet – da man

---

[6] Hegel, G. W. F. ($^6$1952), 20, 470.
[7] Siehe unten 6.
[8] Emcke, C. (2018), 270.
[9] Schnell, M. (2020), 13.

sich Lebewesen ohne Verwundbarkeit vorstellen kann, ohne dass diese aufhörten, ein Mensch oder ein Tier zu sein[10] –, steht außer Frage, dass sie empirisch zu den basalen Kennzeichen des menschlichen Daseins gehört. Sie wird mit der Endlichkeit des Menschseins, der Fragilität seiner Existenz verknüpft, vielfach in der konstitutiven Leiblichkeit des Lebewesens Mensch fundiert. Auch wenn Verletzbarkeit ebenso prägnant die psychische Verfassung treffen und sich in seelischem Leiden auswirken kann, stellt die körperliche Bedingtheit, die sich in der Beschränkung sensorischer und motorischer Fähigkeiten, in der Anfälligkeit für Krankheiten und Leiden, letztlich der Sterblichkeit niederschlägt, einen unstrittigen Kern humaner Vulnerabilität dar. Seelische Verletzung ohne somatisches Fundament ist für Menschen eine leere Hypothese. Leiblichkeit ist die konkrete Basis des Ausgesetztseins, der Ungesichertheit und Abhängigkeit gegenüber anderen Menschen, sozialen Verhältnissen und den Kontingenzen der Umwelt.[11] Darin hat die Fokussierung der Vulnerabilitätsforschung auf Heilberufe und bioethische Fragen ihre Plausibilität.[12] Dennoch bleibt festzuhalten, dass das Phänomen in seiner existenzphilosophischen Relevanz in einem weiteren Horizont, wesentlich auch im Horizont sozialer Bedingtheiten zu verorten und zu befragen ist. Im Ganzen der Dimensionen menschlicher Prekarität und Exponiertheit gilt es dem Zusammenhang nachzugehen, den Lévinas in der komprimierten Formel »La subjectivité est vulnérabilité«[13] auf den Begriff bringt. Verletzlichkeit ist als Grundbedingung des menschlichen Daseins zu erkunden.

---

[10] So Martin, A. K. (2023), 18.
[11] McLennan, M. R. (2019), 17ff.
[12] Schnell, M. (2017), 9–10.
[13] Levinas, E. (1974), 92.

## 3. Verletzbarkeit und Leiden

### 3.2 Schädigung und Leiden

Versuchen wir die spezifischen Merkmale der Vulnerabilität herauszustellen, so können wir einerseits auf die gewissermaßen neutralen Seinsbestimmungen der Verletzbarkeit, andererseits ihre negativen Effekte und Erlebensqualitäten abheben. Als objektive Seinsbestimmungen haben wir zunächst die Endlichkeit und Exponiertheit als Quelle der Affizierbarkeit festzuhalten. Verletzbarkeit ist eine dispositionale Eigenschaft, eine Möglichkeit, von äußeren Einflüssen und Behinderungen getroffen, durch sie affiziert und beeinträchtigt zu werden. Dass der Resonanzraum solcher Affizierbarkeit vornehmlich ein negativer ist, geht mit der Primärbedeutung der Verwundbarkeit zusammen: Die erste Konnotation ist die des Gestörtwerdens im normalen Verlauf und Erwartungshorizont. Verletztwerdenkönnen heißt zunächst, in seinem natürlichen Tun und Wollen beeinträchtigt, dem Leiden unterworfen werden zu können, sei es infolge innerer Hinfälligkeit und Krankheit, sei es durch soziale Umstände und äußere Schicksalsschläge, sei es durch direkte Aggression. Wer unerwartet mit einer einschneidenden Krankheitsdiagnose konfrontiert ist, wird mit einem Mal der Verletzbarkeit des eigenen Körpers gewahr, vielleicht der Fragilität einer ganzen Lebensform, der Ungesichertheit langer Lebenspläne. Ein Todesfall naher Menschen kann das eigene Leben verwirren, das Selbst in seiner Tiefe erschüttern. In vielfacher Weise erlebt der Mensch die Ungeschütztheit, Ungesichertheit seines Seins.

Man kann im Negativkoeffizienten der Verwundung zwei Kerne auseinanderhalten, die in der objektiven Schädigung und im affektiven Leiden liegen. Schon Aristoteles hält im Begriffskatalog der *Metaphysik* unter den Bedeutungen von *pathos* (Leiden,

Affektion) dessen gegenständliche und erlebensmäßigen Aspekte, die »schädlichen« und die »schmerzhaften« Veränderungen, auseinander.[14] Die Verletzung ist, je nachdem, etwas, das von außen, durch den Arzt, Juristen oder Soziologen festgestellt werden kann, oder aber eines, das intern, durch das verwundete Subjekt selbst erlebt, als Leiden und Schmerz erfahren wird. Beides kann zugleich der Fall sein, beide Seiten können korrespondieren, aber auch getrennt vorkommen, je für sich als Negativität aufdringlich sein. Der Organismus kann anfällig für Krankheiten und Dysfunktionen sein (wie ein technisches System für Störungen und Attacken), die vielleicht gar nicht bemerkt und affektiv erfahren werden. Medizin und Jurisprudenz sind gegebenenfalls mit dieser Schwelle konfrontiert und haben das subjektive Erleben und die Artikulierbarkeit von Verletzungen als eigene Frage zu behandeln.

3.3 Somatisches und psychisches Leiden

Wenn wir uns hier dem engeren Bereich der subjektiv erfahrenen Verletzung und des mit ihr verbundenen Schmerzes zuwenden, so ist eine weitere, schon berührte Distinktion von Belang: die Unterscheidung zwischen körperlichem und seelischem Leiden. Auch hier muss die Unterscheidung keine Abtrennung beinhalten. Vielfach sind beide Weisen der Verletzung miteinander verbunden, können sie sich – nach beiden Richtungen – beeinflussen, füreinander empfänglich sein, auseinander hervorgehen. Unabhängig davon steht die Dualität für zwei Kerne und Urer-

---

[14] Aristoteles, Metaphysik V.21, 1022b18–20.

## 3. Verletzbarkeit und Leiden

fahrungen der Negativität mit je eigener Prägnanz.[15] »Leid physisch« lautet ein Titelstichwort in Adornos *Negativer Dialektik*, dessen Emphase sich der intrinsischen Absolutheit des mit ihm Angesprochenen verdankt: Körperliches Leiden ist immun gegen diskursive Beschwichtigung und Relativierung, ein unwiderlegbarer Einspruch gegen die Ordnung des Seienden; Philosophieren nach Auschwitz, so Adorno, ist von der »Abscheu vor dem unerträglichen physischen Schmerz«[16] bewegt. In vielfältigsten Gestalten ist Leiden mit körperlichen Mängeln und Schädigungen verbunden, wie denn auch das Zufügen von Schmerz, das in radikalster Weise das Selbst in seinem Innersten trifft, die physische Folter ist. Wer die Folter überlebt hat, bleibt nach Jean Améry für immer gezeichnet und hat die Fähigkeit verloren, sich je wieder zu Hause, sicher zu fühlen.[17] Doch auch außerhalb solcher Extremformen bilden die körperliche Verletzung, der körperliche Schmerz einen Grundtenor menschlichen Lebens. Vom schreienden Säugling zum Kriegsverletzten und Schwerkranken haben Medizin und Pflege mit Formen der Schädigung und des Leidens zu tun.

Ein fließender Übergang erstreckt sich von objektiven Beeinträchtigungen, etwa der Einschränkung der Mobilität durch Krankheit oder Alter, die sich in unterschiedlichem Maße mit Beschwerden und Schmerzen verbinden, zu Leiderfahrungen, die gegebenenfalls auch losgelöst von somatischen Defiziten im Leben dominierend und belastend werden. Wenn der somatische Schmerz paradigmatisch ein unwiderlegbares, unauflösliches Leiden verkörpert, so steht die seelische Krankheit weder der Quali-

---

[15] Vgl. Angehrn, E. (2003).
[16] Adorno, T. W. (1966), 200–201.
[17] Améry, J. (1966).

tät noch der Intensität nach notwendig dahinter zurück. Sie kann ihrerseits zur unerträglichen Qual werden, die im Unterschied zum körperlichen Schmerz ohne Lokalisierung bleibt, doch die Person im Ganzen berührt, sie in der Tiefe erschüttert. Wer unter Depressionen leidet, ist in besonderer Weise mit den Abgründen im eigenen Selbst, mit der Haltlosigkeit der Existenz und der Desorientierung in der Welt konfrontiert. Unterschiedliche psychiatrische, psychoanalytische, psychotherapeutische Methoden bemühen sich, Ursachen seelischer Krankheiten aufzuspüren, ihre Wunden zu behandeln, ihre Leiden zu heilen. Je nach Konstitution sind Individuen in verschiedenem Ausmaß durch unterschiedliche Faktoren psychisch verletzbar, existenziellen Ängsten oder Erfahrungen der Nichtigkeit ausgesetzt.

Neben intrinsischen sind es externe Verletzungen, die das Individuum treffen und seelisches Leiden verursachen können. Die »symbolische«,[18] »sprachliche«[19] oder »moralische Verletzbarkeit«,[20] die wie die leibliche Exponiertheit zur Conditio humana gehört, hängt wesentlich mit der sozialen Lebensform der Menschen zusammen. In dieser liegt, dass wir mit einem bestimmten Bild von uns und der Welt leben, mit Wertvorstellungen und Rechtsansprüchen, Würdehaltungen und Freiheitsbildern, in denen wir auf Anerkennung und Bestätigung durch andere angewiesen sind. Wo diese fehlen, wo sie uns im Gegenteil entzogen werden und wir stattdessen Missachtung und Entrechtung erleben, wo wir in abschätziger Rede oder verächtlichem Schweigen[21] entwürdigt und erniedrigt werden, können wir tiefem, ausweg-

---

[18] Herrmann, S. (2013).
[19] Liebsch, B. (2007).
[20] Emcke, C. (2018), 271ff.
[21] Liebsch, B. (2007), 153.

## 3. Verletzbarkeit und Leiden

losem Leiden ausgesetzt sein. Menschen können wegen ihrer ethnischen Zugehörigkeit, ihrer sexuellen Orientierung oder ihres Aussehens angegriffen, beleidigt, verwundet werden, auch ohne dass irgendeine körperliche Berührung oder Belästigung stattfindet. Man kann mit Worten töten, durch verbales Verhalten den körperlichen Schmerz verdoppeln, durch Verhöhnung die Folter steigern. Doch schon die einfache Rechtsverweigerung, die reale oder vermeintliche Ungleichbehandlung können Anlass tiefgehender Verletzung sein. Die Missachtung trifft das Subjekt mitten in seinem Selbstbewusstsein. Theorien der Grundlegung des Sozialen – exemplarisch die Konzepte von Hobbes und Hegel – fokussieren im zwischenmenschlichen Konflikt, je nachdem, stärker auf die physische oder auf die rechtlich-symbolische Verletzbarkeit. Für ein modernes Verständnis ist grundlegend, dass körperliche Unversehrtheit und soziale und persönliche Integrität für ein befriedetes Zusammenleben gleichermaßen konstitutiv sind.[22]

In noch anderer Weise können Verwundung und Leiden aus dem Gewahren der Halt- und Sinnlosigkeit resultieren, ohne dass uns diese in einem performativen Akt anderer entgegentritt. In pointierter Form vertritt Friedrich Nietzsche die These, dass »die Sinnlosigkeit des Leidens, nicht das Leiden« selbst den Fluch darstellte, der »über der Menschheit ausgebreitet« war und von welchem die Religion und asketische Moral den Menschen befreite.[23] Die Verletzlichkeit des Menschen erstreckt sich im weiten Spektrum von der körperlichen Schädigung über die zwischenmenschliche Aggression bis zum Verlust ideeller Ordnung.

---

[22] Herrmann, S. (2013), 65ff.
[23] Nietzsche, N. (1980), 411–412.

## 4. Passivität, Empfänglichkeit, Responsivität

In all den im Vorausgehenden beschriebenen Formen begegnet die leiblich-seelische Affizierbarkeit des Menschen in negativer, schmerzlicher Gestalt. Sie nimmt Bezug auf eines, das unserem ursprünglichen Verlangen, unserem Lebenswillen und Streben nach Glück zuwiderläuft. Indessen ist nicht alles passive Erleiden und Affiziertwerden durch Anderes ein Leiden. Das »Pathische«[24] ist eine umfassende, basale Bestimmung des menschlichen Lebens, welche die Passivität und Empfänglichkeit beinhaltet, die gleichermaßen in ihrer affektneutralen, aber auch positivwertigen Funktion zur Geltung kommen kann. Wir können die passive Erlebensqualität oft mit einer affirmativen und lebensbejahenden Fähigkeit, einer wertvollen Eigenschaft des menschlichen Seins verbinden. Betont werden dann die Rezeptivität, die Empfänglichkeit für anderes, und die Fähigkeit, Qualitäten des sozialen Umgangs, der Ausstrahlung von Kunstwerken oder des moralischen Appells wahrzunehmen und aufzunehmen: als soziale Empathie, als ästhetischer Sinn oder als moralische Sensibilität. Die Fähigkeit, sich durch Anderes affizieren zu lassen und für fremdes Leid oder die Schönheit der Natur empfänglich zu sein, ist eine produktive Potenz, die als Charaktereigenschaft oder Urteilskompetenz eigens kultiviert und entfaltet werden – aber auch verkümmern, absterben – kann. In diesem Sinne hat das Pathische als Raum der Empfänglichkeit wesentlichen Anteil am Reichtum des menschlichen Lebens. Im Konkreten mögen zwischen der schmerzlichen und der lebensfördernden Potenz der Verletzlichkeit fließende Übergänge bestehen. In stringentes-

---

[24] Vgl. Weizsäcker, V. von (2005).

ter Weise beschreibt Emmanuel Lévinas die mit der Sinnlichkeit verbundene Dimension der »äußersten Passivität« und »reinen Empfänglichkeit« als eine Wesensbestimmung des Subjekts, die für ihn nicht zuletzt mit der äußersten menschlichen Möglichkeit einhergeht, sich vom Transzendenten berühren zu lassen.[25]

In noch anderer, deutlicherer Weise wird ein Gegenakzent zur Negativität des Pathischen dort gesetzt, wo sich der Gegenstandsbezug mit einem eigenen, antwortenden Verhalten assoziiert. Profilierte Konzepte der Phänomenologie haben den »responsiven« Zug im menschlichen Wahrnehmen und Verhalten herausgearbeitet. Maurice Merleau-Ponty hat die eigentümliche Macht des Malers gefeiert, in Anschmiegung an den inneren Hervorbringungsprozess der Natur im Gemälde die Phänomene selbst sich öffnen und sprechen zu lassen, im Bild das, was sich zeigt, zur Erscheinung zu bringen.[26] Martin Heidegger hat dem menschlichen Sagen die Kraft zugesprochen, den Logos des Seins zur Sprache zu bringen,[27] und die Aufgabe phänomenologischer Beschreibung dahingehend bestimmt, »das, was sich zeigt, so wie es sich von ihm selbst her zeigt, von ihm selber her sehen zu lassen«.[28] In umfassender Weise hat Bernhard Waldenfels die Responsivität als Strukturmerkmal der menschlichen Existenz entfaltet.[29]

Es liegt nahe, etwas von der erschließend-kreativen Kraft des responsiven Seinsbezugs im Umgang mit der Verletzlichkeit auszumachen. Schon im normalen therapeutischen Verhalten gilt

---

[25] Lévinas, E. (1974), 93, 85.
[26] Merleau-Ponty, M. (1964).
[27] Heidegger, M. (1967), 192.
[28] Heidegger, M. ([10]1963), 34.
[29] Waldenfels, B. (1994). Zu vergleichen ist das Phänomen der Resonanz: Rosa, H. (2019).

das Gebot, im offenen Dialog mit dem Patienten aufzunehmen, wie er seine Krankheit schildert, hellhörig dafür zu sein, wie sein Leiden aus ihm spricht, was die Symptome uns sagen; Analoges gilt für den Umgang mit eigener Verletzung, die Sensibilität sich selbst gegenüber. In der Weiterzeichnung dieser Linie deutet sich an, wie der nicht extern-reaktive, sondern responsive, auch korresponsive Umgang mit der Verletzung einen Zugang zur Heilung eröffnen kann. In einer pointierten Figur ist diese Wendung im homerischen, bei Parsifal wiederkehrenden Motiv vom Speer, der die Wunde schlägt und sie allein zu heilen vermag, ausgesprochen.[30] In gewisser Weise ist sie im hegelschen Bild des dialektischen Umschlags reformuliert, demgemäß der Geist im Schmerz der äußersten Entzweiung zu sich selbst findet und, wie Adorno in hegelscher Diktion formuliert, »die vollendete Negativität, einmal ganz ins Auge gefasst, zur Spiegelschrift ihres Gegenteils zusammenschießt«.[31] Indes ist die radikale Figur solcher Umkehrung nicht nur dem dezidierten Einspruch Negativer Dialektik ausgesetzt, die sich der versöhnenden Synthese verweigert, sondern ebenso dem Zweifel, ob sie ohne metaphysische Prämissen haltbar sei.[32] Weniger voraussetzungsreich ist das gemäßigtere Modell eines Umgangs mit der Verwundung, der vom Vertrauen in die natürliche Heilkraft des Lebens getragen ist. Ein pflegender, solidarischer Umgang mit Verletzung baut auf die unterstützende Kraft des Leibes selbst. Erinnert sei an die berühmte Aussage des französischen Feldchirurgen Ambroise Paré (1510–1590) »Je le

---

[30] Theodor W. Adorno überträgt die Figur auf die Arbeit des Begriffs: »Nur Begriffe können vollbringen, was der Begriff verhindert. Erkenntnis ist ein *trosas iasetai*« (1966, 60).
[31] Adorno, T.W. (1969), 334.
[32] Vgl. Puder, M. (1969), 17–36; Theunissen, M. (1970), 282.

pansai, Dieu le guérit«, die Freud in seinen Ratschlägen für den Arzt zitiert, indem er anfügt: »Mit etwas Ähnlichem sollte sich der Psychoanalytiker zufrieden geben.«[33] Heilen ist dann nicht als äußeres Bewirken verstanden, sondern als inneres Ermöglichen aus der Lebenskraft des Verletzten selbst.

## 5. Selbstsein und Andersheit

Schließlich ist Verletzbarkeit in signifikanten Konstellationen mit dem Verhältnis zum Anderen verschränkt. Der im Vorigen herausgestellte responsive Grundzug des Umgangs mit Verletzungen gewinnt ein zusätzliches Profil, wenn die Responsivität mit der Alterität im dialogischen Verhältnis verknüpft wird. Dabei liegt die Eigentümlichkeit der Verbindung zwischen Verletzlichkeit und Alterität darin, dass der andere Mensch in zweifacher Weise, in entgegengesetzter Bedeutung in den Blick kommt. Der Andere ist nicht nur und nicht in erster Linie – wie in der bei Hobbes und Hegel statuierten konfliktuösen Situation – der mich Verletzende. Er ist seinerseits verletzlich, ja er begegnet mir geradezu als der ursprünglich Verletzbare. Lévinas' Leitsatz »Subjektivität ist Vulnerabilität« gilt nicht nur für das Selbst, sondern gleichermaßen für den Anderen. Ja, es gehört in gewisser Weise zur Tiefe der authentischen Begegnung, im Anderen zuallererst die konstitutive Endlichkeit, seine Schwäche und Verwundbarkeit – und nicht wie in Hegels Kampf um Anerkennung den Selbstbehauptungswillen – wahrzunehmen. In eindringlicher Weise hat Emmanuel Lévinas das zwischenmenschliche Ver-

---

[33] Freud, S. (⁷1978), 381.

hältnis von dieser Umkehrung her beschrieben.[34] Vom Anderen her kommt der Mensch zu sich selbst, und die radikalste Begegnung ereignet sich darin, dass der Andere sich aus der Tiefe seines Selbst heraus meinem Blick darbietet, mir sein Antlitz zuwendet. In der Nacktheit des Antlitzes aber, so Lévinas, begegnet er mir in seiner Ungeschütztheit, als der absolut Verwundbare. Mit der Eindringlichkeit dieses Sich-Exponierens und Sich-in-seiner-Ungeschütztheit-Offenbarens verbindet Lévinas den irreduziblen ethischen Appell und Anspruch an Solidarität. Im Anblick der Verletzbarkeit des Anderen mache ich die ursprünglichste Erfahrung des absoluten Gebots »Du sollst nicht töten!«.

Von dieser Art der Zuwendung des Anderen wird das Selbst getroffen. Das Antlitz berührt mich, es nimmt mich in seiner äußersten Verwundbarkeit in die Pflicht. Ich bin meinerseits schutzlos dem zuvorkommenden Appell des Antlitzes ausgesetzt, es erschüttert meine selbstbezügliche Souveränität. Lévinas scheut nicht davor zurück, die Übermächtigkeit des fremden Anspruchs mit Begriffen des Befehls, ja der Gewalt, der Obsession oder der Geiselhaft zu umschreiben.[35] Sie beinhalten, dass sich auch die Grundtatsache der Vulnerabilität in eigentümlicher Weise umkehrt. Nicht nur das fremde Antlitz steht für das schlechthin Verwundbare, auch das Selbst wird durch den Anderen seiner unversehrten Integrität beraubt, in seiner Immunität tangiert. Es erfährt sich selbst in seiner Verletzlichkeit, und die eigene Verletzbarkeit bildet die Grundlage, um den Anderen in seiner Zerbrechlichkeit und Gefährdetheit, auch seiner realen Verwundung wahrzunehmen. In Weiterführung des von Merleau-Ponty ausgeführten

---

[34] Vgl. Angehrn, E. (2020).
[35] Lévinas, E. (1982), 245, 248, 250; (1982), 83, 93, 96; (1974), 6, 14, 232f.

Gedankens des Fleisches als Medium der Zwischenleiblichkeit insistiert Judith Butler auf der geteilten Verletzlichkeit als Basis der Empathie, der Teilnahme am Leid anderer, aber auch der politischen Aktion und des gemeinsamen Widerstandes.[36] Es ist eine originäre Gemeinsamkeit, die zugleich die geteilte Passivität und Ausgeliefertheit wie das antagonistische Widerspiel von Verletzen und Verletztwerden einschließt. Als verletzliches Subjekt bin ich in der Lage, die Vulnerabilität im Antlitz des Anderen zu erfassen – und zugleich von seiner Wunde berührt zu sein, durch seinen Appell und den mir auferlegten Befehl getroffen, in meiner Sicherheit ergriffen, gleichsam selbst verletzt zu werden.

Die Verschränkung bildet den Hintergrund einer bei Lévinas eigentümlich zugespitzten, teils geradezu befremdlichen Ausformulierung des Phänomens der Verletzlichkeit. Dass mir der Andere in seiner Wehrlosigkeit Gewalt antun, mich in gewisser Weise selbst verletzen soll, ist eine ebenso ungewöhnlich-extreme Sichtweise des moralischen Appells wie die gegenläufige These, dass die Verwundbarkeit des Anderen selbst zur Gewalt reizt und gleichsam das Tötungsverbot als notwendigen Komplementärerlass über das Ich verhängt.[37] Wenn wir von dieser Extremversion Abstand nehmen, bleibt vom dialogischen Ansatz die Fundierung der Sensibilität für die fremde Verwundung in der eigenen Verletzlichkeit. Die Erfahrung der Verletzbarkeit ist in die Tiefe der Beziehung zum Anderen eingelassen und aus ihr heraus zu explizieren.

---

[36] Browne, V. / Danely, J. / Rosenow, D. (Hg.) (2021), 17f.; Butler, J. (2018).
[37] Lévinas, E. (1982a), 246.

## 6. Schluss: Zwischen Verletzlichkeit und Unverwundbarkeit

Nicht zuletzt gewinnt im Horizont der Beziehung von Selbst und Andersheit die Dialektik zwischen Verletzlichkeit und Unverwundbarkeit ihr besonderes Profil. Dialektik heißt, dass beide Pole in ihrer Stringenz, ihrer radikalen Gestalt zum Tragen kommen und nicht in einem Mittleren konvergieren oder sich ausgleichen. Auf der einen Seite tritt uns der Andere in seiner radikalen Verletzbarkeit, gegebenenfalls Verletztheit, in der von Lévinas beschriebenen Wehrlosigkeit des nackten Antlitzes entgegen. Gleichzeitig wird das Ich seiner selbst in seiner Zerbrechlichkeit und tiefen Verwundbarkeit gewahr. Die geteilte Verletzbarkeit ist Basis der Erfahrung wechselseitiger Bedrohtheit wie der Fähigkeit zur empathischen Teilhabe an der Verwundbarkeit des Anderen.

In dieser Empathie liegt andererseits, dass sie dazu verhilft, den Anderen ernst zu nehmen in dem, worin sein Selbstsein gründet und worin er letztlich gefährdet ist, das heißt ihn auch in dem wahrzunehmen, was sein Wesentliches ausmacht und was durch keine Verletzung und Erniedrigung annihiliert oder ihm entrissen werden kann. Jemanden in seiner schutzlosen Verletzlichkeit wahrzunehmen heißt gleichzeitig, ihn in seiner tiefsten Unverwundbarkeit, im unverletzlichen Kern seines Selbst zu erkennen. Damit kommt jene Zone in den Blick, die mit der Unantastbarkeit der menschlichen Würde angesprochen wird und die im Ethischen mit den personalen Leitideen der Freiheit, Selbstständigkeit und Rechtsfähigkeit, auch mit letzten Stützen humaner Existenz wie Vertrauen und Hoffnung verknüpft wird. Es mag schwerfallen, in Situationen extremer Erniedrigung und

## 6. Schluss: Zwischen Verletzlichkeit und Unverwundbarkeit

äußersten Leidens an solchen Ideen als regulativer Orientierung festzuhalten, an sie als letzte Werte zu »glauben«. Und dennoch kommen sie gerade im Erlebnis der Verletzbarkeit in ihrer Intransigenz zur Geltung, nicht nur als von einem ethischen Rigorismus hochgehaltene Normen, sondern als intrinsische Elemente und innerste Antriebe menschlichen Lebens, je nachdem als Kraft des Widerstands und Quelle der Hoffnung.

Das intime Junktim zwischen Verletzlichkeit und Unverwundbarkeit manifestiert sich im Verhältnis zum Anderen ebenso wie im Umgang mit der eigenen Hinfälligkeit. *Im* Gewahren der Verletzlichkeit tut sich die ebenso tiefe, absolute Unverwundbarkeit kund. Die fremde wie die eigene Verletzlichkeit ernst zu nehmen ist nicht ablösbar vom Bezug zu einem Unverletzlichen im Selbst.[38] Dabei unterliegt der Terminus der Verletzung in dieser zweifachen Referenz einer bestimmten Bedeutungsverschiebung, wird er gleichsam tiefer, grundsätzlicher gefasst. Während sich die Rede von Verletzlichkeit im Normalsinn auf partikulare Schädigungen und Wunden bezieht, zielt die Idee eines Unverwundbaren auf ein Jenseits solcher Affizierung, auf ein Ganzes und Innerstes im verletzbaren Selbst, auf eines, das ungeachtet jener Verletzung unversehrt bleibt. Diese Differenz festzustellen heißt nicht, die mit der Conditio humana gegebene Verwundbarkeit des Menschen und die tatsächlichen Verletzungen zu relativieren. Sie berühren in extremen Fällen Zonen, wo sich jene Distinktion zu verflüchtigen droht, wo etwa im Erleiden körperlicher Schmerzen (oder in Verhöhnung, Erniedrigung, Entrechtung)

---

[38] Vgl. Czapski, J. (2017) 106: »Paradoxerweise bezieht sich die absolute Verwundbarkeit des Antlitzes gerade auf seine absolute Unverwundbarkeit: Ich kann jemanden umbringen, aber ich kann das Antlitz des Anderen nicht töten.«

die Person selbst getroffen, in ihrer Integrität aufgelöst, in ihrem Selbst erschüttert wird. Wichtig ist, beides in seiner Radikalität festzuhalten: die Zerstörungskraft und das Leiden, die der Verletzbarkeit des Lebens innewohnen, und die Absolutheit, die der Größe und unverlierbaren Würde des Menschen zukommt.

## Literatur

Adorno, Theodor W. (1969): Minima Moralia. Frankfurt am Main: Suhrkamp.
Adorno, Theodor W. (1966): Negative Dialektik. Frankfurt am Main: Suhrkamp.
Améry, Jean (1966): Jenseits von Schuld und Sühne. Bewältigungsversuche eines Überwältigten. München: Szczesny.
Angehrn, Emil (2020): Dialogische Hermeneutik. Vom Ursprung des Sinns im Anderen. In: B. Liebsch (Hg.): Emmanuel Lévinas. Dialog. Ein kooperativer Kommentar. Freiburg im Breisgau / München: Alber, 57–73.
Angehrn, Emil (2003): Leiden und Erkenntnis. In: M. Heinze / C. Kupke / C. Kurth (Hg.): Das Maß des Leidens. Klinische und theoretische Aspekte seelischen Krankseins. Würzburg: Königshausen & Neumann, 25–44.
Aristoteles (1994): Metaphysik, hg. von U. Wolf. Hamburg: Rowohlt.
Bachmann, Ingeborg / Frisch, Max (2022): »Wir haben es nicht gut gemacht«. Der Briefwechsel. Berlin: Suhrkamp.
Bieler, Andrea (2017): Verletzliches Leben. Horizonte einer Theologie der Seelsorge. Göttingen: Vandenhoeck & Ruprecht.
Browne, Victoria / Danely, Jason / Rosenow, Doerthe (Hg.) (2021): Vulnerability and the Politics of Care. Transdisciplinary Dialogues. Oxford: Oxford University Press.
Butler, Judith (2018): Anmerkungen zu einer performativen Theorie der Versammlung. Frankfurt am Main: Suhrkamp.
Czapski, Jutta (2017): Verwundbarkeit in der Ethik von Emmanuel Lévinas. Würzburg: Königshausen & Neumann.
Emcke, Carolin (2018): Kollektive Identitäten. Sozialphilosophische Grundlagen. Frankfurt am Main: Fischer.
Freud, Sigmund ($^7$1978): »Ratschläge für den Arzt bei der psychoanalytischen Behandlung« [1912]. Gesammelte Werke, Bd. 8. Frankfurt am Main: Fischer, 375–387.
Hegel, Georg Wilhelm Friedrich (61952): Phänomenologie des Geistes [1807]. Hamburg: Meiner.

Heidegger, Martin (1967): Brief über den Humanismus [1946]. Wegmarken. Frankfurt am Main: Klostermann, 145–194.
Heidegger, Martin ($^{10}$1963): Sein und Zeit [1927]. Tübingen: Niemeyer.
Herrmann, Steffen (2013): Symbolische Verletzbarkeit. Die doppelte Asymmetrie des Sozialen nach Hegel und Levinas. Bielefeld: Transcript.
Lévinas, Emmanuel (1982): Notes sur le sens [1979]. De Dieu qui vient à l'idée. Paris: Vrin, 231–257.
Lévinas, Emmanuel (1974): Autrement qu'être ou au-delà de l'essence. Den Haag: Martinus Nijhoff.
Lévinas, Emmanuel (1982): Ethique et infini. Paris: Fayard.
Liebsch, Burkhard (2007): Subtile Gewalt. Spielräume sprachlicher Verletzbarkeit. Eine Einführung. Weilerswist: Velbrück Wissenschaft.
Maillard, Nathalie (2018): Vulnérabilité. Une nouvelle catégorie morale. Genf: Labor et fides.
Maio, Giovanni / Bozzaro, Claudia / Eichinger, Tobias (Hg.) (2015): Leid und Schmerz. Konzeptionelle Annäherungen und medizinethische Implikationen. Freiburg / München: Alber.
Maio, Giovanni (2024): Ethik der Verletzlichkeit. Freiburg: Herder.
Martin, Angela K. (2023): The Moral Implications of Human and Animal Vulnerability. Cham: Springer Nature.
McLennan, Matthew R. (2019): Philosophy and Vulnerability. London et al.: Bloomsbury Academic.
Merleau-Ponty, Maurice (1964): L'oeil et l'esprit. Paris: Gallimard.
Nietzsche, Friedrich (1980): Zur Genealogie der Moral. Sämtliche Werke. Kritische Studienausgabe in 15 Bänden, Bd. 5, hg. von G. Colli und M. Montinari. München: dtv.
Puder, Martin (1969): Hegels Gottesbegriffe. In: Neue Deutsche Hefte 16(4), 17–36.
Rosa, Hartmut (2019): Resonanz. Eine Soziologie der Weltbeziehung, Berlin: Suhrkamp.
Sandkühler, Hans Jörg (2014): Menschenwürde und Menschenrechte. Über die Verletzbarkeit und den Schutz der Menschen, Freiburg im Breisgau / München: Alber.
Schnell, Martin W. (2020): Das Ethische und das Politische. Sozialphilosophie am Leitfaden der Vulnerabilität. Weilerswist: Velbrück Wissenschaft.
Schnell, Martin W. (2017): Ethik im Zeichen vulnerabler Personen. Leiblichkeit – Endlichkeit – Nichtexklusivität. Weilerswist: Velbrück Wissenschaft.
Theunissen, Michael (1970): Hegels Lehre vom absoluten Geist als theologisch-politischer Traktat. Berlin: De Gruyter.
Waldenfels, Bernhard (1994): Antwortregister. Frankfurt am Main: Suhrkamp.

Weizsäcker, Viktor von (2005): Pathosophie. Gesammelte Schriften, Bd. 10, bearb. von P. Achilles / D. Janz / W. Schindler. Frankfurt am Main: Suhrkamp.

## Internetquelle

Jelinek, Elfriede: »Krankheit und der moderne Mann«. https://original.elfriedejelinek.com/fbachcel.html [21.06.2024].

# Vulnerabilität.
# Konzeptionelle und phänomenologische Annäherungen am Beispiel des Schmerzes

Claudia Bozzaro

## Einführung

»Ich habe Schmerzen«, ruft die Schülerin in einem Theaterstück von Eugène Ionesco. »Ich habe Schmerzen«, ruft sie erneut und immer wieder. Doch der Lehrer führt unbeeindruckt seinen Unterricht fort. Sie wiederholt: »Ich habe Schmerzen, ich habe Schmerzen.« Er doziert stur weiter. Plötzlich fängt sie an, auf ihrem Stuhl hin und her zu wippen und vor Schmerzen zu stöhnen. Der Lehrer führt unbekümmert seinen Unterricht weiter. Schließlich schreit es aus ihr heraus: der Kopf, der Hals, der Bauch, die Glieder – alles tue ihr weh! Der Lehrer, der zuerst leichtfertig, dann immer mühsamer und ungeduldiger ihre Klage überhört hatte, geht auf die Schülerin zu, zieht ein Messer aus der Tasche und erdolcht sie.

Diese Szene stellt in zusammengefasster Weise die Handlung eines Theaterstückes von Eugène Ionesco dar. Ionesco ist ein Vertreter des sogenannten Theaters des Absurden, und in der Tat erscheint einem diese Szene zunächst einmal absurd. Doch bei genauerer Betrachtung erschließt dieses Stück in einer sehr direkten und unverblümten Weise, was Schmerzen, aber auch andere Erfahrungen von Verletzlichkeit in einem hervorrufen: nämlich den Wunsch, sie sollen aufhören. Schmerzen sollen aufhören

Vulnerabilität.

zu stören und zu verstören. Sie sollen weggemacht werden. Das Dreiste an diesem Stück ist, dass Ionesco keineswegs das Mitleiden, das Mitgefühl mit der schmerzleidenden Schülerin thematisiert, sondern vielmehr das Unbequeme und Störende, das mit dem Schmerz, mit der schmerzleidenden Person verbunden ist.[1] Ionesco trifft mit ebendieser Provokation den Nerv der Sache: Die bohrenden, sich immer wiederholenden Schmerzäußerungen der Schülerin treiben den Lehrer und auch den Zuschauer im Theater in den Wahnsinn. Der Lehrer reagiert schließlich in der konsequentesten Weise: Er liquidiert den Schmerz, indem er die schmerzleidende, vulnerable und unbequeme Person selbst liquidiert. Als Zuschauerin[2] ist man über seine unerwartete Reaktion erschrocken und erleichtert zugleich.

Das Theaterstück von Ionesco beinhaltet einige zentrale Anregungen für eine Reflexion über das Thema der Verletzlichkeit, auf die im folgenden Beitrag eingegangen werden soll. Der vorliegende Text will einen Beitrag zur Klärung des Begriffs, der Erfahrung und der normativen Bedeutung von Verletzlichkeit leisten, indem er eine Erfahrung fokussiert, die als Verletzlichkeitserfahrung par excellence gelten kann: den Schmerz. In einem ersten Schritt sollen einige begriffliche Unterscheidungen in Bezug auf den Begriff der Vulnerabilität in aller Kürze dargestellt werden. Dabei wird der Begriff der Vulnerabilität als Synonym zum Begriff der Verletzlichkeit verstanden. Er wird jedoch bevorzugt, da im internationalen bioethischen Diskurs dieser Begriff geläufig ist. In einem zweiten und dritten Schritt werden dann anhand von zwei Beispielen – nämlich dem akuten und dem chronischen Schmerz –

---

[1] Vgl. Ionescu, E. (1966).
[2] Aus stilistischen Gründen wurde im gesamten Text das generische Femininum genutzt.

relevante Unterschiede verschiedener Verletzlichkeitserfahrungen herausgearbeitet und damit der Versuch unternommen, ihren unterschiedlichen normativen Stellenwert zu begründen. In einem anschließenden Teil werden mögliche Schlussfolgerungen aus der durchgeführten Analyse gezogen.

## 1. Begriffsklärung

Im bioethischen Diskurs hat sich die Unterscheidung zwischen einer *grundlegenden* und einer *situativen* Vulnerabilität etabliert. Mit der grundlegenden Vulnerabilität ist eine ontologisch bedingte Verletzlichkeit gemeint, die der Leiblichkeit und Endlichkeit im Sinne der Conditio humana immanent ist.[3] Es bezeichnet ein Merkmal, das allem Lebendigen zukommt.[4] Die situative Verletzlichkeit dagegen bezeichnet die Tatsache, dass einzelne Personen beziehungsweise Personengruppen in bestimmten Situationen und aufgrund bestimmter Merkmale – wie beispielsweise der Nichteinwilligungsfähigkeit – eine höhere Anfälligkeit haben, Schaden zu erleiden. Vor allem diese letzte Auffassung von Vulnerabilität hat in verschiedenen Diskursen in der Bioethik, speziell im Kontext der Forschungsethik, eine wichtige normative Rolle eingenommen. Hier dient der Begriff dazu, spezielle Schutzmechanismen für vulnerable Personen zu legitimieren:[5] So sind zum Beispiel bei Forschungsvorhaben strengere Vorgabe zu beachten, wenn man Kinder oder kognitiv beeinträchtigte Personen einschließen möchte.

---

[3] Callahan, D. (2000); Fineman M. A., (2008).
[4] Martin, A. / Hurst S. (2017).
[5] Department of Health, Education and Welfare (2014); Hurst S. (2008).

Vulnerabilität.

Beide Vulnerabilitätskonzepte wurden kritisch hinterfragt, vor allem in Bezug auf ihre normative Funktion. Vorausgesetzt wird nämlich für beide Konzepte, dass sie eine negative Konnotation haben, woraus sich jeweils ein moralischer Appell zum Schutz vor der Vulnerabilität ableiten lässt. Bezüglich der grundlegenden Vulnerabilität wurde auf das Problem hingewiesen, dass sich, wenn alle Individuen vulnerabel seien, aus deren Vulnerabilität keine besonderen Schutzpflichten mehr ableiten ließen. Der Begriff würde in normativer Hinsicht gewissermaßen obsolet.[6] Der situative Vulnerabilitätsbegriff hingegen wurde kritisiert, weil er die Gefahr einer Stigmatisierung und Diskriminierung von als vulnerabel identifizierten Personen mit sich bringt.[7] So haben bekanntlich die gut gemeinten Schutzvorgaben bezüglich besonderer Personengruppen auch dazu geführt, dass mit diesen gar nicht geforscht wurde und somit zum Beispiel Therapien speziell für diese Personengruppen erst gar nicht entwickelt wurden.[8]

Henk ten Have[9] hat wiederum einen Versuch unternommen, den Vulnerabilitätsbegriff etwas anders zu konnotieren. Vulnerabilität sei grundsätzlich von Potenzialität gekennzeichnet, da es um die Möglichkeit gehe, dass ein Widerfahrnis eintrete:

»[V]ulnerability is a conditional notion. It expresses a potentiality. [ ... ] Vulnerability means that there is the possibility of harm, injury, exploitation or abuse but it does not

---

[6] Luna, F. (2009).
[7] Bozzaro, C. / Boldt J. / Schweda, M. (2018).
[8] Levine, C. et al. (2004).
[9] Ten Have, H. (2016).

imply that these negative effects are actually happening or have occurred.«[10]

Sein Ausgangspunkt ist die Kritik daran, dass die gängigen Vulnerabilitätsauffassungen letztlich die Vulnerabilität als ein Merkmal des einzelnen Individuums verstehen. Zwar sei natürlich die grundlegende Vulnerabilität auch in der Tat ein Charakteristikum, das allen Individuen zukomme, aber die situative Vulnerabilität – so ten Have – sei mitnichten etwas, was primär mit bestimmten Charakteristika besonderer Personengruppen zusammenhänge, zum Beispiel, weil sie nicht einwilligungsfähig seien. Vielmehr seien es situative, oft soziale Faktoren, die dazu führten, dass diesen Personen eine erhöhte Anfälligkeit für Schaden zukomme. Daher sei es sein Anliegen, den Vulnerabilitätsbegriff auch stärker als einen gesellschaftspolitischen Begriff zu verstehen. Dies schaffe gleichzeitig den Spielraum für schützende Eingriffe: »Because vulnerability is a potentiality there is also room for intervention.«[11]

In seinen Ausführungen unterscheidet ten Have zudem drei Aspekte, die Vulnerabilität ausmachen und die im Folgenden als Systematik dienen sollen: Sensitivität, Exposition und Adaptation. Sensitivität stehe für die grundlegende Anfälligkeit für Bedrohungen; Exposition bezeichne das konkrete Ausgesetztsein an Bedrohungen; Adaptation meine die Fähigkeit, auf Bedrohungen durch anpassendes Verhalten reagieren zu können. Diese drei Aspekte und ihre jeweilige Bedeutung für eine normative Ein-

---

[10] Ten Have, H. (2016), 8.
[11] Ten Have, H. (2016), 14.

Vulnerabilität.

schätzung von Vulnerabilitätserfahrungen sollen im Folgenden anhand von zwei Beispielen präziser herausgearbeitet werden.

## 2. Der akute Schmerz

Stellen Sie sich vor, dass Sie an einem warmen Sommernachmittag barfuß am Strand entlangspazieren. Sie genießen die warmen Sonnenstrahlen, die Meeresbrise und beobachten die Möwen am Himmel. Plötzlich geht ein Schaudern durch Ihren Körper, Ihr Gesicht verzerrt sich, es schreit aus Ihnen heraus. Ihr Puls schießt in die Höhe, Schweiß bricht aus. Sie heben reflexartig Ihr Bein: Eine spitze Muschel hat sich tief in ihren Fuß hineingebohrt. Der akute Schock wandelt sich in einen anhaltenden, brennenden und pochenden Schmerz. Die Wunde blutet, rötet sich und schwillt an. Sie entfernen die Muschel aus dem Fuß und versorgen die Wunde. Der Schmerz beherrscht Sie dennoch. Nach einiger Zeit versuchen Sie wieder zu laufen, doch bei jedem Schritt meldet sich der Fuß mit einem stechenden Schmerz, und Sie sind sich plötzlich ganz sicher, dass Sie einen Fuß haben.

Das Erleben eines akuten, plötzlichen und vorübergehenden Schmerzes ist eine alltägliche Erfahrung, die jeder und jede bereits gemacht hat.

Die Internationale Gesellschaft für die Erforschung von Schmerz (IASP) definiert den Schmerz als eine unangenehme sensorische und emotionale Erfahrung, die mit einer tatsächlichen oder möglichen Gewebeschädigung verbunden ist oder dieser ähnelt.[12]

---

[12] Raja, S. N. et al. (2020).

Diese Definition beschreibt einige wichtige Aspekte des Schmerzes, indem sie auf den Zusammenhang zwischen der Verletzung des Gewebes, dem sensorischen Reiz und der emotionalen Verarbeitung verweist. Zugleich hebt sie auch die subjektive Komponente des Schmerzes hervor, indem sie davon spricht, dass sich dieser wie eine mögliche Gewebeschädigung anfühlt.

Es ist wichtig zu verdeutlichen, dass die Schmerzwahrnehmung ein dialogischer Prozess ist: Wenn bestimmte Reize gesetzt werden, empfinden Personen nicht unmittelbar den Schmerz. Der Reiz (zum Beispiel durch das Berühren einer heißen Herdplatte) löst Impulse aus, die von der Eingangsstelle im Körper – nehmen wir an, die Hand, die die Herdplatte berührt hat – über das Rückenmark und von dort aus in das Gehirn geleitet werden müssen. Hier lösen die Schmerzsignale eine »Antwort« aus. Der Körper schüttet Botenstoffe aus. Erst wenn diese »Antwort« erfolgt, wird die Schmerzempfindung auch bewusst wahrgenommen.

## 2.2 Dimensionen der Verletzlichkeit beim akuten, vorübergehenden Schmerz

Das Beispiel des akuten, vorübergehenden Schmerzes kann als Paradebeispiel für eine Erfahrung grundlegender Verletzlichkeit dienen. Weil Menschen leibliche Wesen sind, sind sie von Natur aus sensitiv im Sinne ten Haves. Das bedeutet, dass sie affiziert werden können, dass sie empfinden können, wobei die Sensitivität sowohl für angenehme als auch für unangenehme Empfindungen empfänglich macht. Damit es jedoch zu einer Verletzung kommt, bedarf es zusätzlich der *Exponiertheit*. Würde man den

Vulnerabilität.

Spaziergang am Meer nicht barfuß machen, sondern mit entsprechendem Schuhwerk, hätte man die Exposition in diesem speziellen Fall vermieden und es wäre nicht zur Verletzung gekommen.

Wie oben bereits erwähnt, ist das Schmerzerleben kein passives, einseitiges Ereignis, sondern ein dialogisches. Der Schmerz beinhaltet auch eine Antwort des Körpers auf die Exponiertheit, die mit ten Have, so mein Vorschlag, als ein gelingender Adaptationsmechanismus verstanden werden kann. Bevor näher erläutert wird, warum diese Interpretation naheliegt, muss noch kurz auf einen weiteren Aspekt eingegangen werden: die angebliche Negativität des Schmerzes.

## 2.3 Der ambivalente Charakter des akuten, vorübergehenden Schmerzes

Schmerzen sind etwas Negatives. Diesem Satz würden vermutlich die meisten Menschen ohne Weiteres zustimmen. Der Schmerz gilt als Inbegriff des Widrigen, Unangenehmen, Nicht-sein-Sollenden. Dieses negative Urteil über den Schmerz scheint jedoch bei genauer Betrachtung nicht mehr so eindeutig. Denn gerade das intrinsisch Unangenehme im Schmerz, was zum Rückzug – die Hand wird schnell, reflexartig von der heißen Herdplatte entfernt – führt und Ablehnung und Vermeidung hervorruft, kann einen überlebenswichtigen Adaptationsmechanismus darstellen, denn Schmerzen können bekanntlich eine wichtige Warnfunktion erfüllen.

Wie wichtig Schmerzen sein können, zeigt sich besonders deutlich ex negativo am Beispiel der kongenitalen Analgesie. Dabei handelt es sich um eine Erkrankung, bei der Menschen von Geburt an keine Schmerzempfindlichkeit haben. Bei diesen Menschen ist der Mechanismus, der die Schmerzsignale an das Gehirn weiterleiten und die »Antwortreaktion« auslösen sollte, gestört, und folglich sind sie schmerzunempfindlich beziehungsweise schmerzimmun. Daraus zu schließen, dass die betroffenen Menschen deshalb nicht verletzbar wären, wäre grundlegend falsch. Dass sie keine Schmerzen empfinden, führt vielmehr dazu, dass sie Gefahrenquellen nicht bemerken, wodurch sie eine eingeschränkte Lebenserwartung haben. Paradoxerweise ist daher die Schmerzimmunität, die sich viele oft wünschen, geradezu selbst pathologisch.[13]

An dieser Stelle kann ein erstes Zwischenergebnis festgehalten werden: Es gibt Erfahrungen von Aktivierung der grundlegenden Vulnerabilität, die zu einer situativen Vulnerabilität führt – man ist mit einem verletzten Fuß erst einmal eingeschränkt –, doch wenn es in dieser Situation dem Individuum gelingt, sich zu adaptieren, und die Umstände es erlauben – zum Beispiel, weil in der Nähe vom Strand eine Bar ist, wo ein Wundheilungs- und Desinfektionsmittel zur Verfügung steht, dann hat diese situative Vulnerabilität keine weiteren Konsequenzen. Im Gegenteil, ihr kann sogar ein durchaus wichtiger und positiver Wert zugesprochen werden: Solche Erfahrungen lehren uns, Gefahrenquellen zu vermeiden, und sichern somit das Überleben. Der negative Charakter der Verletzlichkeit, der dieser oft pauschal unterstellt wird, ist somit keineswegs eindeutig erwiesen. Vielmehr muss von einem ambivalenten Charakter ausgegangen werden. Dieser ambivalente Charakter der Verletzlichkeit ist bedeutsam auch für die Frage, was wir normativ aus der Vulnerabilität des Menschseins schluss-

---

[13] Vgl. dazu auch Bozzaro C. / Koesling D. (2019).

Vulnerabilität.

folgern: Das für die Medizin zentrale Gebot der Schmerz- und Leidenslinderung (was ja letztlich als ein Gebot zum Schutz vor Vulnerabilitäten verstanden werden kann), läuft ins Leere, wenn es als eine absolute und umfassende Norm verstanden wird. Wer ein schmerzfreies Leben fordert, muss aufpassen, den Bogen nicht zu überspannen; denn wie das Beispiel des akuten Schmerzes und ex negativo das der kongenitalen Analgesie zeigen, ist ein bestimmter Grad an Verletzlichkeit für das Leben selbst konstitutiv und lebensnotwendig. Dieser Aspekt gilt auch für andere Vulnerabilitätserfahrungen: Würden Menschen keinen Mangel, zum Beispiel in Form von Hunger, oder auch nicht das Bedürfnis nach intellektueller Befriedigung empfinden, würden sie sich nicht auf die Suche nach Nahrung begeben oder Wissenschaft betreiben; wären sie nicht auf emotionale Weise verletzbar, wären sie auch nicht empfänglich für Gefühle und Erfahrungen von Liebe und Freundschaft. Wo der Umschlagspunkt zwischen lebensförderlichen und lebenshinderlichen Vulnerabilitätserlebnissen zu markieren ist, ist freilich nicht immer leicht zu bestimmen.

## 3. Der chronische Schmerz

Kommen wir nun zum zweiten Beispiel. Dieses soll erneut durch eine kurze fiktive Erzählung in der ersten Personenperspektive eingeführt werden. Diese basiert auf Gesprächen, Selbstberichten und Interviews, die mit Patientinnen mit chronischen Schmerzen durchgeführt wurden. Einige von ihnen werden durch Zitate zu Wort kommen. Diese kurze Schilderung soll in prägnanter Weise einen Einblick in das tägliche Leiden geben, mit dem Menschen, die an chronischen Schmerzen leiden, konfrontiert sind.

## 3. Der chronische Schmerz

Der pochende Schmerz in der rechten Schläfe ist seit Wochen täglicher Begleiter. Es gelingt nicht mehr, sich länger als fünf Minuten zu konzentrieren. Hinzu kommt ein starkes Ziehen im Rücken, das sich bei bestimmten Bewegungen zu einem unerträglichen, brennenden Schmerz steigert. Mit der Zeit wird der Körper immer steifer. Verspannungen und Fehlhaltungen führen zu neuen Schmerzen. Es werden Bilder gemacht, Röntgenbilder, MRT, fMRT, doch die Ärztinnen und Therapeuten wissen nicht, woher die Schmerzen kommen. Die Schmerzen sind immer da und verhindern immer mehr das Leben. Schlaf ist nur noch in kleinen Portionen möglich. Die Schmerzen bestimmen den Tag. Aktivitäten zu planen ist unmöglich, da man nie weiß, wann der nächste Schmerzschub kommt.

Patientin Andrea Müller:

> »[...] ich musste eigentlich so eins nach dem anderen von den Dingen, die für mich wichtig waren, die mir Spaß gemacht haben [aufgeben], ja – die gingen dann nicht mehr. Also Sport musste ich aufhören, Gitarre spielen, Musik machen und diese ganzen Dinge.«[14]

Es sind zwei Jahre vergangen, die Schmerzen sind immer noch da, immer stärker, immer unberechenbarer. Besuche beim Orthopädinnen, Neurologinnen, Internistinnen, bei der Psychosomatikerin haben nichts gebracht, genauso wenig die Physiotherapie.

---

[14] Die in diesem Textabschnitt eingebauten Zitate stammen aus Interviews mit Patientinnen, die im Rahmen eines Projekts an der Freiburger Uniklinik entstanden. Sie sind frei abrufbar unter der Seite www.krankheitserfahrungen.de

Vulnerabilität.

Die Krankenkasse macht Schwierigkeiten, der Antrag auf Frührente wurde abgelehnt. Finanziell ist alles eine Katastrophe. Auch im Privaten geht vieles nicht mehr. Bei alltäglichen Verrichtungen ist man auf Hilfe angewiesen. Ein Gefühl von Nutzlosigkeit macht sich breit:

Patientin Daniela Klein:

>»Das ist dann schon schlimm, wenn du dann so denkst: Menschenskinder, so alt bist du gar nicht und auf einmal hat die Welt keine Verwendung mehr für dich. [...] Mir fehlt mein Platz in dieser Welt.«

Die Geduld und das Verständnis der Kolleginnen und Freundinnen schwinden, sie können sich schließlich nicht vorstellen, was es wirklich bedeutet, einen auf Dauer gestellten Schmerz zu haben. Misstrauen oder gute Ratschläge, man solle sich doch mal etwas zusammenreißen, führen dazu, dass man auf soziale Kontakte so gar keine Lust mehr hat. Der Schmerz ist ohnehin das einzige relevante Gesprächsthema, es hilft, darüber zu reden. Doch die anderen sind das Thema schnell leid. Freundinnen rufen immer seltener an.

Patientin Anna Wagner:

>»Ein Aspekt [...] das trifft wahrscheinlich zu für jede Art von chronischer Krankheit – so doch die Erfahrung, dass Gesunde und Kranke doch in verschiedenen Welten leben. [...] Und das ist auch niemandes Schuld oder das will auch niemand so, das hängt in der Natur der Situation einfach. –

## 3. Der chronische Schmerz

> [...] Weil bestimmte Erfahrungen kann man so auch gar nicht teilen, das kann man auch nicht erwarten, weil ja einfach der gesunde Mensch in einem völlig anderen Rhythmus auch lebt dann. Und eben der chronisch Kranke oder der – jetzt in dem Fall der chronisch Schmerzkranke – er stirbt nicht, er wird aber auch nicht gesund. [...] – Und das hört nicht auf ...«

Der Schmerzpatient »stirbt noch nicht mal«! Es ist kein Ende, keine Erlösung in Sicht, weder für ihn noch für die Menschen in seiner Umgebung. Hoffnungslosigkeit und Verzweiflung treten auf und die Frage nach dem Warum.

Patientin Christa Schumacher:

> »Warum eigentlich? Warum habe ich das alles? Das ist manchmal gar nicht so einfach, das zu verstehen. [...] Was habe ich bloß verbrochen, dass man so leben muss, wie ich lebe? Ich würde auch gerne noch auf die grüne Wiese gehen.«

### 3.1 Der chronische Schmerz

Der chronische Schmerz rangiert seit Jahren mit der Depression an den obersten Stellen im *Global Burden of Disease*.[15] Sprich, es ist eine Erkrankung, die viele Personen weltweit betrifft und die mit vielfältigen Belastungen einhergeht. Zwischen 14 und 23

---

[15] Global Burden of Disease Cancer et al. (2019).

Vulnerabilität.

Millionen Menschen – je nach Studie – sind alleine in Deutschland von chronischen Schmerzen betroffen, Tendenz steigend. Ein chronischer Schmerz liegt dann vor, wenn er länger als drei Monate anhält oder wiederkehrt,[16] so die schlichte medizinische Definition, wobei man in Bezug auf den somatoformen Schmerz mittlerweile davon ausgeht, dass es sich dabei um ein komplexes biopsychosoziales Phänomen handelt, das einen eigenen Krankheitswert hat.

### 3.2 Dimensionen der Verletzlichkeit beim chronischen Schmerz

Zieht man die drei Aspekte von Vulnerabilität nach ten Have heran, um den chronischen Schmerz einzuordnen, zeigt sich: Analog zum akuten Schmerz ist auch hier die Sensitivität die Voraussetzung dafür, dass überhaupt ein Schmerz empfunden werden kann. Auch die Exposition hat auf eine bestimmte Weise stattgefunden. Bei vielen Formen des chronischen Schmerzes ist zwar nicht eindeutig erklärbar, wodurch ein chronischer Schmerz verursacht wurde, also an welcher Stelle das Subjekt exponiert war und einen Schaden erfahren hat. Doch in irgendeiner Weise hat eine solche Exposition stattgefunden. Nun ist das Interessante und zugleich Tragische beim chronischen Schmerz, dass der Antwortmechanismus, der beim akuten Schmerz eine vulnerabilitätsvermeidende Funktion haben kann, hier das genaue Gegenteil bewirkt. Der sogenannte Chronifizierungsprozess führt zu neuronalen Veränderungen. Diese bewirken, dass das eigene Gehirn Schmerzsignale »abfeuert«, obgleich keine Ursache bezie-

---

[16] Treede, R. D. et al. (2019).

hungsweise Bedrohung, also keine Notwendigkeit dafür, im Körper besteht. Es ist also gewissermaßen der Körper selbst, der sich wehtut, und das ohne einen erkennbaren Grund. Nach heutigem Wissensstand haben chronische Schmerzen keine physiologisch sinnvolle Funktion.

Das Misslingen dieser Adaptationsleistung setzt dann eine ganze Vulnerabilitätskaskade in Gang, die sich über die Zeit ständig selbst verstärkt.

3.3 Verletzlichkeitskaskaden

Auf körperlicher Ebene fördert der chronische Schmerz Fehlhaltungen und Schlafmangel, die, gepaart mit den Nebenwirkungen der Medikamente, wiederum neue Komorbiditäten hervorrufen. Auf zeitlicher Ebene werden die Hoffnungen auf eine bessere, schmerzfreie Zukunft immer wieder frustriert: Lebenspläne müssen aufgegeben werden. Die Zukunft ist oft nicht planbar, sie ist ungewiss. Hinzu kommen die vielfältigen Verletzungen im sozialen Bereich. Gemeint sind einerseits Schwierigkeiten im privaten Umfeld, wo Betroffene ihre Aufgaben und Rollen häufig nicht mehr erfüllen können. Aber auch der Ausschluss aus der Arbeitswelt und der damit einhergehende Verlust an Anerkennung bilden einen wesentlichen Aspekt der Leiderfahrung von Menschen, die chronische Schmerzen erdulden müssen.[17]

Der chronische Schmerz befördert schließlich auch existenzielle und spirituelle Kränkungen und Verletzungen. Die soziale Isolation kann zur existenziellen Einsamkeit führen, und das

---

[17] Koesling D. / Bozzaro C. (2021).

Vulnerabilität.

Nicht-enden-Wollen des Schmerzes, gepaart mit seiner offensichtlichen Nutzlosigkeit, führt unweigerlich zur existenziellen Frage nach dem Sinn, der Sinnhaftigkeit eines Lebens mit chronischem Schmerz. Depression und Suizidalität sind unter Patientinnen mit chronischen Schmerzen überdurchschnittlich repräsentiert. Der Schmerz setzt hier eine ganze Kaskade oder eine Spirale von neuen Vulnerabilitäten und Verletzungen in Gang, die das Potenzial haben, letztlich die Integrität der ganzen Person zu gefährden.

Wie sind nun diese Vulnerabilitätskaskaden in ethisch-normativer Hinsicht einzuordnen?

In ethisch-normativer Hinsicht ist zu beachten, dass die verschiedenen Ebenen der kaskadenartigen Verletzlichkeiten in qualitativer Hinsicht nicht gleichzusetzen sind, weil sie nicht alle den gleichen Grad an Notwendigkeit aufweisen. Anders gesagt, die Kaskade könnte an der einen oder anderen Stelle durchaus aufgehalten werden. Vielleicht nicht die durch die Schmerzen verursachte Schlaflosigkeit oder die Komorbiditäten, aber beispielsweise die verschiedenen Formen der sozialen Missachtung, denen chronische Schmerzpatientinnen, sei es im privaten Umfeld oder auf institutioneller Ebene, ausgesetzt sind, diese sind keine notwendige, logische Folge, die sich aus dem Schmerz ergibt, sie sind eine (vielleicht nicht immer bewusste oder intendierte) Reaktion anderer Individuen und gesellschaftlicher Institutionen auf den Schmerz. Wobei diese Reaktionen durchaus auch anders ausfallen könnten, wenn ein besseres Verständnis des Erlebens chronischer Schmerzpatientinnen vorhanden wäre.

Besonders hervorzuheben sind in diesem Zusammenhang iatrogene Formen der Missachtung, die dadurch entstehen, dass eine hohe Anzahl an Ärztinnen und Therapeutinnen immer noch kein adäquates Verständnis des chronischen Schmerzes haben. Viele orientieren sich nach wie vor am Paradigma des akuten Schmerzes und der damit verbundenen Annahme, dass ein Schmerz klar lokalisiert, auf eine Ursache zurückgeführt und in der Regel auch behoben werden könne. Ist ein Schmerz nicht klar lokalisierbar, ist er nicht visuell zu ermitteln, sondern wird er lediglich von der Betroffenen mitgeteilt, so steht schnell der Verdacht im Raum, dieser Schmerz existiere gar nicht. Ein waches Bewusstsein dafür, dass der chronische Schmerz ein viel komplexeres Geschehen sein beziehungsweise sich relativ schnell zu einem solchen entwickeln kann, ist heute – mit Ausnahme der Schmerzmedizinerinnen selbst – noch nicht ausreichend verbreitet. Das führt nicht selten dazu, dass Patientinnen auch von Ärztinnen und Therapeutinnen – also jenen, von denen sie sich am ehesten Hilfe erhoffen – mit dem Vorwurf der Simulation konfrontiert beziehungsweise nicht ernst genommen werden. Viele Patientinnen mit chronischen Schmerzen geben an, dass das Wesentliche, woran sie leiden, nicht so sehr die körperlichen Symptome sind, sondern das Leiden an der Missachtung durch die anderen.[18]

Unnötige Vulnerabilitätskaskaden zu identifizieren und zu vermeiden, wäre also ein erstes wichtiges ethisches Anliegen. Das zweite Anliegen müsste es sein, Betroffene im Umgang mit den nicht vermeidbaren Vulnerabilitätskaskaden zu unterstützen und ihnen bei der Adaptation zu helfen. Ist denn Adaptation bei so komplexen Vulnerabilitätskaskaden möglich?

Im Bereich der Schmerzmedizin wird mittlerweile mit Therapieansätzen gearbeitet, die eine Adaptation an den chronischen

---

[18] Bozzaro C, Koesling D. (2021).

Vulnerabilität.

Schmerz ermöglichen sollen.[19] Und erfreulicherweise gelingt es vielen Schmerzpatientinnen auch, sich in Bezug auf die vielfältigen Vulnerabilitätsebenen immer wieder zu adaptieren und ein gutes Leben trotz und mit dem Schmerz zu führen.

Gleichzeitig bergen auch diese auf die Adaptation, die Annahme und Integration des Schmerzes ins eigene Leben ausgerichteten Therapieansätze eine Gefahr in sich, auf die Susan Wendell und Ursula Frede hingewiesen haben. Gelinge es der Einzelnen nicht, den Schmerz dauerhaft anzunehmen, das Widersinnige erfolgreich ins eigene Leben zu integrieren, sei eine vulnerable Person erst recht von einem Ausschluss aus der Gesellschaft bedroht.[20] Denn, so die Beobachtung der beiden, die selbst auch Betroffene sind, es fällt nicht nur den betroffenen Menschen durchaus schwer, sondern auch Ärztinnen und Therapeutinnen, letztlich der gesamten Gesellschaft, mit einem unlösbaren sowie unverfügbaren Phänomen, wie ein nicht enden wollender Schmerz es darstellt, angemessen umzugehen. Eine erfolgreiche Adaptation an den chronischen Schmerz kann, wenn überhaupt, immer nur temporär gelingen und muss immer wieder von Neuem gestaltet werden. Ein Prozess mit erfolgreichen und auch weniger erfolgreichen Phasen und Rückschlägen.

In Bezug auf den akuten Schmerz wurde bereits dessen ambivalenter Charakter herausgestellt: Bei aller Negativität, die dem subjektiven Erleben eines solchen Schmerzes offenkundig auch immanent ist, so kann er, objektiv gesehen, auch eine positive Schutzfunktion – sprich einen Sinn – für das Leben haben. Weist der chronische Schmerz auch einen solchen ambivalenten

---

[19] Schilter, T. / Burian, R. / Diefenbacher, A. (2016); Hattler, J. / Heesen, M. (2023).
[20] Frede, U. (2007); Wendell S. (1997).

Charakter auf? Bei der Beantwortung dieser Frage ist Vorsicht geboten. Der chronische Schmerz ist, objektiv gesehen, eine Erfahrung, die das Leben nicht schützt. Vielmehr hat es das Potenzial, es zu zerstören. In diesem Kontext ist es eine äußerst individuelle und persönliche Frage, die letztlich nur die einzelne betroffene Person beantworten kann, ob diese Erfahrung für sie auch einen Sinn ergibt und somit Bestandteil eines guten Lebens sein kann. Nicht wenige Patientinnen bejahen die Frage nach der Sinnhaftigkeit ihres chronischen Schmerzes. Sie weisen darauf hin, dass der Schmerz sie hat wachsen und erkennen lassen, was wichtig und was unwichtig ist im Leben. Dennoch solle man sich als außenstehende Person von der Erwartung freimachen, dass es doch gelingen müsse, einen Sinn im Sinnwidrigen zu finden.

Was Betroffene bei ihrem persönlichen Prozess der Auseinandersetzung mit dem Schmerz brauchen, ist, dass andere ihren Schmerz anerkennen und ihn ein Stück weit mit aushalten. Begleiten und Mit-Aushalten, das sind nicht gerade Kerntugenden der heutigen Medizin. Diese ist primär auf die Heilung oder das *curing* von Erkrankungen ausgerichtet und weniger auf das *caring*, also die dauerhafte fürsorgliche Begleitung von jenen, die eben nicht oder nicht gänzlich und nicht dauerhaft geheilt werden können. Natürlich muss die Medizin sich um die Heilung von Erkrankungen bemühen. Aber das fürsorgliche Begleiten von Kranken, die zumindest aktuell noch nicht geheilt werden können, sollte mindestens genauso im Mittelpunkt der Gesundheitsversorgung stehen. Die Frage, wie ein angemessener Umgang mit Patientinnen mit chronischen Schmerzen – aber das Gleiche gilt auch für viele andere chronische Erkrankungen – gelingen kann, ist natürlich keine, welche die Medizin allein beantworten kann. Und es ist auch nicht allein eine ärztliche oder pflegerische Aufgabe. Es

Vulnerabilität.

ist eine gesellschaftspolitische Aufgabe, bei der letztlich auch die Frage ausschlaggebend ist, an welchem Menschenbild sich eine Gesellschaft orientiert: Orientiert sie sich primär am neoliberalen autonomen Individuum im Zustand der latenten und damit verdrängbaren Vulnerabilität? Oder orientiert sie sich an einem Menschenbild, welches das Individuum von seiner grundsätzlichen Vulnerabilität her denkt? Die Antwort auf diese Frage macht letztlich den Unterschied.

## Fazit

Das Beispiel des akuten Schmerzes hat gezeigt, dass es Formen von Vulnerabilität gibt, die zwar als negativ erscheinen und die sich als solche anfühlen. Dennoch bergen sie auch Potenziale; so können einige Formen von Schmerz das Leben selbst schützen und ermöglichen.

Der chronische Schmerz stellt ein Beispiel für eine komplexe Vulnerabilitätserfahrung dar, die eine ganze Vulnerabilitätskaskade in Gang setzen kann und das Leben der Betroffenen in Gänze zu zerstören droht. Hier gilt es einerseits, vermeidbare Vulnerabilitäten und Verletzungen zu identifizieren und zu verhindern. Andererseits ist es notwendig, Betroffene in dem komplexen und letztlich ein Leben lang anhaltenden Prozess der Adaptation an den chronischen Schmerz zu unterstützen – und zwar auch dann, wenn die Adaptation nicht gelingt. Das ist ein alles andere als triviales Unterfangen, das individuelle genauso wie gesellschaftliche Herausforderungen mit sich bringt.

Es ist aber ein Unterfangen, das notwendig ist, denn es betrifft jedermann als vulnerables Wesen. Letztlich geht es dabei um nichts Geringeres als um die Frage nach der eigenen Menschlichkeit, was das Theaterstück von Eugène Ionesco schön aufzeigt: Der Lehrer im Theaterstück ist leidenschaftlich bei der Sache. Er ist begeistert von der Mathematik und möchte seine Begeisterung und sein Wissen weitergeben. Das ist per se erst einmal ein völlig nachvollziehbares und gutes Ziel. Doch wenn der Fokus auf die Sache, so bedeutsam sie auch sein mag, einen letztlich blind macht für den anderen, dann birgt dies einerseits eine existenzielle Gefahr für die Vulnerablen, in diesem Fall für die Schülerin, andererseits aber auch für die aktuell nicht offenkundig vulnerablen Personen, denn ihnen droht nichts weniger als das Abhandenkommen der eigenen Menschlichkeit: Der Lehrer wird schließlich zum Mörder.

## Literatur

Bozzaro, Claudia / Koesling, Dominik (2019): Zur Phänomenologie des Schmerzes und zu dessen ethischen Implikationen. In: H. Bonneman-Cimenti / K. Lang-Illievic (Hg.): Schmerz. Ein facetenreiches Phänomen. Wien: Maudrich Verlag, 27–42.

Bozzaro, Claudia / Boldt, Joachim / Schweda, Mark (2018): Are older people a vulnerable group? Philosophical and ethical perspectives on ageing and vulnerability. Bioethics, 32(4), 233–239.

Callahan, Daniel (2000): The vulnerability of the human condition. In: Bioethics and Biolaw 2, 15–122.

Department of Health Education Welfare (2014): The Belmont Report. Ethical principles and guidelines for the protection of human subjects of research. In: The Journal of the American College of Dentists 81(3), 4–13.

Fineman, Martha Albertson (2008): The vulnerable subject: Anchoring equality in the human condition. In: Yale JL & Feminism 20(1), 1–23.

Frede, Ursula (2007): Herausforderung Schmerz. Psychologische Begleitung von Schmerzpatienten. Lengerich et al.: Pabst Science Publ.

Vulnerabilität.

Koesling, Dominik / Bozzaro, Claudia (2021): Chronic pain patients' need for recognition and their current struggle. In: Medicine, Health Care and Philosophy 24(4), 563–572.

Ionesco, Eugène (1966): Die Unterrichtsstunde. La Leçon. Komisches Drama in einem Akt. Übers. von Erica de Bary. In: Absurdes Theater. Stücke von Ionesco, Arrabal, Tardieu, Ghelderode, Audiberti. München: Deutscher Taschenbuch Verlag, 37–70 [franz. Orig.: La Leçon, 1951].

Hattler, Judith / Heesen, Michael (2023): Akzeptanz- und Commitment-Therapie online bei Schmerzpatienten. Der Schmerz 37(1), 55–58.

Levine, Carol / Faden, Ruth / Grady, Christine / Hammerschmidt, Dale / Eckenwiler, Lisa / Sugarman, Jeremy & Consortium to Examine Clinical Research Ethics (2004): The limitations of ›vulnerability‹ as a protection for human research participants. American Journal of Bioethics 4(3), 44–49.

Luna, Florencia (2009): Elucidating the concept of vulnerability: Layers not labels. In: IJFAB: International Journal of Feminist Approaches to Bioethics 2(1), 121–139.

Martin, Angela / Tavaglione, Nicolas / Hurst, Samia (2014): Resolving the conflict: Clarifying ›Vulnerability‹ in health care ethics. In: Kennedy Institute of Ethics Journal 24(1), 51–72.

Martin, Angela / Hurst, Samia A. (2017): On Vulnerability — Analysis and Application of a many-faceted concept: Introduction. In: Les ateliers de L'éthique / The Ethics Forum 12 (2–3), 146–153.

Raja, Srinivasa N. / Carr, Daniel B. / Cohen, Milton / Finnerup, Nanna B., et al. (2020): The revised International Association for the Study of Pain definition of pain: concepts, challenges, and compromises. In: Pain 161(9), 1976–1982.

Schilter, T. / Burian, R. / Diefenbacher, A. (2016): Akzeptanz- und Commitment-Therapie bei chronischen Schmerzen. In: Pid – Psychotherapie im Dialog 17(1), 68–71.

ten Have, Henk (2016): Vulnerability: challenging bioethics. London: Routledge.

Treede, Rolf-Detlev, Rief, Winfried, Barke, Antonia, et al. (2019). Chronic pain as a symptom or a disease: the IASP Classification of Chronic Pain for the International Classification of Diseases (ICD-11). In: Pain 160(1), 19–27.

Wendell, Susan (1997): Toward a feminist theory of disability. In: Hypatia 4(2), 104–124.

# Verletzliche Seelen, verletzliche Körper? Über integriert biopsychosoziale Vulnerabilität in der Medizin

Peter Henningsen

## 1. Der verletzliche Mensch in der Medizin

In medizinischer Perspektive fallen mindestens drei Aspekte des verletzlichen Menschen auf. Zuallererst kann man Verletzlichkeit als Anfälligkeit für Krankheit sehen, darauf werden wir gleich noch mehr eingehen. Zur Medizin gehört aber auch die Tatsache, dass die Verletzlichkeit des Menschen einen Weg zur Therapie darstellt – und zwar für den, der gezielt im Dienste der Heilung verletzt. So steht über dem Eingang zur alten chirurgischen Klinik der Universität Gießen »Vulnerando sanamus« – »Indem wir verletzen, heilen wir«. Der dritte Aspekt geht im medizinischen Alltag leicht unter, auch weil er dem Selbstbild vieler Ärzte und Ärztinnen nicht entspricht: Die Verletzlichkeit des Behandlers bedeutet auch für ihn eine mögliche Anfälligkeit für Krankheit, die hohen Raten von Burn-out- und Suchterkrankungen bei Ärzten und Ärztinnen sind ein Zeichen dafür. Die Verletzlichkeit bedeutet aber auch Berührbarkeit, in gewisser Weise ist sie damit auch eine Bedingung gelingender Behandlung. So werden C. G. Jung die Sätze zugeschrieben: »Nur wo der Arzt selber getroffen ist, wirkt er. Nur der Verwundete heilt. Wo aber der Arzt einen Persona-Panzer hat, wirkt er nicht.«

## Verletzliche Seelen, verletzliche Körper?

Zurück zur Verletzlichkeit als Anfälligkeit für Krankheit: Wie ist diese zu verstehen? Als generell geringere Widerstandskraft des Organismus oder als spezifische Anfälligkeit für bestimmte, nicht für alle Krankheiten? Besonders bekannt geworden ist das in den Siebzigerjahren des letzten Jahrhunderts von zwei amerikanischen Psychologen[1] vorgestellte »Vulnerabilitäts-Stress-Modell« zur Entstehung der Schizophrenie, das dann aber rasch auf die Entstehung psychischer Krankheiten allgemein angewandt wurde. Diesem Modell zufolge müssen zwei Faktoren zusammenwirken, damit es zum Auftreten einer Schizophrenie oder einer anderen psychischen Erkrankung kommt: eine Vulnerabilität für diese Erkrankung als Disposition und akute Stressoren als Auslöser. Je größer die Vulnerabilität, desto geringer kann der Stressor ausgeprägt sein, damit die Erkrankung auftritt – und umgekehrt.

In diesem Modell wurde die Vulnerabilität als im Wesentlichen genetisch determiniert angesehen, also zugleich als biologisches und statisches Schicksal, nicht durch Erfahrungen veränderbar. Stress dagegen sind die objektivierbaren belastenden Ereignisse, die aus Interaktionen mit der Umwelt entspringen. Vulnerabilität und Stress stehen sich dann so gegenüber wie das bekannte Gegensatzpaar »Nature« und »Nurture« – passend zu einem ganz biomedizinischen Verständnis psychischer Erkrankungen.[2] In einem moderneren, biopsychosozialen Verständnis von Krankheit ist zum einen auch die Vulnerabilität mit beeinflusst von Biografie und generell von Interaktionen mit der Umwelt, die sich auf die psychische und somatische Konstitution der Person, des Organismus auswirken. Zum anderen hängt mit Blick auf den »Stres-

---

[1] Zubin, J. / Spring, B. (1977).
[2] Demke, E. (2022).

sor« eine mögliche Belastung nie nur vom objektivierbaren Ereignis, sondern immer ganz wesentlich auch vom subjektiven Erleben dieses Ereignisses, also von der Bedeutungszuschreibung durch das Subjekt, ab.[3] Ein weiterer Gesichtspunkt, der im Vulnerabilitäts-Stress-Modell alter Prägung zu kurz kommt, betrifft die gegenläufigen Schutzfaktoren, die weniger anfällig für Erkrankungen machen, seien sie ebenfalls genetischer oder zum Beispiel auch sozialer Natur in Form sozialer Unterstützung. Diese Schutzfaktoren werden heute auch als Resilienz bezeichnet – wobei Resilienz wiederum nicht als statische Eigenschaft, sondern als dynamische Bewältigungsfähigkeit von Herausforderungen körperlicher oder psychosozialer Art zu verstehen ist.

## 2. Vulnerabilität in der Psychosomatischen Medizin: biopsychosozial statt psychogen

Die Frage, wie die Vulnerabilität für die Entstehung von Krankheiten zu verstehen ist, hat auch in der Entwicklung der Psychosomatischen Medizin eine wichtige Rolle gespielt. Sigmund Freud erklärte anfangs, noch vor 1900, die Neigung seiner Patientinnen, mit einer »hysterischen Konversion«,[4] also mit Anfällen und anderen Körpersymptomen in bestimmten Konfliktsituationen zu reagieren, rein erblich mit einer »konstitutionellen Übererregbarkeit«.[5] In einer nächsten Phase sah er die Vulnerabilität als psychisch durch eine traumatische Verführung entstanden, später körperlich durch frühe intensive Stimulation erogener

---

[3] Straus, E. W. (1930).
[4] Freud, S. (1952) [1894], 63.
[5] Vgl. Freud, S. (1952) [1905], 64.

## Verletzliche Seelen, verletzliche Körper?

Zonen. Erst später, ab 1916, sah er die Vulnerabilität wieder rein psychisch über Stadien der frühkindlichen Libidofixierung entstanden.[6] Erst damit war die Grundlage vorhanden für die folgende Entwicklung eines rein psychogenen Erklärungsmodells psychosomatischer Erkrankungen: Sowohl die Vulnerabilität als auch die konfliktbedingte Auslösung von Symptomen war psychischer Natur, der Körper wurde so zum »Theater der Seele«, die Körperbeschwerden »nur« zum Indikator dahinterliegender psychischer Konflikte und Fixierungen. Dieses psychogene Erklärungsmodell wurde nach Freud auch auf organische Erkrankungen wie Magengeschwür, Neurodermitis oder Colitis ulcerosa ausgeweitet, indem angenommen wurde, dass die psychischen Konflikte zu Überaktivierungen des autonomen Nervensystems und diese dann zu organischen Erkrankungen führen.

Ein solches Modell war einerseits sehr hilfreich, um die Anwendung von Psychotherapie, insbesondere von Psychoanalyse, in der Behandlung auch körperlicher Krankheiten zu begründen – das sehr bekannte Buch von Franz Alexander mit dem Titel »Psychosomatic Medicine« hieß in früheren Auflagen auch »The Medical Value of Psychoanalysis«.[7] Das Modell konnte allerdings empirisch nie bestätigt werden, insofern chronische Überaktivierungen des autonomen Nervensystems nicht nachweisbar waren – und es brachte Probleme im Umgang mit betroffenen Patienten mit sich, die sich mit der Unterstellung psychischer Probleme missverstanden fühlten nach dem Motto »Ich hab's im Magen und nicht im Kopf«.

---

[6] Henningsen, P. (1996).
[7] Alexander, F. (1965).

## 2. Vulnerabilität in der Psychosomatischen Medizin

Das rein psychogene Erklärungsmodell auch körperlicher Erkrankungen flog der Psychosomatischen Medizin spätestens Anfang der 1980er Jahre mit der Entdeckung des Bakteriums Helicobacter pylori als Conditio sine qua non der Entstehung eines Magengeschwürs um die Ohren. Wenn es ohne bakterielle Infektion nicht zum Geschwür kommt, kann das Geschwür nicht psychogen entstanden sein – woraus dann viele fälschlich sogar folgern, dass psychische Faktoren wie bestimmte Persönlichkeitsstrukturen oder Stressbelastungen gar keine Rolle spielen. Bis heute verbinden viele Menschen in anderen medizinischen Fächern Psychosomatik mit dem Scheitern dieses »steilen« rein psychogenen Erklärungsmodells und nehmen psychosomatische Konzepte daher nach wie vor nicht ernst oder setzen »psychosomatisch« sogar mit »eingebildet« gleich.

Inzwischen haben sich die Erklärungsmodelle psychosomatischer Krankheiten aber deutlich weiterentwickelt. Eine wichtige Rolle hat dabei das sogenannte biopsychosoziale Modell gespielt, das in den letzten 50 Jahren in der Medizin bekannt wurde, vor allem durch einen wegweisenden Artikel des amerikanischen Internisten und Psychotherapeuten George Engel im hochrangigen Journal *Science* aus dem Jahr 1977.[8] Diesem Modell zufolge kann Krankheit nicht allein als biologische Normabweichung verstanden werden, zu ihrer Erklärung müssen auch psychosoziale Faktoren wie die Bedeutung des subjektiven Erlebens, die Auswirkung psychosozialer Faktoren wie Depressivität auf den Ver-

---

[8] Engel, G. (1977). Die Vorläufer des biopsychosozialen Modells in der deutschen Tradition der integrierten Psychosomatik, die mit Namen wie Viktor von Weizsäcker und Thure von Uexküll verbunden sind, wurden international nie angemessen rezipiert, auch weil sie überwiegend nicht auf Englisch verfügbar waren und sind.

lauf körperlicher Erkrankungen, zum Beispiel Herzerkrankungen, aber auch die Wirkungen der Arzt-Patient-Beziehung und der sozialen Krankenrolle berücksichtigt werden.

Dieses Modell ermöglichte es, alle drei für die Erklärung einer Erkrankung wichtigen Aspekte der Vulnerabilität, der Auslösung und der Aufrechterhaltung biopsychosozial zu konzipieren. Der internationale Erfolg des biopsychosozialen Modells hatte allerdings auch seine Schattenseiten: Es verkam zu einem Schlagwort für Sonntagsreden auch von denjenigen, die in ihrer klinischen und wissenschaftlichen Praxis im Grunde weiterhin entweder nur biologische oder, wie einige Psychotherapeuten, nur psychologische Erklärungsfaktoren einer Erkrankung als relevant ansahen. Diese Tendenz zur anhaltenden Einseitigkeit unter biopsychosozialem »Zuckerguss« wurde auch dadurch verstärkt, dass biologische, psychologische und soziale Faktoren in dem Modell als ganz getrennt gedacht wurden – als seien sie aus getrennten Sphären zusammengekommen und nicht Beschreibungsweisen ein und desselben Organismus beziehungsweise ein und derselben Person. Dazu kam ein Eklektizismus in der Zusammenstellung biologischer, psychologischer und sozialer Erklärungsfaktoren: Was passte, wurde genommen – und so dauerte es nicht lang, bis diese Tendenzen zum »Zuckergussgebrauch« und zum Eklektizismus Kritik hervorrief.[9]

Als Reaktion auf diese Kritik wurde in den letzten Jahren vorgeschlagen, das biopsychosoziale Modell wieder stärker an das biomedizinische Modell anzugleichen.[10] Durch viele technologische und wissenschaftliche Fortschritte, zum Beispiel mithilfe der

---

[9] Ghaemi, S. N. (2009).
[10] Lane, R. (2014).

## 2. Vulnerabilität in der Psychosomatischen Medizin

funktionellen Bildgebung und anderer Methoden, ist es mittlerweile möglich, die Mechanismen sehr viel genauer zu beschreiben, über die Signale aus der Außenwelt über Psyche und Gehirn auf Hormone, Immunsystem und andere Körperstrukturen einwirken – und umgekehrt körperliche Prozesse auf Gehirn, Psyche und soziales Verhalten. Die so möglich werdende naturwissenschaftliche Fassung biopsychosozialer Zusammenhänge könnte zur Folge haben, dass das »Standing« des biopsychosozialen Modells bei streng naturwissenschaftlich ausgerichteten Wissenschaftlern und Ärzten besser wird, so die Hoffnung. Allerdings ist klar, dass in einer solchen Herangehensweise eine ganz zentrale Dimension biopsychosozialer Zusammenhänge außen vor bleibt: die des subjektiven Erlebens, der individuellen Bedeutungen, die ein Mensch den »Signalen aus der Außenwelt« zuschreibt. Diese Dimension ist naturwissenschaftlich bestenfalls in verallgemeinernden Annäherungen zu erfassen, angemessen erfasst wird sie nur mit hermeneutischen, im weitesten Sinn geisteswissenschaftlichen Methoden. Insofern reproduziert sich hier mit Bezug auf die Psychosomatik eine Aufteilung, die De Boor und Mitscherlich schon vor 50 Jahren beschrieben haben:[11] Auf der einen Seite gibt es, naturwissenschaftlich orientiert, eine damals so genannte Affekt- und Stressphysiologie, auf der anderen Seite eine verstehende Psychosomatik.

---

[11] De Boor, C. / Mitscherlich, A. (1973).

## 3. Vorhersagendes Gehirn und verkörpertes Selbst: biopsychosoziale Weiterentwicklungen

Wie ein integrierteres biopsychosoziales Verständnis psychosomatischer Erkrankungen aussehen könnte, lässt sich anhand zweier verschiedener Entwicklungen skizzieren. Zum Ersten hat sich das Verständnis dessen, was das Gehirn bei der Wahrnehmung sowohl von Umwelt- wie von Körperreizen tut, in den letzten Jahren grundlegend gewandelt. Lange Zeit galt das Gehirn als eine Art von Computer, der passiv auf Input wartet, diesen verarbeitet und damit einen Output, zum Beispiel eine Wahrnehmung, generiert. Dem entsprach ein »Bottom-up«-Modell der Wahrnehmung: Reize aus der Peripherie, zum Beispiel durch Reizung von Schmerzrezeptoren an den Extremitäten, werden im Gehirn verarbeitet und bilden die Grundlage in diesem Beispiel für eine Schmerzwahrnehmung – diese kann sekundär durch Gedanken, Gefühle, Aufmerksamkeit etc. verändert werden, aber primär bestimmt der periphere Reiz die Wahrnehmung. In dem neueren Verständnis operiert das Gehirn als Vorhersagemaschine, die ständig ihre Vorhersagen oder (überwiegend unbewussten, in neuronalen Bahnungen verankerten) Erwartungen über die wahrscheinlichste Wahrnehmung mit den tatsächlichen Sinnesreizen aus Umwelt oder Körper abgleicht – entsprechen sie sich, braucht es keine aufwendige Verarbeitung neuer Reize, die Wahrnehmung bleibt konstant. Sie wird erst angepasst, wenn es zu »Vorhersageirrtümern« kommt, die dann aufwendiger zur Bewusstwerdung verarbeitet werden und zur Anpassung der Vorhersage führen.[12] Das heißt, dass hier, in einem sogenannten generativen Modell,

---

[12] Henningsen, P. (2025).

## 3. Vorhersagendes Gehirn und verkörpertes Selbst

biologische Faktoren wie Reizung eines Schmerzrezeptors untrennbar und integriert verwoben sind mit auch psychologisch beschreibbaren Faktoren wie der Erwartung beim Hervorbringen einer Wahrnehmung. Es ist hier nicht der Ort, die erheblichen klinischen Konsequenzen dieses Modells zu diskutieren, es sei nur kurz gesagt, dass sich auf Basis dieses Modells besser verstehen lässt, was bei Menschen los ist, die anhaltend unter belastenden Schmerzen und anderen Körperbeschwerden leiden, auch wenn kein oder ein nur geringes organpathologisches Korrelat für diese Beschwerden identifizierbar ist. Es ergeben sich daraus auch therapeutische Ansätze, die über die Induktion von Vorhersageirrtümern (»es hat doch gar nicht wie erwartet sehr wehgetan, als ich meinen Arm mehr bewegt habe«) und in deren Folge weniger dysfunktionale Beschwerdevorhersagen wirken.

Ein zweiter Zugang zu einem integrierteren Verständnis biopsychosozialer Zusammenhänge ergibt sich aus der Betrachtung des »verkörperten Selbst«. Um diesen Begriff einordnen zu können, braucht es zunächst eine Verständigung darüber, was mit dem eher schillernden Begriff des »Selbst« gemeint ist. Das Selbst ist hier eine subjektive Sinnstruktur, durch und durch intentional-bedeutungshaft geprägt. Wesentliche Aspekte, die zu dieser Struktur gezählt werden, sind Identität, Selbstbewusstsein, Zugehörigkeitserleben, Handlungsurheberschaft und Bezogenheit auf andere. Wichtig ist, dass im Hinblick auf diese Aspekte (mindestens) zwei Ebenen zu unterscheiden sind. Gut vertraut sind wir mit der sprachlich-symbolisch vermittelten oder narrativen Ebene des »psychologischen Selbst«. Auf dieser Ebene ist das Selbst ein »narrative center of gravity« mit (auto-)biografischen Prägungen der Identität, bewussten Motiven zur Handlungsurheberschaft und reflektierter Bezogenheit auf andere.

## Verletzliche Seelen, verletzliche Körper?

Weniger bewusst ist uns häufig eine »darunterliegende« Ebene, die man auch als das »minimale Selbst« bezeichnet. Damit gemeint sind die vorsprachlichen Aspekte von Selbsterleben, die homöostatischen Aspekte von Identität oder die basalen Aspekte von Handlungsurheberschaft und Zugehörigkeitserleben. Unsere Intuition besagt ja zum Beispiel, dass das Erleben der Zugehörigkeit von Körperteilen wie Armen oder Beinen zu uns zum stabilen Kern des Selbsterlebens gehört – dabei lässt es sich durch einfache Manipulationen schnell grundlegend verändern. Am bekanntesten ist hier die sogenannte Gummihandillusion:[13] Wenn die eigene Hand verdeckt ist und sie ebenso wie eine sichtbar danebenliegende Gummihand synchron bestrichen wird, entsteht aus der Kombination von visuellem Eindruck der Gummihand und taktiler Wahrnehmung des Bestreichens das Gefühl, als ob die Gummihand zum Selbst gehöre – dieses Erleben ist so tief verankert, dass Bedrohungen der Gummihand zum Beispiel mit einer Nadel zu vegetativen Schreckreaktionen führen.

Doch Körpernähe gilt nicht nur für das »minimale Selbst« – auch die Prozesse, die typischerweise der Ebene des »psychologischen Selbst« zugeschrieben werden wie Denken, Fühlen und Handeln, sind in vielen Aspekten sehr körpernah. Das bewusste Selbsterleben, gewissermaßen also die Erste-Person-Perspektive, ist auch durch das charakterisiert, was man im Deutschen mit dem schönen Wort des Leibes, des subjektiven Körpererlebens, bezeichnet. Es gibt ein ständiges, wenn auch nicht immer im Vordergrund des Bewusstseins stehendes körperliches Selbsterleben, zum Beispiel als vital oder matt, als erregt oder ruhig, gesund oder krank etc. – ein wichtiger Aspekt der gesamten Identität und des

---

[13] Botvinick, M. / Cohen, J. (1998).

## 3. Vorhersagendes Gehirn und verkörpertes Selbst

Handelns. In der Zweite-Person-Perspektive, der Bezogenheit auf einen Anderen, spielt der Körper auch eine Rolle. Merleau-Ponty, der den Begriff der »Zwischenleiblichkeit« für den resonanten Austausch, die teilnehmende Beobachtung zweier Gegenüber geprägt hat, schreibt: »Es ist, als ob die Intentionen des anderen meinen Leib bewohnten, und meine Intentionen den seinen.«[14] Empathie ist, so gesehen, auch mehr als explizites Fremdverstehen, sie besteht auch aus Ausdrucksverstehen und leiblicher Resonanz.[15] Aus der objektivierenden Dritte-Person-Perspektive erschließt sich das Selbsterleben per definitionem nicht, aber die Perspektive erlaubt einen Blick auf die Ermöglichungsbedingungen der subjektiven Selbststruktur und hier insbesondere auf die Bedeutung eigentlich körperlicher für eigentlich psychische Prozesse. Das beginnt, ganz schlicht, schon mit der körperlichen Konstitution, den daraus sich ergebenden Möglichkeiten und Grenzen für Wahrnehmung und Handeln, geht weiter über Körperrepräsentationen wie das Körperschema, das unbewusst unsere Interaktionen mit der Umwelt mitbestimmt, und reicht bis zu den sogenannten Spiegelneuronen, also Neuronen des motorischen Systems, die nicht nur bei eigenen Handlungen aktiv werden, sondern auch bei Beobachtung der Handlung eines Gegenübers.

Nimmt man die beiden hier kurz skizzierten Gesichtspunkte eines integrierteren biopsychosozialen Modells zusammen, ergibt sich für den Bereich der Psychosomatischen Medizin ein Verständnis von psychosomatischen Krankheiten als Störungen des verkörperten Selbst. Patientinnen und Patienten, die anhaltend

---

[14] Merleau-Ponty, M. (1966), 219.
[15] Breyer, T. (2015).

unter belastenden Körperbeschwerden leiden, seien sie funktioneller Natur oder im Kontext organischer Erkrankungen wie einer Multiplen Sklerose entstanden, haben mit anderen Worten eine Störung, die über die mit den Körperbeschwerden veränderte Körperwahrnehmung weit hinausgeht, also mehr ist als eine sogenannte Interozeptionsstörung. Im Erleben der Beschwerden, der damit einhergehenden Funktionsbeeinträchtigungen, des veränderten Selbstbilds (z. B. als krank, schwach, hilflos etc.), der damit veränderten Handlungsbereitschaft oder Agency (z. B. ich muss Aktivität vermeiden, kann mir nicht selbst helfen etc.) und in den veränderten Beziehungen (z. B. der Enttäuschung über Behandler und Angehörige) liegt die Grundlage für eine umfassende »Störung des verkörperten Selbst«.[16]

## 4. Was bedeutet das alles für die Vulnerabilität in der Medizin?

Ein integrierteres Verständnis des biopsychosozialen Modells macht zunächst einmal deutlich, dass belastende Erfahrungen oder Verletzungen im Lebensvollzug immer und untrennbar zugleich psychische und körperliche Spuren hinterlassen. So sind die Folgen belastender Kindheitserfahrungen, zu denen neben dem Missbrauch im engeren Sinne auch Vernachlässigung, frühe Verlusterlebnisse und Ähnliches gehören, sowohl psychologisch beschreibbar in Form zum Beispiel einer erhöhten Bindungsunsicherheit als auch biologisch in Form eines vermehrten Ansprechens der Stresshormonachsen auf aktuelle Belastungen. Daraus

---

[16] Henningsen, P. (2021).

## 4. Was bedeutet das alles für die Vulnerabilität in der Medizin?

resultiert eine Vulnerabilität für das spätere Auftreten sowohl von psychischen Erkrankungen wie Depression oder Sucht, aber auch von somatischen Erkrankungen wie Herzinfarkt oder Krebs (liegen mehrere Kindheitsbelastungsfaktoren vor, ist das Risiko, später an Krebs zu erkranken, bis doppelt so hoch).

Die so entstehende Verletzlichkeit des Menschen zeigt sich kontextabhängig als eine biopsychosoziale Mehrebenen-Regulationsstörung im verkörperten Selbst, die viele Komponenten hat: Sie zeigt sich hormonell (insbesondere die Stresshormonachsen mit Cortison und Adrenalin betreffend), sie zeigt sich auf Ebene des minimalen wie des narrativen Selbst in Körperschema, Körperbild, Agency und Bindungsverhalten, betrifft gleichermaßen Emotionen, Gedanken und Handlungstendenzen.

Typischerweise ist es allerdings so, dass trotz ihrer hier dargestellten Untrennbarkeit die psychosozial zu nennenden Anteile der Vulnerabilität in der Medizin nicht ausreichend beachtet werden. Das zeigt sich auch dort, wo sich die Medizin bemüht, »nicht zu spät zu kommen«, das heißt sich bemüht, vor dem Auftreten manifester Erkrankungen die mit einer Vulnerabilität einhergehenden erhöhten Krankheitsrisiken präventiv zu reduzieren. Es gibt etablierte psychosoziale Präventionsforschung,[17] aber die Medizin orientiert sich in ihrer modernen »personalisierten« Variante sehr viel mehr an genetischen und metabolischen Ansatzpunkten zur Risikoreduktion und nimmt das vorhandene Wissen zu Interventionen, die wie das Eltern-Ausbildungsprogramm »Safe« oder das Präventionsprogramm zur Förderung

---

[17] Z. B. am Institut für psychosoziale Präventionsforschung am Universitätsklinikum Heidelberg.

sozial-emotionaler Kompetenzen »Faustlos« psychosozial vermittelte Risiken nachweislich reduzieren, nicht zur Kenntnis.

Für die Ausbildung unserer Medizinstudenten gilt, dass mittlerweile zwar immerhin flächendeckend Gesprächsführungskompetenz vermittelt wird, aber nach wie vor viel zu wenig Wissen und Fertigkeiten zur engen Verschränkung psychosozialer und biologischer Aspekte in Prävention, Kuration, Rehabilitation.

Eine Psychosomatische Medizin, die sich aus der Sackgasse einseitig psychogener Ursachenvorstellungen herausbewegt hat und ein wirklich integriertes biopsychosoziales Modell einschließlich der zentralen subjektiven Komponenten in ihre klinische Praxis übersetzt, kann hier als biohermeneutische Medizin bei der Verbreitung dieses einzig sachgerechten Ansatzes für die gesamte Medizin eine Vorreiterrolle übernehmen.

## Literatur

Alexander, Franz (1965): Psychosomatic Medicine. Its Principles and Applications. New York: Norton.

Botvinick, M., Cohen, J. (1998): Rubber hands ›feel‹ touch that eyes see. In: Nature 391 (6669), 756. https://doi.org/10.1038/35784

Breyer, Thiemo (2015): Verkörperte Intersubjektivität und Empathie. Frankfurt am Main: Klostermann.

De Boor, Clemens / Mitscherlich, Alexander (1973): Verstehende Psychosomatik: Ein Stiefkind der Medizin. In: Psyche 27 (1), 1–20.

Demke, Elena (2022): The vulnerability-stress-model—holding up the construct of the faulty individual in the light of challenges to the medical model of mental distress. In: Frontiers in Sociology 7, 833987. https://doi.org/10.3389/fsoc.2022.833987

Engel, George L. (1977): The need for a new medical model: a challenge for biomedicine. In: Science 196 (4286), 129–136.

Freud, Sigmund (1952): Drei Abhandlungen zur Sexualtheorie. I: Die sexuellen Abirrungen [1905]. In: Gesammelte Werke. Band I. Unter Mitwirkung von

Marie Bonaparte, Prinzessin Georg von Griechenland hg. von A. Freud. London: Imago, 33–72.
Freud, Sigmund (1952): Die Abwehr von Neuropsychosen [1894]. In: Gesammelte Werke. Band I. Unter Mitwirkung von Marie Bonaparte, Prinzessin Georg von Griechenland hg. von A. Freud. London: Imago, 59–74.
Ghaemi, S. Nassir (2009): The rise and fall of the biopsychosocial model. In: British Journal of Psychiatry 195(1), 3–4.
Henningsen, Peter (2021): Allgemeine Psychosomatische Medizin. Krankheiten des verkörperten Selbst im 21. Jahrhundert. Heidelberg: Springer.
Henningsen, Peter (1996): Die Konversion: Psychosomatik statt Psychogenese? In: Psychotherapie Psychosomatik Medizinische Psychologie 46 (11), 391–399.
Henningsen, Peter (2025): Die neue Psychosomatik der Körperbeschwerden. Stuttgart: Klett-Cotta.
Lane, Richard D. (2014): Is it possible to bridge the Biopsychosocial and Biomedical models? In: Biopsychosocial Medicine 8 (1), 1–3.
Merleau-Ponty, Maurice (1966): Phänomenologie der Wahrnehmung. Berlin: De Gruyter [Franz. Orig.: Phénoménologie de la perception, 1945].
Straus, Erwin (1930): Geschehnis und Erlebnis. Zugleich eine historiologische Deutung des psychischen Traumas und der Renten-Neurose. Berlin: Springer.
Zubin, Jeremy / Spring, Bonnie (1977): Vulnerability–a new view of schizophrenia. In: Journal of Abnormal Psychology 86 (2), 103–126.

# Verletzlichkeit im Horizont einer Ethik der Berührbarkeit des Körpers

Rebekka A. Klein

In meinem Beitrag möchte ich zeigen, inwiefern Verletzlichkeit nicht nur Teil der verkörperten Existenz des Menschen ist, sondern aus einer spezifischen Körpererfahrung, aus einer *Episteme* des Körpers und seiner sinnlichen Affizierbarkeit hervorgeht. Das Wort »Verletzlichkeit« kann darum, so mein Argument, nicht ohne eine Ethik der Berührbarkeit, der Anrührbarkeit als einer materialen Eigenschaft des Körpers angemessen verwendet werden.

Um für eine solche Ethik Raum zu schaffen, werde ich zum Ersten in eine kritische Auseinandersetzung mit dem gegenwärtigen, vornehmlich sprachlich-diskursiv orientierten Verständnis von Verletzlichkeit eintreten. Es folgt ein zweiter Teil, in dem ich deutlich machen werde, dass die Erfahrung der Verletzlichkeit aus unserem affektiven Körperwissen und nicht aus dem Bruch mit einer vermeintlichen Integritätssphäre des Körpers hervorgeht. Verletzlichkeit geht somit nicht zwingend mit einer Erfahrung der Desintegration, der Störung des Intakten einher. Sie ist nicht als Krankheit oder Defekt des Körpers anzusehen. Die Erfahrung der Verletzlichkeit speist sich vielmehr aus einem Riss in der Berührbarkeit unseres Körpers, einem Riss, der mit der materialen Inkonsistenz und Unruhe des Körpers, mit seiner negativen Materialität zu tun hat. Im dritten Teil meines Beitrags werde ich darum versuchen zu zeigen, inwiefern der Riss in der Berührbarkeit des Körpers zum Korrektiv jener Ethik und Hermeneutik der Berührung werden kann, die eine romantisch-harmonisierende Sichtweise auf den Körper pflegt.

## 1. Die Inflationierung der Verletzlichkeit und ihr Gebrauch als parasitäres Konzept

In einem ersten Schritt möchte ich zunächst die inflationäre sprach- und diskurstheoretische Verwendung des Wortes »Verletzlichkeit« kritisieren. Diese beruht meines Erachtens auf einem falschen, gleichsam parasitär verwendeten Konzept der Verletzlichkeit, das seine inhaltliche Qualität und normative Geltung nicht aus sich selbst, sondern aus anderen, aus einlinig »positiven« Konzepten des Guten bezieht, zu denen es negierend hinzutritt, um auf mögliche Gefährdungen für das Gute hinzuweisen. Wird das Konzept der Verletzlichkeit auf diese Weise parasitär angelagert, bleibt es dem »eigentlich Guten« gegenüber sekundär und partizipiert lediglich an dessen normativer Kraft, indem es gleichsam die Pathologien, die Defekte beschreibt, gegen welche das gute Leben nicht vollständig immun ist. Demgegenüber halte ich es für besser, die der Verletzlichkeit innewohnende eigene ethische Kraft, ihre Prägekraft für eine möglicherweise *ganz andere*, für eine neue Auffassung des guten Lebens zu erkunden.

Ich möchte zunächst meinen Vorwurf konkretisieren, die Berufung auf »Verletzlichkeit« könne die Form eines parasitären Konzeptes annehmen. Dieser Vorwurf besagt, dass das Wort »Verletzlichkeit« zwar einer Reihe von Phänomenen des Menschseins sinnvoll zugeordnet werden kann, dass es seine Relevanz als ein normatives ethisches Konzept jedoch nur dadurch entfalten kann, dass es sich aus einer ihm zugrunde liegenden und vorausgehenden positiven Vision des Menschseins und insbesondere einer Auffassung des Körpers als Manifestation und »Sitz des Guten« ableitet. Eine Konsequenz aus dieser Sichtweise ist, dass Verletzlichkeit nicht in sich selbst eine eigene Ethik begründen bzw. zur Entfaltung einer solchen Anlass geben kann, sondern eigentlich nur die Negationsmöglichkeit des wahren Grundbegriffs der Ethik repräsentiert, nämlich der Manifestation des Guten in einer materialen Sphäre der Unverletzlichkeit und Integriertheit. Zur Verdeutlichung verweise ich auf einige Überlegungen von Michael Coors, in denen dieses Problem offengelegt und fokussiert wird.[1] Er schreibt:

»Der Begriff der Verletzlichkeit verweist [...] auf ein Doppeltes: Die Vorstellung einer Integritätssphäre und die Möglichkeit, dass diese Sphäre verletzt wird. Der Begriff der Verletzlichkeit – wie auch der Begriff der Integrität – hängen damit aber an der Vorstellung eines Gegenübers von Innen und Außen, die durch eine Grenze getrennt sind: Das, was durch die Integritätssphäre umfasst wird, steht dem gegenüber, was dieser Integritätssphäre äußerlich ist, und im Falle der Verletzung in diese Sphäre eindringt und damit Integrität zerstört.«[2]

Coors setzt in diesem Zitat »Verletzlichkeit« synonym mit der Möglichkeit zur Desintegration, die sich negativ auf die Wirklichkeit eines menschlichen Körpers bezieht, der eigentlich auf

---

[1] Vgl. Coors, M. (2022).
[2] Coors, M. (2022), 96.

## 1. Die Inflationierung der Verletzlichkeit

Integration hin angelegt ist. Ich möchte auf die in dieser Aussage impliziten leibphilosophischen und körpertheoretischen Annahmen später zurückkommen. An dieser Stelle geht es mir um den Vorwurf des Parasitären, den ich mit dieser Textstelle verbinde. Er besagt zunächst, dass die Rede von Verletzlichkeit immer angewiesen bleibt auf eine Sphäre von Unverletzlichkeit, Intaktheit, Unversehrtheit und dieser eigentlich zuarbeitet, mag man diese Sphäre nun als eine real existierende Gegebenheit oder als eine imaginäre Vision, als ein der Einbildungskraft, dem Wunschdenken entspringendes Bild des Körpers begreifen.

Die Gegenüberstellung von versehrt/unversehrt, verletzt/unverletzt im Sinne einer klaren Abgrenzung von Innen und Außen, von Hier und Dort, von Ich-Sphäre und Sphäre des Anderen bereitet zugleich einer gewichtigen gesellschaftspolitischen Dynamik der Gegenwart den Weg – und zwar einer Praxis des Schaffens von Räumen der unbedingten Integrität, in denen keine Verletzung mehr möglich ist, von Safe Spaces der bedingungslosen Integritätswahrung, die auf dem Argument gegründet werden, dass Verletzung zumindest vermeidbar ist. Das parasitäre Konzept der Verletzlichkeit ist dazu geeignet, die Errichtung solcher Integritätssphären zu legitimieren und eine politische Praxis der Advocacy zu etablieren, in der es immer jemanden geben muss, der nicht dergestalt verletzt genug wäre, dass er nicht im Namen der Verletzten sprechen könnte. Daraus entsteht das Dilemma einer Politik der Vulnerabilitäten, in der gesellschaftliche Gruppen und Subjekte darum ringen oder sogar wetteifern, als verletzlich bzw. als »die Verletzlichsten in dieser Situation« anerkannt zu werden, und in der diejenigen, welche die potenziell verletzlichen Subjekte anwaltlich öffentlich vertreten – politisch, lobbyistisch, expertokratisch –, im Namen derer sprechen und

## Verletzlichkeit im Horizont einer Ethik der Berührbarkeit des Körpers

gehört werden, die die Verletzlichsten in dieser Situation sind. Dies befördert nicht nur eine Aufmerksamkeitsökonomie der Verletzlichkeit, sondern auch eine Verteilungsökonomie, die auf Kompetition um die soziale Zuschreibung von Verletzlichkeit setzt. Sie beruht auf der Teilnahme an einem Wettbewerb darum, wer am verletzlichsten ist und als solcher anerkannt wird. Wir haben in der Pandemie und in ihrer Aufarbeitung bis heute genau einen solchen Streit und ein wettbewerbliches Ringen darum erlebt, wer eigentlich tatsächlich am verletzlichsten gewesen ist, wer um die Verletzlichkeit bestimmter Subjekte und Gruppen hätte wissen können oder müssen und wer eigentlich die politische Vorsorge, die den Verletzlichsten zuerst hätte gelten müssen, hätte ausüben sollen. Die Politik der Pandemie ist durchgehend als Politik des Wettbewerbs um Vulnerabilität in einem strikt agonalen Sinne organisiert. Denn es gibt bis heute in der öffentlichen Meinung sowohl Gewinner als auch Verlierer dieses Wettbewerbs um das Verletzlichsein.

Zu diesem Wettbewerb hinzu kommt aber auch ein sich mehr und mehr durchsetzender inflationärer Gebrauch des Wortes »Verletzlichkeit«, welches als diskurspolizeiliches Instrument verwendet wird. Wir haben derzeit zum Beispiel an verschiedenen Universitäten die Situation, dass permanent Räume der Kommunikation eröffnet werden, in denen die Anwesenheit und das Rederecht von Personen, die als potenziell verletzend markiert werden, entweder stark eingeschränkt oder ausgeschlossen werden. Dies beruht auf dem Argument, dass kein Raum der Integrität, kein Safe Space möglich sei, sobald Personen anwesend sind oder Rederecht erhalten, deren Äußerungen potenziell als »verletzend« klassifiziert werden können, weil sie dazu geeignet sind, dass eine andere Person im Raum sich aufgrund ihrer

# 1. Die Inflationierung der Verletzlichkeit

Lebensgeschichte, ihrer Herkunft, ihres Geschlechts oder einer chronischen Erkrankung implizit verletzt fühlen könnte, oder sogar noch vorsichtiger: sich einfach nur unwohl fühlen könnte. Selbst die Möglichkeit einer Umstimmung oder Aufklärung von potenziell Verletzung ausübenden Personen durch Dialog wird in diesem Kontext meist mit dem Argument von vornherein ausgeschlossen, dass Dialog, also Gespräch mit Andersdenkenden, immer schon derjenige Raum ist, in dem sich ausschließlich Personen mit nichtverletzenden Sprechgewohnheiten zusammenfinden. Dieser Versuch einer bedingungslosen (Ab-)Sicherung einer Sphäre der Integrität und die darauf aufsetzende imaginäre Konstellation, wir könnten jemals alle in einem Safe Space auf nichtverletzende Weise sprechend zusammenkommen, sind meines Erachtens durch ein parasitäres Verständnis von Verletzlichkeit verursacht – sie sind kombiniert mit einer inflationären Ausweitung dessen, was als Verletzung verstanden werden kann, und mit der Subsumtion fast schon beliebig vieler Worte und Redeweisen unter die Rubrik des Sich-verletzt-Fühlens.

Wie kann man diese Abnutzung des Wortes »Verletzlichkeit« durch einen inflationären Gebrauch und durch eine kapitalistisch-kompetitive Politik der Vulnerabilitäten vermeiden – durch eine Politik der Vulnerabilitäten, die Verletzlichkeit als eine Ressource betrachtet, mit der ich mir soziale, politische, juristische und ökonomische Vorteile im Ringen um Aufmerksamkeit, Macht, Geld und Wahrheit verschaffen kann?[3] Wie kann man also mit der derzeit dominanten Frage umgehen, wer der Verletzlichste in dieser Situation ist bzw. wer den Verletzlichsten / die Verletzlichste stellvertretend am besten im Blick hat und damit die bedingungslos

---

[3] Vgl. Rostalski, F. (2024).

ausgeübte Autorität für sich beanspruchen darf zu entscheiden, wer noch sprechen darf, was konkret gemacht wird und welche Maßnahmen zu treffen sind?

Diese Dynamik einer bedingungslos und hart geführten Kompetition um die Verletzlichkeit und die Advocacy »für die Verletzlichen« geht mit einer Inflationierung des Verletztfühlens einher. Ich möchte daher versuchen, dies zu unterlaufen, indem ich über Verletzlichkeit an dieser Stelle ausschließlich als körperlich-affektive Dynamik rede – in einem Kontext, der auch medizinethisch relevant ist, also in einem Kontext der Verletzung des Körpers bzw. noch deutlicher: des Körpers als Trauma, als Verwundung, als Lücke der symbolischen Realität unseres Seins. Dies geschieht, um dem parasitären, diskursiv generierten Konzept der Verletzlichkeit gleichsam den Boden zu entziehen, indem das ihm zugrunde liegende Körperkonzept, das den Körper als Sitz des Guten und als Sphäre einer bedingungslos zu verteidigenden Integrität versteht, depotenziert wird. Um den Sinn der Verletzlichkeit wirklich zu verstehen, ist – so meine These – der Körper überhaupt nicht mehr als eine Sphäre der Integrität, des Intakten oder Unversehrten und damit nicht mehr als eine schlichte Manifestation des guten Lebens zu begreifen. Alle diese Körperkonzepte und -auffassungen sind Teil unserer symbolisch konstituierten Realität, aber sie verkennen den Körper als eine Materialität des Realen.

## 2. Der Körper als Materialität des Realen

In meinem Beitrag verstehe ich Verletzlichkeit nicht in einem weiten anthropologischen Sinne, der auch Verletzungen durch

## 2. Der Körper als Materialität des Realen

Sprechakte umfassen kann und der Verletzung als ein im Wesentlichen diskursiv hervorgebrachtes Phänomen betrachtet,[4] das aus verbaler Missachtung, aus sozialer oder systemischer Diskriminierung sowie aus Cybermobbing o. Ä. hervorgehen kann. Ich nehme daher auch nicht an, dass Verletzung mit diesen »Tatbeständen« einfach umstandslos vorliegt. Vielmehr möchte ich die Metapher der Verletzung im Horizont eines Denkens verwenden, für welches der Körper nicht Sitz des Guten und Sphäre der Integrität, sondern Ort des Bruches mit den symbolischen Körperkonzepten ist. Ich gehe also davon aus, dass der Körper *in seiner Materialität* dem Denken nicht einfach vorliegt wie ein Denkmedium und dass er in Denkformen wie zum Beispiel in Körpertheorien phänomenologischer, hermeneutischer oder medientheoretischer Provenienz nicht angemessen erfasst ist. Vielmehr tritt der Körper – wie Hans Blumenberg einmal formuliert hat – uns als *Dunkelkörper* entgegen, als Fremdkörper in unserem leiblichen Selbst- und Weltumgang, der sich aller sinnlich vermittelten Transparenz unseres Daseins versperrt und gleichwohl sinnlich präsent ist. Als Dunkelkörper irritiert er die Annahme, dass der Leib für uns stets intentional spürbar ist und sich unserem Selbst- und Weltumgang damit mehr oder weniger bruchlos einfügt. Im Dunkelkörper zeigt sich nach Blumenberg die Nichtidentität des Körpers mit den Wünschen und Bedürfnissen des »Ich«.[5] Als Dunkelkörper angesprochen, ist der Körper ein fremdes Gegenstück zum erfahrenen Leib *(lived body)* und enthebt diesen der Vorstellung, er sei bloßes »Organ« des Subjekts, also seinen

---

[4] Zu denken wäre hier auch die These einer Vulnerabilisierung des Menschen durch gesellschaftliche und politische Prozesse, wie sie Noelia Bueno-Gómez vertreten hat: Bueno-Gómez, N. (2022).
[5] Vgl. Blumenberg, H. (2006), 680.

Bedürfnissen unterstellt. Es ist das »Herausfallen aus der widerstandslosen Dienstbarkeit«,[6] welches den Dunkelkörper als einen Doppelgänger des Leibes in seiner ganzen Ambivalenz kennzeichnet.

Verschiedene Theoretiker einer lacanianischen Subjekttheorie, aber – wie Christian Grüny gezeigt hat[7] – auch Theodor W. Adorno haben auf der Linie dieses Arguments auf der philosophischen Bedeutung des Rekurses auf die Materialität körperlicher Existenz beharrt. Diese materialistischen Theorien melden Zweifel an der bloßen Perspektivendifferenz von Leib und Körper (wie sie Helmuth Plessner und Maurice Merleau-Ponty aufgezeigt haben) an. Sie folgern eine eigenständige Virulenz des Körperlichen, die sich mit den Stichworten der Zerstörung und Negativität (so bei Adorno) und der Dysfunktionalität des Körpers (in der psychoanalytischen Subjekttheorie) in Zusammenhang bringen lässt. Leib und Körper sind demnach nicht zwei Perspektiven, die Frage des Körpers ist überhaupt keine Frage der Perspektive und keine rein sprachliche Unterscheidung, sondern die Rede vom Körper verweist auf eine Lücke der Materialität in unserem Sein, auf eine in allen unseren Bezugnahmen auf uns und andere stets »fehlende« Dimension, die in der fungierenden Leiblichkeit des Selbst und auch in der phänomenologischen Rede von Fleisch *(chair)* nicht aufgeht.[8]

Was Verletzlichkeit als ein Vollzug des Körperseins ist oder sein könnte, wird vor diesem Hintergrund erst deutlich, wenn wir eine Körper-Körper-Differenz adressieren und eine Inexistenz des Körpers als Lücke oder Riss unserer symbolisch-imaginären

---

[6] Blumenberg, H. (2006), 770.
[7] Grüny, C. (2002).
[8] Vgl. Ullrich, C. (2024).

Körperkonzepte anerkennen. So tritt uns der Körper in keiner unserer Perspektiven ganz und als solcher entgegen: Er ist weder einfach nur ein objektiv vorhandenes Körperding, ein bloßes Instrument unseres Handelns, noch ist er einfach nur ein subjektiv gespürter Leib, ein »gelebter« Körper oder Fleisch, welches wir intentional erfahren können. Das, was Hans Blumenberg in seiner Diktion den Dunkelkörper oder den Fremdkörper nennt, dessen Existenz für uns nicht durchsichtig ist, weil sie nicht mehr den Wünschen und Bedürfnissen des Ich subsumiert werden kann, bezeichnet jedoch noch nicht präzise diese Lücke, die der Körper für uns ist. Auch die Annahme, hier sei einfach vom erkrankten Körper die Rede, greift zu kurz. Denn die Rede vom erkrankten Körper ist sprachlich noch ein Modus der Defektivität und damit parasitär. Wäre Verletzlichkeit einfach identisch mit Krankheit oder Nichtgesundheit, würde die Rede vom verletzlichen Körper lediglich die Möglichkeit der Erkrankung des Körpers, die Möglichkeit zur Defizienz bezeichnen. Verletzlichkeit wäre dann jene schon angesprochene Störung des Intakten, eine Desintegration des eigentlich Integrierbaren, also ein Fehlermodus – möglicherweise sogar vorübergehender Art.

Einen Schritt weiter hilft uns die Körpertheorie der Psychoanalyse nach Jacques Lacan,[9] die den Körper als grundsätzliche biologische Dysfunktionalität bezeichnet und damit nicht den Defekt, sondern eine traumatische Lücke der Realität, die uns unausweichlich umtreibt, im Körper, in seiner Materialität gegeben sieht. Wenn Verletzlichkeit das meint, wenn sie aus der Lücke des Körpers entspringt, dann ist sie mehr als einfach nur Störung oder vorübergehende Desintegration. Sie ist keine bloße Möglichkeit

---

[9] Vgl. Žižek, S. (2016).

zur Desintegration, die parasitär mitläuft bei all unseren Visionen von einer Unverletzlichkeit oder zumindest Reintegrierbarkeit des Körpers. Stattdessen ist das Verletzlichsein eine grundsätzliche Conditio humana in dem Sinne, dass Negativität schlechthin Teil unseres Selbst, aber auch der kollektiv gelebten Kultur des Menschen ist und auch immer bleiben wird, solange wir mit und von diesem Körper leben. Denn es ist eine echte Gefährdung, die der Körper als materiale Lücke unserer Realität für uns ist. Im Körper zu sein bedeutet, ein Leben in einer kritischen Zone zu führen, deren Unruhe sich nirgendwo stillstellen lässt, und dies allein erschafft eine Unruhe tieferer Art, eine ontologische Unruhe, eine Dislozierung unseres ganzen Daseins. Könnten wir uns einfach sicher verorten in unserem Körper, unser Selbstsein mit ihm gleichsam harmonisch zur Deckung bringen oder zumindest am Ort des Körpers reintegrieren, wäre der Körper wie eine uns verfügbare Objektivität. Er wäre eine Konstante, die zeitweilig gestört werden kann, aber hinterher immer wieder in Ordnung gebracht und gleichsam durch Mind-Body-Techniken »repariert« werden kann. Wäre die Unruhe des Körpers also vorübergehend und heilbar, dann wäre sie nicht so prekär.

Dieses Problem einer dislozierten materialen Realität des Körpers kann jedoch erst adressiert werden, sofern der Körper nicht mehr als Integritätszone, sondern als materiale Lücke unserer Körperkonzepte und -visionen aufgefasst wird. »Materialität« meint an dieser Stelle keine Rückkehr zum Substanzdenken. Die Rede von der Materialität des Körpers bedeutet nicht, dass er etwa verlässliche Substanz oder Grund unseres Daseins ist, auf den wir bauen könnten. Vielmehr ist er gerade Un-Grund oder Ab-Grund unseres Daseins. Wenn der Körper aber ständiger »Herd der Unruhe« ist und wir ihn zugleich nicht »abschaffen«

können, so wird er uns nicht nur potenziell-parasitär, sondern ganz real immer wieder in Unruhe bringen und in Un-Ordnung halten. In dieser Wirkweise sollte er darum als ein Prinzip des Realen eine eigene Autorität in der Ethik genießen. Hierfür ist eine eigene, eine karnale, eine materialistische Körperethik nötig, die über diese Autorität nachdenkt und Spielräume der Ver-Antwortung im Blick auf die körperliche Materialität entfaltet. Einen wesentlichen Beitrag zu einer solchen karnalen Ethik könnten auch philosophische Ansätze leisten, die in besonderer Weise auf die Berührbarkeit des Körpers als eine prekäre Offenheit des menschlichen Daseins eingehen.[10] Denn von ihnen ausgehend, lässt sich auch ein neuer Blick auf das Thema der menschlichen Verletzlichkeit eröffnen.

## 3. Keine Berührung ohne Anrührung, keine Berührung ohne Verletzlichkeit

Abschließend werde ich mich nun jenen philosophischen Ansätzen widmen, die – anders als Blumenberg – nicht das Sehen, sondern das Berühren ins Zentrum ihrer Anthropologie und Ethik gestellt haben. Diese Neuansätze zu einer Philosophie der Berührung beschreiben die sinnlich-affektive Anrührbarkeit des Körpers als eine ihm eigene epistemische und ethische Kraft. Sie

---

[10] Im Folgenden wird der Ansatz von Judith Butler, die ebenfalls eine Phänomenologie der prekären Körperlichkeit des menschlichen Lebens entfaltet hat, nicht besprochen. Denn Butlers Überlegungen adressieren die Materialität des Körpers als eine rein diskursive Materialität. Vgl. aber meine Überlegungen zu Butler in: Klein, R. (2015); (2017); (2022) sowie demnächst in meinem Buch *Unruhe der Berührung – eine karnale Ethik*.

suchen ein Bewusstsein dafür zu entwickeln, inwiefern der Körper unser Selbst- und Weltverhältnis *materialiter* durch eine spezifische Form der sinnlichen Erfahrung prägt. Außerdem suchen sie aufzuzeigen, worin das ethische Moment der Prägekraft eines solchen berührbaren Körpers liegen könnte. Dabei sehen sie den taktilen Weltumgang als den primären Sinn des Menschen an, der uns allererst erlaubt, ein von der Affektivität, Leiblichkeit, Sinnlichkeit und Empfänglichkeit herkommendes ethisches Verhältnis zum Anderen auszubilden – und zwar sowohl in Bezug auf das Andere in uns selbst als auch in Bezug auf das Andere in unserem Gegenüber sowie in Bezug auf das Andere der menschlichen Gemeinschaft als Ganzes (außermenschliche Natur, das Lebendige usw.).

In besonderer Weise ausgearbeitet hat diese Perspektive für die Ethik in jüngster Zeit Richard Kearney. Die sogenannte karnale Hermeneutik *(Carnal Hermeneutics)*,[11] die Kearney in seinem Buch *Touch* (2021) weiterentwickelt,[12] geht zunächst davon aus, dass »Berührung« eine allen anderen Sinneserfahrungen vorausgehende Erfahrungsweise ist, deren ethisches Moment in Gestalt eines taktilen Körperwissens *(carnal wisdom of tactility)* adressiert werden kann. Kearney bestreitet dabei nicht, dass es auch Fehlformen und ein Fehlgehen von zwischenmenschlichen Berührungen als solche geben kann. Er behauptet nicht, dass jede Art der Berührung zwischen menschlichen Körpern immer nur gut sei oder dass das Berühren, generalisiert und undifferenziert betrachtet, einen ethischen Sinn habe.[13] Aber er macht darauf aufmerksam, dass ein Leben »ohne Berührung« und ein Denken,

---

[11] Vgl. Kearney, R. / Treanor, B. (2015).
[12] Kearney, R. (2021).
[13] Vgl. seine Rede von einem »abusive touch« in Kearney, R. (2021), 12.

## 3. Keine Berührung ohne Anrührung, keine Berührung ohne Verletzlichkeit

welches die Berührung nicht zur Kenntnis nimmt oder sie marginalisiert, kein gutes menschliches Leben sein kann. Denn das Berühren der Körper und der ihm innewohnende taktvolle Umgang mit der prekären Offenheit des eigenen und des fremden Lebens könne sich in vielerlei Hinsicht als heilsam für den Menschen und seine Mitwelt erweisen.

Die Berührung ist demnach für Kearney diejenige sinnliche Erfahrung, die uns in ausgezeichneter Weise Formen des guten Lebens und unseres wahren Menschseins erschließen kann. Sie ist der Schlüssel zu einem sachgerechten Verständnis unserer Humanität. Als solche sei ihr epistemischer Wert für die Ethik jedoch zu oft verdrängt worden. Stattdessen sei das Erkennen und Wissen des Guten mit einer Erfahrungsweise parallelisiert worden, die dem Berühren der Körper diametral entgegengesetzt ist: So habe bereits Platons »Metaphysik der Ideen« das Sehen und mit ihm den Sinn für das Sichtbare und Unsichtbare ins Zentrum der Suche nach dem Guten gestellt. Die Erkenntnis des Guten sei als eine Form des richtigen Sehens (der nicht sinnlich erfahrbaren) Ideen konzipiert und verstanden worden.[14] In der Folge habe eine »Kultur der Augen« das Nachdenken über das Menschsein und das gute Leben geprägt. Auch die »körperferne« Kultur der Moderne und das gegenwärtige Zeitalter der Digitalisierung mit seinen auf die Visualität spezialisierten Technologien setzten diese Entwicklung fort.[15]

Anstelle einer ethischen Episteme der Fernsinne ist nach Kearney jedoch der auf die leib-körperliche Nähe »spezialisier-

---

[14] Anders dagegen Nancy, J.-L. (2019), 11: »Die Philosophie hat den Körper niemals ignoriert, im Gegenteil. Sie gab ihm einen Namen, dessen Bedeutung uns völlig abhanden gekommen ist – den Namen der Seele.«
[15] Vgl. Kearney, R. (2021), 33–60, 113–132.

te« Tastsinn ethisch zu bevorzugen. Denn, so Kearney, nur in und durch die Berührung sei es möglich, jene Erfahrung einer prekären Offenheit zum Anderen hin zu vollziehen, die das Eigene zugleich nicht unberührt lässt. Jedes Berühren sei in diesem Sinne nur dann ein ethisch relevantes Berühren, wenn es das Andere bzw. den Anderen nicht verdingliche oder verfügbar mache. Es sei, recht verstanden, ein responsorisches Berühren *des Anderen*, das immer auch ein Berührtwerden *durch dieses Andere* ist. Damit kennzeichne es das Berühren, dass es niemals ohne Resonanz bleibe. Zu berühren impliziere, berührt zu werden. Das Berühren sei keine bloße Reaktion auf einen Stimulus, sondern vielmehr Antwort auf eine Anrührung, die dem leiblichen Selbst geschieht.[16]

Unter »Berührung« versteht Kearney somit einen fundamentalen Lebensvorgang, der sich nicht durch uns als Subjekte, durch unser Wollen und Tun, sondern vielmehr pathisch an uns, durch unseren Körper hindurch vollzieht. Das sich im Berühren und Berührtwerden herausbildende »Taktgefühl« bestimmt er als eine Fähigkeit, »to modulate the passion of existence«,[17] als eine Möglichkeit, unsere prekäre körperliche Offenheit zum Anderen hin zu gestalten, anstatt sie zu ignorieren, zu vermeiden oder zu überspielen. Kearney verweist in diesem Zusammenhang darauf, dass wir uns der fragilen Offenheit unseres Körpers ohnehin niemals vollständig entziehen könnten. Genetisch sei die Berührung zudem vorgängig vor allen anderen sinnlichen Erfahrungen und sollte diesen daher auch epistemisch vorgeordnet werden. Denn – so das Argument – allein durch die im Berühren und

---

[16] Vgl. Kearney, R. (2021), 40.
[17] Kearney, R. (2021), 41.

## 3. Keine Berührung ohne Anrührung, keine Berührung ohne Verletzlichkeit

Berührtwerden sich einstellende Wechselseitigkeit von Eigenem und Anderem gewinne der Mensch eine Sensibilität für die Verletzlichkeit seiner eigenen Existenz, aber auch der Existenz anderer Lebendiger. Er vertiefe durch das Berühren seinen Sinn für die Zerbrechlichkeit und Verletzlichkeit des Lebens.[18] Auf diese Weise könne er, so Kearney, zunehmend ein taktiles Wissen, ein Körperwissen ausbilden, das es ihm erlaubt, sich mit Taktgefühl in einer Gemeinschaft der Lebendigen zu verhalten. Taktgefühl, so Kearney, ist ein durch den Körper und seine Berührbarkeit hindurch gewonnenes ethisches Wissen und Denken. Es ist ohne die sinnliche Erfahrung des Berührens nicht zu generieren und ist doch zugleich eine spezifische Gestaltung bzw. Orientierung des Berührens, die dieses als Form des guten Lebens anerkennt: »[T]ouch is *tactful* when it is mutually beneficial for the persons involved.«[19]

Im Anschluss an das Werk von Aristoteles, Edmund Husserl und Paul Ricœur entwirft Kearney auf diese Weise eine karnale Hermeneutik, in welcher die Berührung Grundform des menschlichen Verstehens und des Ethischen per se ist. Ihre Struktur ist nach Kearney durch eine ungebrochene (!) Wechselseitigkeit gekennzeichnet, der sich Berührender wie Angerührter nicht entziehen können. Zu berühren heiße stets zugleich, affektiv angerührt zu werden von einer Exteriorität, einem materialen Außen, zu dem die Differenz in der Berührung selbst allerdings nicht aufgehoben wird. Kearney beschreibt dies im Anschluss an Husserl als Struktur einer zirkulären Doppelempfindung (*double sensation*), die einer Umkehrbarkeit (*reversibility*) des Berührens

---

[18] Vgl. Kearney, R. (2021), 41.
[19] Kearney, R. (2021), 11.

## Verletzlichkeit im Horizont einer Ethik der Berührbarkeit des Körpers

entspringt.[20] Kurz gesagt: Alles, was ich berühre, das berührt mich ebenfalls, ohne dass ich und das Andere miteinander verschmelzen. Dies gilt selbst dann, wenn wir uns selbst berühren. Wie Husserl geht Kearney hier von der Erfahrung der Berührung zwischen unseren beiden Händen als Primärerfahrung und Modell des Berührens aus. So bestehe unsere Empfindung in dieser Berührung unserer beiden Hände aus zwei gegenläufigen Bewegungen, die Husserl »Empfindung« und »Empfindnis« nennt. Empfindung und Empfindnis erschaffen nach Kearney eine aktiv-passive Dialektik,[21] welche zugleich Nähe und Verschränkung wie Differenz und Entzug signalisiert. Und genau darin liege der Reiz des Berührens wie auch die mit ihm verbundene Gefährdung: Da das Berühren der Körper niemals einseitig sei, biete die Berührung sowohl das Potenzial der intimen Verbundenheit mit dem Anderen wie das des Missbrauchs dieser Nähe. Zu berühren und berührt zu werden öffne uns gleichsam die Augen dafür, dass wir im Kontakt mit uns selbst und anderen nicht per se unverletzt bleiben können, da wir niemals unberührbar sind.

Es gibt daher nach Kearney innerhalb der Berührung keine Schutzzone der Distanz. Im Berühren und Berührtwerden ist der Mensch nicht Zuschauer des Lebens wie im kontemplativen Denken oder in visuell geprägten Interaktionen. Er komme vielmehr überhaupt erst zu einer vollen Erfahrung des sinnlichen Kontakts mit der Welt, welche die Grundlage jedes guten Lebens sei: »Living well means coming to our senses again and again.«[22] Darin liegt nach Kearney zugleich eine ökologisch wie gesellschaftspolitisch brisante Erkenntnis, die uns der berührbare

---

[20] Vgl. Kearney, R. (2021), 12.
[21] Vgl. Kearney, R. (2021), 11.
[22] Kearney, R. (2021), 9.

## 3. Keine Berührung ohne Anrührung, keine Berührung ohne Verletzlichkeit

Körper vermittle. Denn die Dominanz der Fernsinne habe uns oft jeglichen Sinn für die Verkörperung unserer humanen Existenz geraubt und uns damit von uns selbst entfremdet: »The first step toward the Anthopocene was taken as we lost touch with our primal embodiment.«[23] In diesem Sinne macht Kearney mit seiner Philosophie des berührbaren Körpers darauf aufmerksam, dass es ein sinnliches Erfahrungswissen gibt, durch welches wir unser Menschsein in der Perspektive einer ökosozialen Verantwortung neu entdecken können. Der berührbare Körper und das Wissen um das ihm innewohnende »Taktgefühl« im Umgang mit dem Lebendigen könne zu einer epistemischen Ressource werden, zu einer ethischen *Episteme* für Kultur, Gesellschaft und das Selbstverständnis des Menschen in der Gegenwart. Das gesteigerte Bewusstsein einer Berührbarkeit der Körper könne den Menschen lehren, Denken und Leben, Geist und Körper wieder zu (re-)integrieren.

Positionen wie diejenige von Kearney schreiben dem berührbaren Körper einen starken epistemischen Wert für die Erkenntnis des Ethischen zu. Zwar thematisiert Kearney durchaus Fehlformen wie das missbräuchliche Berühren, doch deren Existenz schmälert für ihn keineswegs den positiven epistemischen Wert der Berührung für die Ethik. Somit besitzt die taktile Materialität des Körpers für ihn zwar eine unumstößliche Autorität für die Ethik, doch er vereinnahmt zugleich den berührbaren Körper erneut als »Sitz des guten Lebens«. Die Tendenz, die Berührung und den berührbaren Körper ausschließlich positiv zu würdigen und die Gefährdungen der aus der Berührbarkeit erwachsenden Verletzlichkeit und leib-körperlichen Ausgesetztheit zu margina-

---
[23] Kearney, R. (2021), 135.

lisieren, hat insbesondere Rachel Aumiller in ihrer skeptischen Ethik der Berührung kritisiert. Aumiller plädiert anders als Kearney in ihrer queeren und feministischen Ethik für einen haptischen Skeptizismus. Sie bedenkt die (Un-)Möglichkeit, dass wir auch der Berührung gegenüber – so lebensnotwendig und konstitutiv sie für unser Miteinander sein mag – zwar nicht auf Distanz gehen, aber uns ihrer enthalten könnten. In ihrem ebenfalls 2021 veröffentlichten Artikel »Sensation and Hesitation«[24] deutet sie die Berührung nicht von den Phänomenen des Gelingens in wechselseitiger Verbundenheit her, sondern als Phänomen einer stetigen Unterbrechung aller Gewissheit, die Verunsicherung auslöst. Berührung ist für Aumiller daher stets ein Ort auf der Schwelle zur Krise. Berühren und berührt zu werden ist keine per se heilsame Erfahrung, die uns über Differenzen hinweg und unter Wahrung dieser Differenz mit anderen in Verbindung bringen könnte. Berühren und berührt zu werden ist für Aumiller keine Form des ethischen Verstehens oder des Wissens um das Gute, sondern vielmehr eine (Unter-)Brechung der Wünsche und Begehren, die unsere Subjektivität antreiben, die sich stets mit offenem Ausgang an uns ereignet.

Ausgehend von den Erfahrungen einer pandemischen Isolation, aber auch der nachhaltigen Krise der Berührung, welche die MeToo-Bewegung in den westlichen Gesellschaften ausgelöst hat, bewertet Aumiller den Verzicht auf Berührung anders als Kearney u. a.[25] positiv: Das Berühren und Berührtwerden sei oft so ungewiss in seinen Konsequenzen für das Wohlergehen der anderen, dass es nicht schlecht sei, dieses zeitweilig auszusetzen –

---

[24] Aumiller, R. (2021). Vgl. auch Aumiller (2024).
[25] Vgl. Fuchs, T. (2024); Schmid, W. (2019).

## 3. Keine Berührung ohne Anrührung, keine Berührung ohne Verletzlichkeit

auch wenn wir dann unter Berührungslosigkeit leiden. Nicht ohne Grund hätten Gesellschaften und insbesondere Religionen seit jeher Regeln der Berührung entwickelt, welche der mit der Berührung einhergehenden Verunsicherung eine Orientierung bieten sollen. Die in gegenwärtigen westlichen Gesellschaften zunehmend praktizierte Ungewissheit der Berührung deutet Aumiller daher als ein zutiefst skeptisches Moment, welches sie zugleich als ein wichtiges ethisches Bedenken bezeichnet. Es sei durchaus verantwortungsvoll, den Kreislauf von Berühren und Berührtwerden zu unterbrechen oder auszusetzen, wenngleich auch nicht abzubrechen, und zu zögern, wie und ob weiter berührt werden dürfe.

Während für Kearney evident ist, dass das pandemische Verbot, nicht weiter durch unseren berührbaren Körper miteinander in Kontakt zu treten, uns etwas Lebensnotwendiges genommen hat, nämlich unsere heilsame Verbundenheit – und sei es auch nur durch die Luft, die wir gemeinsam ungeschützt atmen –,[26] ist für Aumiller der zeitweise Verlust der Berührung gerade nicht mit einem neuen Glauben an das therapeutische Potenzial der Berührung und mit der ethischen Forderung nach ihrer postpandemischen Wiederkehr zu beantworten. Vielmehr sieht sie das ethische Potenzial einer differenzierten Antwort auf die (Un-)Möglichkeit der Berührung des Anderen dort gegeben, wo wir die Unkalkulierbarkeit und Gefährdetheit jedes Versuchs, einander zu berühren und uns auf diese Weise miteinander zu verbinden, zuerst voll anerkennen. Die Ansicht, Berührung sei per se eine Form des verkörperten Verstehens und der ethischen Erkenntnis des guten Lebens, kritisiert Aumiller als einen hap-

---

[26] Vgl. Kearney, R. (2021), 133–140.

tischen Dogmatismus. Dieser fordere die Lizenz zur Berührung als lebensnotwendig ein, ohne sich deren Ambivalenzen und Unmöglichkeiten einzugestehen. Er identifiziere zwischenmenschliche Zuwendung, sozialökologische »Heilung« und das gute Leben schlechthin mit einem spezifischen Vollzug der Berührung (»Takt«) und schließe die Möglichkeit, sich der Berührung zu enthalten, damit aus. Ihre eigene Position beschreibt Aumiller hingegen als haptischen Skeptizismus: Eine zurückhaltende und nichtselbstgewisse Kultur der Berührung des Körpers sei ethisch angemessen. Die Berührbarkeit des Körpers beinhaltet für sie nicht per se ein heilsames Potenzial, welches wir so bald wie möglich ausschöpfen sollten, sondern verweist auf eine Unmöglichkeit, nämlich die Unmöglichkeit, während der Berührung zu wissen, was gut für uns und andere ist. Aumiller plädiert daher für die skeptische *epoché*, für das Zurückhalten und die Suspendierung der Berührung, die eine aktive ethische Praxis der Enthaltsamkeit einschließt.

Worauf Aumiller richtigerweise aufmerksam macht, ist, dass Berühren in einer nicht immer trennscharf abgrenzbaren Beziehung zur Verletzlichkeit des Menschen steht. Berühren und berührt zu werden eröffnen geradezu die Möglichkeit zur Verletzung, aber auch zu einer ausgezeichneten Intimität und zärtlichen Verbindung zwischen Menschen. Diese Ungewissheit kennzeichnet auch die Episteme, welche der Körpererfahrung entspringen und die wir in seiner Berührbarkeit, in der Berührung des Anderen – Genitivus subjectivus und objectivus – finden: Jede Berührung des Körpers kann immer und auch gegen den ersten Anschein zur Unterbrechung unseres bisherigen Selbst- und Weltverhältnisses werden, in einem heilsamen wie in einem traumatisch verstörenden wie auch in einem bloß irritierenden Sinn.

## 3. Keine Berührung ohne Anrührung, keine Berührung ohne Verletzlichkeit

Die affektive Kraft, die durch Berührung freigesetzt wird, kann so heilsam wie irritierend bis hin zu zerstörend sein, und kein Rationalismus einer Beseeltheit des menschlichen Körpers durch noch so viel Geist kann ihrer Herr werden. Dies hat u. a. auch die Debatte über Missbrauch in sozialen und insbesondere kirchlichen Einrichtungen in den vergangenen Jahren erschütternd gezeigt. In ihnen gehört das Berühren wesentlich zur barmherzigen Zuwendung zum Anderen und zum Vollzug des christlichen Ethos der Nächstenliebe dazu und kann doch niemals als gesichertes Wissen darum vollzogen werden, dass dem Anderen durch Berührung tatsächlich Gutes geschieht. Um der der Berührung der Körper und ihrer Nähe innewohnenden potenziellen Gewalt der Verletzung Rechnung zu tragen, müsste in Zukunft noch viel öfter eine Suspendierung des Berührens vollzogen werden.

Im Gegensatz zu Kearney, welcher der Auffassung ist, Berührung sei ethisch potentes Körperwissen, das uns guttut und zum Guten führt, sollten wir daher viel öfter sagen: Wir wissen es nicht, und dieses Nichtwissen erfordert es manchmal geradezu, uns der Berührung des Körpers zu enthalten, also einen skeptischen – oder man möchte fast sagen – einen asketischen Umgang mit der Möglichkeit der Berührung zu pflegen, um sie nicht zum Teil von Dynamiken der Verletzung des Körpers werden zu lassen. Die Ethik der Berührbarkeit des Körpers darf darum nicht als »Soteriologie«, als ethische Heilslehre entwickelt werden. Sie muss den Körper vielmehr als Prinzip des Realen, als Lücke und Unterbrechung aller Gewissheiten des Lebens adressieren. Nichts an ihm, unserem Körper, ist in sich gut, aber das Gute muss stets in und durch ihn entwickelt werden.

## Literatur

Aumiller, Rachel (2021): Sensation and Hesitation. Haptic Scepticism as an Ethics of Touching. In: R. Aumiller (Hg.): A Touch of Doubt. On Haptic Scepticism. Berlin: De Gruyter.

Aumiller, Rachel (2024): Before the Caress. The Expansion of Intimacy in Suspension. In: R. A. Klein / C. Ullrich (Hg.): The Unthinkable Body. Challenges of Embodiment in Religion, Politics, and Ethics. Tübingen: Mohr Siebeck.

Blumenberg, Hans (2006): Leib und Wirklichkeitsbewusstsein. In: ders.: Beschreibung des Menschen, aus dem Nachlaß hg. von M. Sommer. Frankfurt am Main: Suhrkamp.

Bueno-Gómez, Noelia (2022): Zum post-biopolitischen Umgang mit Leid und Verletzlichkeit. In: M. Coors (Hg.): Moralische Dimensionen der Verletzlichkeit des Menschen. Interdisziplinäre Perspektiven auf einen anthropologischen Grundbegriff und seine Relevanz für die Medizinethik. Berlin: De Gruyter.

Coors, Michael (2022): Verletzlichkeit und Autonomie leiblicher Personen. In: M. Coors (Hg.): Moralische Dimensionen der Verletzlichkeit des Menschen. Interdisziplinäre Perspektiven auf einen anthropologischen Grundbegriff und seine Relevanz für die Medizinethik. Berlin: De Gruyter.

Fuchs, Thomas (2024): The Intercorporeality of Touch. In: R. A. Klein / C. Ullrich (Hg.): The Unthinkable Body. Challenges of Embodiment in Religion, Politics, and Ethics. Tübingen: Mohr Siebeck.

Grüny, Christian (2002): Quälbare Körper, Verwesendes Fleisch. Erfahrungen von Materialität bei Adorno. In: T. Bedorf / S. A. B. Blank (Hg.): Diesseits des Subjektprinzips. Körper – Sprache – Praxis. Magdeburg: Scriptum.

Kearney, R. / Treanor, B. (Hg.) (2015): Carnal Hermeneutics. New York: Fordham University Press.

Kearney, Richard (2021): Touch. Recovering Our Most Vital Sense. New York: Columbia University Press.

Klein, Rebekka A. (2015): Schmerzfrei leben? Religionsphilosophische Perspektiven auf den Diskurs über die Affirmation und Integration von Verletzlichkeit. In: Neue Zeitschrift für Systematische Theologie und Religionsphilosophie 57, 301–317.

Klein, Rebekka A. (2017): Verwundbar geboren. Kritische Anfragen an den Gebrauch einer interdisziplinären anthropologischen Metapher. In: G. Hartung / M. Herrgen (Hg.): Wahrnehmung (Jahrbuch Interdisziplinäre Anthropologie 4). Wiesbaden: Springer.

Klein, Rebekka A. (2022): Der ethische Sinn der Verletzlichkeit. Ein hermeneutisch-phänomenologischer Beitrag. In: M. Coors (Hg.): Moralische Dimensionen der Verletzlichkeit des Menschen. Interdisziplinäre Perspektiven auf einen Grundbegriff und seine Relevanz für die Medizinethik. Berlin: De Gruyter.

# Literatur

Nancy, Jean-Luc (2019): Vorwort. Übers. von Valérie Ivanovič und Esther von der Osten. In: J.-L. Nancy: Körper. Wien: Passagen.

Rostalski, Frauke (2024): Die vulnerable Gesellschaft. Die neue Verletzlichkeit als Herausforderung der Freiheit. München: C.H.Beck.

Schmid, Wilhelm (2019): Von der Kraft der Berührung. Berlin: Insel.

Ullrich, Calvin (2024): The Eclipse of the Body? Flesh and Materiality in French Phenomenology. In: R. A. Klein / C. Ullrich (Hg.): The Unthinkable Body. Challenges of Embodiment in Religion, Politics, and Ethics. Tübingen: Mohr Siebeck.

Žižek, Slavoj (2016): Disparities. London: Bloomsbury.

# Ehre und Scham.
# Zum Gestaltwandel verletzter Gefühle

Lukas Trabert

Am Anfang dieser Überlegungen steht eine Gefühlsverwirrung, oder richtiger: eine Begriffsverwirrung, was das Wort »Gefühl« angeht.

Wenn wir von Ehrgefühl oder Schamgefühl sprechen, wissen wir denn dann überhaupt, was wir unter »Gefühl« verstehen?[1] Mindestens sieben Bedeutungsrichtungen sind zu unterscheiden: Gefühl als Emotion oder Gemütsbewegung, zum Beispiel Liebe oder Eifersucht; Gefühl als Vorgefühl bzw. Bauchgefühl, zum Beispiel: »Bei dem Geschäft habe ich ein komisches Gefühl«; das moralische Gefühl dafür, was richtig oder falsch, gut oder böse ist; das Wertgefühl, das einem sagt, was etwas wert ist, *wie* wertvoll etwas ist; Gefühl als gestimmte Haltung, zum Beispiel Vertrauen oder Hoffnung; das Gefühl für feine Unterschiede im Umgang mit Menschen und Situationen, zum Beispiel Taktgefühl,

---

[1] Wenn es um die Transformationen von Gefühlen, Haltungen, Welt- und Menschenbildern sowie Denkungsarten geht, ist zu berücksichtigen, dass Begriffe und Konzepte wie Ehre, Anstand, Moral, Schicklichkeit, Sittlichkeit, Scham, Schande, Schmach, Peinlichkeit, Gemüt, Seele usw. ineinandergreifen und sich gegenseitig erhellen bzw. erklären. Darum müsste eine tiefgreifendere Analyse der Wandlungen nur eines dieser Konzepte im Zusammenspiel mit einem ganzen Ensemble weiterer Konzepte geschehen, wobei, darüber hinausgehend, strukturelle Veränderungen in unterschiedlichsten Lebens- und Diskursbereichen in die Untersuchung miteinbezogen werden müssten.

Fingerspitzengefühl; Gefühl als leibliches Gefühl, aktiv oder passiv, auch als Gefühl für Stimmungen und Atmosphären.[2]

So bleibt zu klären, was eigentlich verletzt wird, wenn das Ehrgefühl verletzt wird oder wenn ein Mensch sich beschämt fühlt.

\*\*\*

Ehre ist – wie auch Scham – ein zeit- bzw. kulturabhängiges Konzept.[3] Während Ehre in vielen Gesellschaften bis heute ein handlungsleitendes Prinzip ist, hat sie in Deutschland seit gut hundert Jahren weitgehend an Geltungskraft verloren.

Historischen und kulturellen Wandlungen unterworfen sind auch die Arten der Ehrverletzung. Diese reichen von Verbalinjurien (Beleidigungen, aber auch Verhöhnung und Verspottung, üble Nachrede, Verleumdung, Rufmord) über Gesten, etwa den Stinkefinger, oder Situationen, in denen eine Person eine andere mit offenbarer Absicht übersieht, sie »wie Luft« behandelt,[4]

---

[2] Jutta Stalfort zeigt begriffs- und mentalitätsgeschichtlich, wie sich über mehrere Generationen das Verständnis von Gemütsbewegungen und Gefühlen gewandelt hat. Neben verwandten Begriffen wie Seelenregung, Empfindung, Emotion, Affekt und Leidenschaft beginnt sich der Begriff »Gefühl« erst Ende des 18. Jahrhunderts im Sinne des heutigen Verständnisses durchzusetzen. Zuvor meinte er als »Ge-fühl« den Tastsinn, wohingegen emotionale Vorgänge als Gemütsbewegungen betrachtet wurden. Vgl. Stalfort, J. (2013), 265–267. Auch zum Ehrverständnis gibt Stalfort einen Überblick: siehe Stalfort, J. (2013), 123–145. Zu Ehre und Scham siehe Stalfort, J. (2013), 337–339.

[3] Eine differenzierte Darstellung verschiedener soziologischer Theorien der Ehre, u. a. von Max Weber, Georg Simmel und Pierre Bourdieu, bietet Ludgera Vogt (Vogt, L. [1997]). Der Sammelband *Ehre. Archaische Momente in der Moderne*, herausgegeben von Ludgera Vogt und Arnold Zingerle (1994), enthält eine Vielzahl von Aspekten der Ehre und des Ehrgefühls.

[4] Dazu Axel Honneth, der das »Hindurchschauen« beschreibt und anmerkt: »Wahrscheinlich ist es sinnvoll, Grade der Verletzbarkeit durch

Ehre und Scham.

bis zu Realinjurien (vor allem Ohrfeigen, Aus- und Anspucken, aber auch der Seitensprung der Ehefrau oder die Verführung der Tochter eines Mannes von Ehre).

Die häufigste Form der Ehrverletzung ist die Beleidigung.[5] Ein Beispiel: Weltweite Beachtung fand im Jahr 2006 ein Platzverweis im WM-Finale. Der italienische Spieler Materazzi hatte den Franzosen Zidane durch eine verbale Äußerung beleidigt, woraufhin dieser ihn mit einem wuchtigen Kopfstoß gegen die Brust niederstreckte. Die Sympathien der allermeisten Zuschauer waren spontan bei Zidane, dem damals vielleicht weltbesten Ballkünstler. Ihnen war klar: Materazzi musste etwas Entsetzliches gesagt haben. Nur was? Lippenleser versuchten es herauszubekommen, aber ohne eindeutiges Ergebnis. Es folgte eine umfangreiche Aufarbeitung des Vorfalls, in der Zidanes algerischer Familienhintergrund zur Erklärung seiner Affekthandlung herangezogen wurde: Sein Ehrbegriff habe es ihm unmöglich gemacht, die Kränkung seiner Familienehre hinzunehmen – Materazzi hatte, wie später

---

ein solches Unsichtbarsein danach zu unterscheiden, wie aktiv das wahrnehmende Subjekt daran beteiligt ist: das reicht dann von der harmlosen Unaufmerksamkeit dessen, der einen Bekannten auf einer Party zu grüßen vergißt, über die selbstvergessene Ignoranz des Hausherrn gegenüber der Putzfrau, die er wegen ihrer sozialen Bedeutungslosigkeit übersieht, bis zum demonstrativen Hindurchsehen, das von betroffenen Schwarzen nur als ein Zeichen der Demütigung verstanden werden kann.« (Honneth, A. 2003, 10–12)

[5] Georg Objartel hat den Beleidigungswortschatz in Studentenkomments ausgewertet und listet geordnet nach dem Schweregrad die gängigsten Beleidigungen um 1800 auf. Siehe hierzu Objartel, G. (1984), 107–108. Auch die Realinjurien reichen von »auf den Fuß treten« bis zu »das gefüllte Nachtgeschirr auf dem Schädel zerschlagen« (Objartel, G. [1984], 105). Siehe auch Tenckhoff, J. (1974); Meier, S. (2007).

herauskam, seine Schwester als Hure bezeichnet. Das wird den meisten noch in Erinnerung sein.

Zwei Details dürften weniger bekannt sein: Zur Verteidigung von Materazzi wurde von italienischer Seite vorgebracht, dass solche Provokationen auf dem Spielfeld doch völlig normal seien, ja Materazzi habe seine Sache sehr gut gemacht, denn Zidanes »kurze Zündschnur« sei hinlänglich bekannt gewesen, und letztlich habe Materazzi damit die Weltmeisterschaft für sein Land gewonnen. Das zweite Detail: Materazzi hat kurz danach ein Buch veröffentlichen lassen, in dem 249 Versionen von dem, was er angeblich Zidane gesagt haben soll, aufgeführt werden.[6]

Etwas, was in früheren Zeiten ein Grund gewesen wäre, sich zu schämen, wird nun zur Normalität erklärt. Statt mit gebotenem Ernst eine verwerfliche Handlung zu bereuen und sich zu entschuldigen, wird sie in einem virtuellen Raum von Gerede und Geraune verwässert und relativiert.

Die Aufarbeitung dieser wohl berühmtesten roten Karte der Fußballgeschichte habe ich auch deshalb als Beispiel gewählt, weil der darin zum Ausdruck kommende Zynismus später noch Thema sein wird. Wenn man den Zyniker nämlich als denjenigen beschreibt, dem nichts heilig ist, der weder Ehre noch Scham kennt, so sollten wir zuvor das näher betrachten, was er nicht kennt.

Zidanes Reaktion kann auch als ein Beispiel für den Verlust der Selbstbeherrschung und der Affektkontrolle gesehen werden, deren kontinuierliche Verbesserung Norbert Elias als Merkmal im Prozess der Zivilisation ausgemacht hat. Die Schamschwellen seien im Laufe der Jahrhunderte ebenso gesunken wie die Schwel-

---

[6] Materazzi, M. (2006).

## Ehre und Scham.

len ehrverletzenden Handelns.[7] Ehr- und Schamgefühl wurden sozusagen immer empfindsamer. So heißt es bei Nietzsche, dass »die Scham des Menschen *vor dem Menschen* gewachsen ist«.[8]

Und ein paar Sätze weiter: »Vielleicht that damals [...] der Schmerz noch nicht so weh wie heute.«[9] Diese gesteigerte Empfindlichkeit und Verletzlichkeit hatte Arthur Schopenhauer bereits 1851 im Zusammenhang mit seiner Kritik am Duellieren festgestellt: Das »ritterliche Ehrenprincip« mache »die moderne Gesellschaft steif, ernst und ängstlich, [...] schon weil jede flüchtige Äußerung skrutinirt und ruminirt wird« (das heißt einer eingehenden Prüfung unterzogen und wiedergekäut wird) – und zu einer Duellforderung führen konnte.[10]

---

[7] Nach vielen konkreten Beispielen in Bd. 1 gibt Elias in Bd. 2 (Elias, N. 1939, 408–416) eine Zusammenfassung: Das »Vorrücken der Scham- und Peinlichkeitsgrenze« sei ein Beleg für die »Strukturwandlung des Seelenhaushalts« (Elias, N. [1939], 419).

[8] Nietzsche, F. (1887), 302.

[9] Nietzsche, F. (1887), 302–303. Florian Häubi konzentriert sich in seiner Untersuchung zu Scham und Würde bei Nietzsche auf *Jenseits von Gut und Böse* (Häubi, F. [2019]). Im Gesamtwerk Nietzsches spielen Ehre, Scham und Würde eine bedeutende Rolle. Pars pro toto ein Zitat: »Es sind nicht die schlimmsten Dinge, deren man sich am schlimmsten schämt: es ist nicht nur Arglist hinter einer Maske, – es giebt so viel Güte in der List. Ich könnte mir denken, dass ein Mensch, der etwas Kostbares und Verletzliches zu bergen hätte, grob und rund wie ein grünes altes schwerbeschlagenes Weinfass durch's Leben rollte: die Feinheit seiner Scham will es so. Einem Menschen, der Tiefe in der Scham hat, begegnen auch seine Schicksale und zarten Entscheidungen auf Wegen, zu denen Wenige je gelangen, und um deren Vorhandensein seine Nächsten und Vertrautesten nicht wissen dürfen« (Nietzsche, F. [1886], 58).

[10] Arthur Schopenhauers differenzierte Kritik des Ehrprinzips wäre einer ausführlicheren Betrachtung wert, siehe Schopenhauer, A. (1851), 358–387, hier 386.

Ehre und Scham.

Es sollte noch gut 50 Jahre dauern, bis das Duell und überhaupt das Prinzip der Ehre sich überlebt hatten.

Wenn ein seit dem Mittelalter mit großer Verbindlichkeit wirkendes Konzept plötzlich obsolet wird, so ist zum einen nach den Gründen zu fragen, zum anderen, was an die Stelle des abgelösten, einstmals wirkmächtigen Konzepts getreten ist. Doch zuvor ist zu fragen, warum das Konzept so lange so bedeutend war.

Zunächst ist festzustellen, dass Ehre über viele Lebensbereiche hinweg wirksam war, ja diese als »abendländische Lebens- und Sittlichkeitsform«[11] miteinander verband: Die Familienehre wurde eben schon berührt. Nicht minder bedeutend waren die Standes- und die Berufsehre, wobei die Soldatenehre besonders hervorgehoben werden darf, denn gestorben wurde hier auf dem sogenannten Feld der Ehre.[12] Ehre wurde drittens von religiösen oder weltlichen Gemeinschaften, von einem Volk oder einer Nation in Anspruch genommen.

---

[11] Siehe Reiner, H. (1956), der, von der Gemeinschaftsehre der Germanen ausgehend, verschiedene Weisen der Wahrung, Verletzung und Wiederherstellung der Ehre kulturhistorisch und philosophisch in den Blick nimmt.

[12] Georg Simmel nennt neben der Familienehre, der Offiziersehre und der kaufmännischen Ehre auch die »Spitzbubenehre« (Simmel, G. [1908], 404). Max Scheler: »Ein Künstler, der leichtsinnig Schulden macht, ist nicht entehrt, wohl aber ein Kaufmann. Es gibt Ehre auch in Verbrecherbanden, Räuberbanden, in der Prostitution.« (Scheler, M. [1957], 154) Menschen, die ihre bürgerliche Ehre verloren haben, können eine eigene Ehre und Würde auf Augenhöhe mit anderen, die in ähnlichen Situationen sind, entwickeln. Schillers *Der Verbrecher aus verlorener Ehre* erzählt auf wenigen Seiten eine solche Geschichte aus dem 18. Jahrhundert. Für unsere Gegenwart hat der Kultursoziologe Roland Girtler Randgruppen der Wiener Gesellschaft und auch deren Ehrvorstellungen in den Blick genommen, u. a. Vagabunden, Ganoven, Hooligans, Wilderer und Prostituierte (Girtler, R. [1995]).

Ehre und Scham.

So ist Ehre mit den Wertvorstellungen der jeweiligen Gemeinschaft verknüpft, aber zugleich ist sie das Leitbild für das Handeln des Einzelnen. Ehrgefühl ist das, was einen davon abhält, bestimmte ehrenrührige Dinge zu tun; es ist dem Gewissen verwandt.[13]

Die Vorstellung von Ehre dient somit zugleich der Regulation des sozialen Miteinanders wie auch der Selbststeuerung des Einzelnen.

Georg Simmel bringt das auf den Punkt, wenn er sagt, es gebe »vielleicht keinen Punkt, an dem sich das Sozial- und das Individualinteresse derartig verschlingt«. Einer durch Ehre zusammengehaltenen Gemeinschaft gelinge es, »dem Individuum die Bewahrung seiner Ehre als sein innerlichstes, tiefstes, allerpersönlichstes Eigeninteresse zu infundieren«.[14]

Stichwort »Bewahrung«: Ehre ist konservativ. Sie muss bewahrt und verteidigt werden. Sie muss nicht erworben werden, sondern braucht bloß nicht verloren zu gehen. Allerdings kann

---

[13] Stephan Marks weist darauf hin, dass nach jedem Krieg alle Überlebenden mit massiven Schamgefühlen zu kämpfen haben: »einerseits Intimitäts-Scham bei den Opfern und andererseits Gewissens-Scham bei den Tätern. Beide Formen können ein traumatisches Ausmaß haben, so haben zum Beispiel seit Ende des Vietnamkriegs mehr US-Kriegsveteranen durch Suizid ihr Leben verloren, als in Vietnam selbst gefallen waren.« (Marks, S. [2021], 41)

[14] Simmel, G. (1908), 405. Außerdem betont Simmel die mittlere Stellung der Ehre zwischen Recht und Moral. »Indem die Gesellschaft die Gebote der Ehre aufstellt und sie mit teils innerlich subjektiven, teils sozialen und äußerlich fühlbaren Konsequenzen gegen Verletzung sichert, schafft sie sich eine eigenartige Garantieform für das richtige Verhalten ihrer Mitglieder auf denjenigen praktischen Gebieten, die das Recht nicht ergreifen kann und für die die nur gewissensmäßigen Garantien der Moral zu unzuverlässig sind« (Simmel, G. [1908], 403).

sie durch Verdienst vermehrt werden. Insofern ist Ehre eine Art soziales Kapital. Man schuldet sich gegenseitig Ehre. Sie bedeutet einen gegenseitigen Anspruch auf Achtung und Anerkennung, den man nur nicht verweigern oder gar verletzen durfte.

Wie das Wort *Ehrabschneidung* andeutet, konnte die Ehre einem aber auch streitig gemacht werden. Dies allerdings nur, wenn der Ehrkonflikt zwischen zwei Kontrahenten bestand, die miteinander auf Augenhöhe waren. Eine Kränkung oder Verletzung der Ehre konnte darum nicht hingenommen werden, weil man sonst an Achtung, Anerkennung und Wertschätzung seitens derjenigen verloren hätte, deren Urteil für einen zählte.[15] Die Stabilisierung des eigenen sozialen Status und der Ausschluss von anderen, die nicht satisfaktionsfähig waren, gehörten zu den Distinktionsmechanismen des Ehrregimes.

Wenn ein Ehrkonflikt nicht anders beigelegt werden konnte, musste die verletzte Ehre[16] durch ein Duell mit Säbeln oder Pistolen wiederhergestellt werden.[17] Diese Haltung des »Alles oder

---

[15] Kwama Anthony Appiah verweist auf den Philosophen Stephen Darwall, der zwei Formen von Respekt unterscheidet: Wertschätzungsrespekt und Anerkennungsrespekt. Siehe hierzu Appiah, K. A. (2011), 29–39. »Den beiden Formen von Respekt – Anerkennung und Wertschätzung – entsprechen zwei Formen von Ehre« (Appiah, K. A. [2011], 31). Das Buch präsentiert mehrere Fallstudien, wie aus einem gewandelten Verständnis von Ehre moralische Revolutionen entstehen konnten.

[16] »Indem nun die Ehre nicht nur ein Scheinen *in mir* selber ist, sondern auch in der Vorstellung und Anerkennung der *anderen* sein muß, welche wiederum ihrerseits die gleiche Anerkennung ihrer Ehre fordern dürfen, so ist die Ehre das schlechthin *Verletzliche*«, heißt es bei Georg Wilhelm Friedrich Hegel (Hegel, G. W. F. [1842], 538).

[17] Siehe Frevert, U. (1991), 214: »Begriffe wie ›Männlichkeit‹, ›Mannesbewußtsein‹, ›Mannesstolz‹, ›Manneswert‹, ›Mannenswürde‹, ›Mannesheiligkeit‹ waren immer dann zur Stelle, wenn es darum ging, Identität und Motive von Duellanten genauer zu beschreiben.« Und: »Die Beto-

nichts«, des »Ganz oder gar nicht« erscheint uns heute schwer nachvollziehbar, zumal der Beleidigte den Versuch, seine verletzte Ehre wiederherzustellen, auch noch mit seinem Leben bezahlen konnte. Doch die Aufrechterhaltung der sittlichen Ordnung wog nach der Logik der Ehre schwerer als ein Menschenleben. Der im Duell Getötete bekam ein ehrenhaftes Begräbnis, egal was vorher vorgefallen war.

Wurde allerdings jemand dem Anspruch nicht gerecht, den seine Ehre bzw. die einer Gemeinschaft, der er angehörte, an ihn stellte, so bereitete er sich und den Seinen Schande. Dass seine Schande, die eigene Ehre verletzt zu haben, auch auf seine nächsten Angehörigen ausstrahlte, machte die soziale Sanktion des Ehrverlustes außerordentlich wirksam.[18]

Zweite Frage: Warum hat »Ehre« um 1900 an Geltungs- und Überzeugungskraft verloren?[19]

---

nung angeblich typisch männlicher Eigenschaften und Fähigkeiten wie Kaltblütigkeit, Eindeutigkeit, Selbstbeherrschung, Selbständigkeit, Freiheitsdrang, Willenskraft und Mut« (Frevert, U. [1991], 216) verschaffte sich im Duell einen vollendeten Ausdruck. Erhellend dazu sind auch die Ausführungen von Norbert Elias (Elias, N. [1989], 61–158), der das deutsche Kaiserreich um 1900 als »satisfaktionsfähige Gesellschaft« beschreibt. Siehe auch Bors, M. (2012).

[18] Dazu Agnes Heller: »If the external authority has been internalized, and if we transgress its norms or rituals, *we lose our honour*. Losing honour means losing *face*. The expression ›losing face‹ aptly describes the *visual* character of shame. [...] If the norm violated by our actions is highly placed in the value structure of our community, then the sentence of the ›eye of others‹ is isolation and expulsion.« (Heller, A. [1985], 4–5)

[19] Eine starke Aufwertung der Ehre gab es während des Nationalsozialismus. Ab 1934 erschienen mehrere Bände unter dem Obertitel »Blut und Ehre«, in denen Alfred Rosenberg die Ideologie des Nationalsozialismus formulierte und die bis in die 1940er Jahre vielfach nachgedruckt wurden.

Ehre und Scham.

Eine Ursache ist eine gewandelte Denkungsart, die anstelle der Gemeinschaft nunmehr die Vorstellung von Gesellschaft starkmacht. Ferdinand Tönnies, einer der ersten deutschen Soziologen, hat das ausbuchstabiert: Im 19. Jahrhundert haben sich infolge von Industrialisierung, Verstädterung und Kapitalismus die Lebensformen gewandelt. An die Stelle von traditionellen Werte- und Solidargemeinschaften sei nach und nach eine individualisierte, zweckrationale Gesellschaft getreten.[20] Die relative Starrheit des Ehrsystems war der gesteigerten Dynamik des Lebens, vor allem in den Großstädten, nicht mehr gemäß.

Dass die soziale Leitidee der Ehre immer weniger zeitgemäß war, ließe sich an vielen Beispielen zeigen. Eines muss hier genügen: die Geschlechtsehre.

Es waren ausschließlich Männer, die um die Ehre kämpften, die ihre Tapferkeit bzw. ihre Nicht-Feigheit beweisen mussten. Für Frauen galten andere Regeln: Für unverheiratete Frauen bestand die Ehre darin, sittsam und keusch zu sein, ihre Reinheit, das heißt Jungfräulichkeit, bis zur Verheiratung zu bewahren. Reinheit als soziale Kategorie kommt in der Wendung, die Ehre sei »befleckt«, zum Ausdruck. Die Schande musste »abgewa-

---

Auf den Dolchen der Hitler-Jugend, die 1936 zum Reichsparteitag aufmarschierte, waren die Worte »Blut und Ehre« eingraviert. Siehe hierzu Weinrich, H. (1971), 353–354.

[20] Ferdinand Tönnies unterscheidet drei Arten von Gemeinschaft, die des Blutes, des Ortes und des Geistes, was den Gemeinschaften der Familie, der Nachbarschaft, vor allem des Dorfes, und der Freundschaft bzw. Gesinnung von Gesinnungsgenossen entspricht. Siehe hierzu Tönnies, F. (1887), 12–17.
Helmuth Plessner hat bereits früh Anzeichen für die Formierung einer neuen Gemeinschaftsmoral bzw. -ideologie beobachtet und kritisch beleuchtet. Siehe hierzu Plessner, H. (1924), vor allem 31–32, 43–45, 52–57.

Ehre und Scham.

schen« werden, wobei im Extremfall das eine Blut durch das andere Blut »abgewaschen« wurde.[21]

Und für die verheiratete Frau bestand die Ehre darin, ihrem Mann treu zu sein. Sofern das nicht der Fall war, hatte aber bemerkenswerterweise nicht die Ehefrau ihre Ehre verloren, sondern die des Ehemanns war verletzt. Indem er den Nebenbuhler zum Duell herausforderte, konnte er seine Ehre wiederherstellen.[22]

Die Doppelmoral, die es den Männern erlaubte, andere Frauen zu »erobern«, sich Mätressen zu halten und die Dienste »gefallener Mädchen«[23] in Anspruch zu nehmen, die meist aus Armut, aber auch aus »verlorener Ehre« in den Bordellen der Städte gelandet waren, während dieselben Herren gleichzeitig die Ehre ihrer Töchter und Frauen hochhielten, zeigt die Widersprüchlichkeit und Brüchigkeit dieser Art von Ehrvorstellung.

Die seit Mitte des 19. Jahrhunderts fortschreitende Frauenemanzipation darf somit als ein weiterer Grund gesehen werden, weshalb das ritterlich-männliche Ehrprinzip ausgedient hatte.

---

[21] Siehe Frevert, U. (1991), 209, 214–228. Sie zitiert Quellen aus der Zeit um 1900, wonach »die Ehre eines Mannes durch den Schimpf eines Weibes, und sei er noch so arg«, nicht verletzt werden könne. Vielmehr könne in diesem Fall Genugtuung von ihrem Beschützer verlangt werden. Der Beleidigte wandte sich dann an den Mann oder Vater als gesetzlichem Vormund der Frau und forderte »eine Aufklärung dieses Benehmens« (Frevert, U. [1991], 223). Von nun an war der Konflikt Männersache, der in dem zitierten Fallbeispiel mit einer Forderung zum Duell endete.

[22] Weinrich, H. (1971), 343: »Der Hahnrei geht seiner Männerehre verlustig und wird Zielscheibe des öffentlichen Spotts.«

[23] Hierzu Agnes Heller: »The prostitute is the symbol of shame, the embodiment of lost honour« (Heller, A. [1985], 56), wobei im Englischen der Zusammenhang von Ehre und Scham enger ist als im Deutschen, da »shame« sowohl Schande, sprich verlorene Ehre, als auch Scham bedeutet.

Dritte Frage: Durch welches Konzept wird das zuvor bestimmende Leitkonzept der Ehre abgelöst?

Offenbar sind es mehrere: Was zuvor als äußere Ehre aufgefasst wurde, heißt nun Ansehen und guter Ruf, Prestige. Den Aspekt der »inneren Ehre« übernehmen zwei unterschiedliche Konzepte. Erstens: Würde. Schon Kant hat den Begriff der Würde zusammen mit dem Begriff der Achtung und der Selbstachtung entfaltet.[24] Er wird im Laufe des 20. Jahrhunderts zu einer zentralen Kategorie und bezeichnet den angeborenen, unverletzlichen innersten Kern des Menschseins.[25] Zweitens kommt ein neuer Begriff auf, den um 1910 Theodor Lipps und vor allem seine Doktorandin Else Voigtländer, eine der ersten Psychoanalytikerinnen, einführen: das Selbstwertgefühl.[26] Mit dem mehrdeutigen Wertbegriff verknüpft, lässt dieses ein Mehr oder Weniger zu; der Selbstwert kann wie ein Aktienwert steigen oder fallen, Werte werden gemessen und bestimmt.[27]

---

[24] Z. B. in der »Metaphysik der Sitten«. Siehe Kant, I. (1797), AA VI, 93. Bemerkenswert ist Friedrich Schillers Akzentuierung in *Ueber Anmuth und Würde*. Siehe Schiller, F. (1793), 382, 384: Würde offenbare sich als »Freiheit des Gemüts« im Leiden oder als »Ruhe im Leiden«.

[25] Simon Meier versteht Ehre als Achtungsanspruch, der Selbstachtung voraussetzt (Meier, S. [2007], 23–28). Ute Frevert beleuchtet die Auffassungen von Scham und Ehre aus sozialgeschichtlicher Perspektive (Frevert, U. [2013], 17–43). Für die Zeit um 1900 gelte: »An die Stelle von Scham und Ehre rückte je länger, desto mehr eine Semantik der Würde, die allen Menschen eigen und unverletzbar sei. [...] Beschämungen wurden nun nicht länger als entehrend, sondern als entwürdigend wahrgenommen.« (Frevert, U. [2013], 39)

[26] Kaminski, K. (2014), 34–41, hier 36.

[27] Dazu William James: »[...] we ourselves know how the barometer of our self-esteem and confidence rises and falls from one day to another« (James, W. 1892, 165). In der vorangehenden Vorlesung stellt James den »stream of consciousness« vor.

Ehre und Scham.

Bemerkenswert ist, dass beide Nachfolgekonzepte der inneren Ehre, Würde und Selbstwertgefühl, sich von der »Verschlingung« mit der Gemeinschaft lösen und den Wert des Individuums betonen, dabei aber geradezu entgegengesetzte Qualitäten haben.[28]

Das sind nur einige Schlaglichter; aus der transdisziplinären Forschung zu Ehre und Ehrkonzepten wären viele weitere Aspekte erwähnenswert.

\*\*\*

Gleiches gilt für die Auseinandersetzung mit Scham, Schamgefühl, Beschämung. Aus der umfangreichen Forschungsliteratur[29]

---

[28] Im Laufe des 20. Jahrhunderts hat ein neues Feld der Ehre eminent an Bedeutung gewonnen. Bereits 1927 wies Max Scheler auf die ein »ungeheuerliches Maß annehmende *Sport*bewegung in allen Ländern hin« (Scheler, M. [1927], 155). Diese versteht er zusammen mit vielen anderen Manifestationen eines neuen Menschenbildes und Lebensgefühls (u. a. »die fast schon mythisch gewordenen Sport- und Kino->Heldentypen< unserer Zeit«, »das Fieber nach ›Kraft‹, ›Schönheit‹, ›Jugend‹«) als *systematische Triebrevolte im Menschen des neuen Weltalters gegen die einseitige Sublimierung*, gegen die [ ... ] jahrhundertelang geübten Askesen und (bereits unbewußt gewordenen) Sublimierungstechniken, in denen der bisherige abendländische Mensch geformt wurde« (Scheler, M. [1927], 156).

[29] Georg Simmel hat auf wenigen Seiten erste grundlegende Ideen zur Psychologie und Soziologie der Scham formuliert (Simmel, G. [1901]). Schelers unvollständig gebliebene und aus dem Nachlass veröffentlichte Studie zur Scham (1957) unternimmt eine ausführliche phänomenologische Analyse, die neben zahlreichen guten Beobachtungen und Zusammenhängen auch zeitbedingte Auffassungen enthält, gerade auch in den von Freud inspirierten Betrachtungen des »geschlechtlichen Schamgefühls« (Scheler, M. [1957], 90) oder wenn er Rassengesichtspunkte aufführt (Scheler, M. [1957], 130–132). Der letzte Satz des Textes lautet: »Schamgefühl und Ehrgefühl sind im Weibe stärker verbunden als im Manne.« (Scheler,

möchte ich eine neuere Sichtweise der Scham vorstellen, die ich für besonders gelungen halte. Es handelt sich um das 2020 erschienene Buch der Züricher Daseinsanalytikerin Alice Holzhey-Kunz. Der Titel lautet *Emotionale Wahrheit*.[30] Neben anderen Emotionen wie Angst und Furcht, Neid, Ekel, Schuldgefühl und Verzweiflung ist ein Kapitel der Scham gewidmet. Anknüpfend an Martin Heideggers Einsicht, dass Emotionen – existenzial ver-

---

M. [1957], 154) Eine gute Übersicht über Schelers Auffassung der Scham bietet Eduard Zwierlein (Zwierlein, E. [2011]). Hermann Schmitz (1973) betrachtet Scham und Zorn als grundlegende Rechtsgefühle (Schmitz, H. [1973], 20–47), die er im Zusammenhang mit der Ehre und ihrer Verletzung (Schmitz, H. [1973], 48–64) erörtert. Auf seine ausführliche Darstellung kann hier nicht eingegangen werden. Grundlegende, an Schmitz anschließende philosophische Überlegungen zur Scham entwickelt Hilge Landweer, die in ihrer Analyse phänomenologische und soziologische Fragestellungen verknüpft und den Aspekt des Normverstoßes im Schamgeschehen und seine Einbindung in soziale Regulative bzw. Macht- und Herrschaftsverhältnisse hervorhebt (Landweer, H. [1999]). Siehe auch Demmerling, C. / Landweer, H. (2007), 219–244. Scham wird hier im Verhältnis zu Zorn, Empörung, Peinlichkeit, Schuld und Ehre wie auch in ihren leiblichen Verlaufsgestalten betrachtet. Schüttauf, K. / Specht, E. K. / Wachenhausen, G. (2003) illustrieren das Schamgeschehen mittels zahlreicher Beispielgeschichten.

Psychoanalytische Vertiefungen und ausführliche Analysen zur Psychodynamik der Scham, auf die hier nicht eingegangen werden kann, bieten Léon Wurmser (Wurmser, L. [1997]), Günter H. Seidler (Seidler, G. H. [1995]) und Micha Hilgers (Hilgers, M. [1996]).

Von soziologischer Seite hat sich Sighart Neckel (1991; 2009) umfassend mit dem Thema der Scham beschäftigt. Zum Zusammenhang von Ehre und Scham siehe Neckel, S. (1991), 62–80.

Sozialhistorisch aufschlussreich ist die Studie von Ute Frevert (Frevert, U. [2017]). Zur Grunderfahrung der Scham in der Antike siehe Williams, B. (2000), 88–119.

[30] Im Folgenden beziehe ich mich auf das Kapitel zum Phänomen der Scham, Holzhey-Kunz, A. (2020), 59–73, sowie auf Überlegungen aus anderen Kapiteln des Buches (vor allem 39, 76, 83–86, 123, 180–181).

standen – eine aufschließende Kraft für ein tieferes Verständnis des menschlichen Daseins haben, betrachtet Alice Holzhey-Kunz die Scham zunächst ontisch, um davon eine ontologische Dimension abzuheben. Zur Erläuterung: Ontisch meint das, was einen konkreten Erfahrungsbezug hat und in der Regel sprachlich präzise fassbar ist. Beispiele sind die Furcht vor einem Gewitter, ein Schuldgefühl, weil man einen Freund im Stich gelassen hat, oder die Trauer über den Verlust eines nahestehenden Menschen.

Davon unterschieden sind die ontologisch verstandenen Gefühle, die Angst, die den ganzen Menschen ergreift, ein Gefühl von Schuld, das die Sündhaftigkeit des Existierens überhaupt empfindet, oder eine Traurigkeit, die der Vergänglichkeit und Vergeblichkeit des Lebens gewahr wird. Gerade Angst, Schuld und Scham muten, so Holzhey-Kunz, den Menschen eine Seinswahrheit zu. Wie ist diese im Fall der Scham?

Betrachten wir zunächst die ontische Scham. Ein Mensch schämt sich für etwas, was er getan oder nicht getan hat. Für etwas, was ihm widerfahren ist, wie bei der Opferscham.[31] Oder für das, was er ist, zum Beispiel stark übergewichtig oder arm. Schamanlässe und Schamgründe gibt es aller Art. Im Augenblick der akuten Scham blickt ein Mensch mit dem Blick der Anderen auf sich selbst. Und es ist entweder der reale Blick realer Anderer oder der imaginierte Blick realer Anderer oder der imaginierte Blick imaginierter Anderer, die einen Menschen Scham empfinden lassen. Letztere können zum Beispiel die längst verstorbenen Eltern sein oder auch der Blick Gottes, jedenfalls andere, deren Urteil sozial oder vor dem inneren Gerichtshof Gewicht hat.

---

[31] Die Phänomene der Opferscham wie auch der Überlebensscham, die u. a. Primo Levi in verschiedenen Büchern schildert, wären einer eingehenderen Betrachtung wert.

Ehre und Scham.

Dass Scham letztlich Scham vor sich selbst ist, hat übrigens bereits Demokrit vor fast 2500 Jahren festgehalten: »Vor sich selbst muß sich vor allem schämen, wer Schamloses tut. [ ... ] Lerne aber weit mehr als vor den anderen dich vor dir selber schämen.«[32]

Die von Simmel für die Ehre festgestellte Verschlingung von Sozial- und Individualperspektive gilt auch hier. Wie stark die soziale Dimension der Scham ist, wird darin deutlich, dass man sich für etwas schämen kann, was man gar nicht getan hat, von dem man aber glaubt, andere seien überzeugt, man habe es getan.[33] Grundlegend ist, dass in akuten Schamsituationen ein Mensch den Blicken der Anderen ausgesetzt ist und sich bloßgestellt fühlt. Wer die Schamzeugen sind – ob real Anwesende oder imaginierte bzw. internalisierte Andere –, wirkt sich entscheidend auf die Stärke und Tiefe des Beschämtseins aus. Dass der sich Schämende nicht zurückblicken kann, sondern den Blick abwendet,[34] ist ein Hinweis auf den Verlust von Achtung und Selbstachtung, denn Respekt heißt wörtlich: Zurück-blick. Dass Jean-Paul Sartre

---

[32] Diels, H. / Kranz, W. (1972), 161, 194.
[33] Arthur Schopenhauer postuliert die »Ursprünglichkeit eines angeborenen Gefühls, welches man Ehrgefühl und, nach Umständen, Gefühl der Scham *(verecundia)* nennt. Dieses ist es, was seine Wangen röthet, sobald er glaubt, plötzlich in der Meinung Anderer verlieren zu müssen, selbst wo er sich unschuldig weiß« (Schopenhauer, A. [1851], 360). Dazu Friedrich Nietzsche: »*Feinheit der Scham.* – Die Menschen schämen sich nicht, etwas Schmutziges zu denken, aber wohl, wenn sie sich vorstellen, dass man ihnen diese schmutzigen Gedanken zutraue.« (Nietzsche, F. [1878], 87)
[34] Niklas Luhmann hat für das Vertrauen das »Gesetz des Wiedersehens« wie folgt formuliert: »Die Beteiligten müssen einander immer wieder in die Augen blicken können.« (Luhmann, N. [1968], 46) Ob man sich selbst im Spiegel in die Augen blicken kann, ist hingegen eine Frage des Gewissens.

Ehre und Scham.

den Blick der Anderen im Schamgeschehen ausführlich phänomenologisch analysiert hat, sei hier lediglich vermerkt.³⁵

Weitere Strukturmomente einer Phänomenologie der Scham, auf die ich nicht weiter eingehen kann, sind:

- Der Mensch wird in der Scham auf sich selbst zurückgeworfen. Scham vereinzelt und macht einsam.³⁶
- Scham ist verbunden mit Gefühlen der Ohnmacht und der Wehrlosigkeit, des Gelähmtseins und In-die-Enge-getrieben-Seins.³⁷

---

35  Im Kapitel »Der Blick« von *Das Sein und das Nichts* (1943) finden sich zahlreiche Charakterisierungen der Scham. Zum Beispiel: »Die Scham ist Gefühl *eines Sündenfalls*, nicht weil ich diesen oder jenen Fehler begangen hätte, sondern einfach deshalb, weil ich in die Welt ›gefallen‹ bin, mitten in die Dinge, und weil ich die Vermittlung des Andern brauche, um das zu sein, was ich bin. Die Scham und zumal die Furcht, im Zustand der Nacktheit überrascht zu werden, sind nur eine symbolische Spezifizierung der ursprünglichen Scham: der Körper symbolisiert hier unsere wehrlose Objektheit« (Sartre, J.-P. [1943], 516).

36  Wenn Menschen Verletzungen erlitten haben, neigen sie dazu, sich zurückzuziehen, sich zu verkriechen. Kollektive Verletzlichkeit hingegen äußert sich in verschiedenen Formen des Protestes, der Empörung, der Wut und des Zorns sowie in Solidarität mit Menschen, die ausgegrenzt, gedemütigt oder beschämt werden. Inwieweit damit auch Bekundungen kollektiver Scham einhergehen und wie diese sich manifestiert, wäre in einer größeren Studie zur Sozialität der Gefühle zu fragen. Pointiert heißt es dazu in einem Brief von Karl Marx an Arnold Ruge aus dem März 1843, in dem er das Gefühl von »Nationalscham« im Hinblick auf ihre revolutionäre Motivationskraft aufruft: »Scham ist eine Art Zorn, der in sich gekehrte. Und wenn eine ganze Nation sich wirklich schämte, so wäre sie der Löwe, der sich zum Sprunge in sich zurückzieht.« (Marx [1843], 47)

37  Zum Moment der Ohnmacht und Engung: Schmitz, H. (1973), 38–47, und im Zusammenhang mit dem Gefühl des Sich-gedemütigt-Fühlens: Landweer, H. (2016), 116–125.

- Bezeichnend ist ihre Plötzlichkeit, das Ergreifende und Überfallartige der Scham.
- Ferner die Schamesröte, das Brennende der Scham. Mark Twain hat dazu in aller Kürze festgehalten, der Mensch sei das einzige Wesen, das erröten könne, und gleichzeitig das einzige, das es nötig habe.[38]
- Die Zeitwahrnehmung in akuten Schamsituationen entspricht einem »erstarrten Jetzt«.[39] Die Zeit scheint stillzustehen. Dazu passend Nietzsche: »man steht dann da wie betäubt inmitten einer Brandung und fühlt sich geblendet wie von Einem grossen Auge, das von allen Seiten auf uns und durch uns blickt.«[40]
- Scham kann auch nach einer langen Zeit, wenn die beschämende Situation schon Jahrzehnte zurückliegt, wieder aktualisiert werden. Scham ist tief. Als ob es ein eigenes Schamgedächtnis gäbe, in das traumatische Momente der Scham eingebrannt sind.
- Neben dem Wunsch, einen Makel, ein Versagen, eine schlechte Tat zu verbergen, weil andernfalls sich Scham einstellen würde, gibt es die behütende oder warnende Scham bzw. Schamhaftigkeit, wenn ein Mensch sich schämt, etwas zu tun, wenn er vor einer Handlung zurückscheut, die Gefühle des Beschämtseins zur Folge haben könnte.[41]

---

[38] »Man is the only animal that blushes. Or needs to.« (Twain, M. [1897], 256)
[39] Zahavi, D. (2013), 329.
[40] Nietzsche, F. (1881), 239.
[41] Erwin Straus unterscheidet zwischen behütender und verbergender Scham. Deren Differenz zeige sich »bei den Mangelformen der Scham. Die Schamlosigkeit ist die Negation der behütenden, die Unverschämtheit die der verbergenden Scham.« (Straus, E. [1931], 185) Jan Dietrich zählt

Ehre und Scham.

Wenn dies ontische Charakteristika der Scham sind, was sind dann die ontologischen Seinswahrheiten, die ein existenzial hellhöriges Ohr vernehmen kann? Holzhey-Kunz zufolge wird sich der Mensch im Schamgeschehen der »nackten Faktizität des Daseins« gewahr. Er erfährt sich als ausgesetzt und schutzlos, in seiner leiblichen Existenz als nackt und unrein. Er fühlt sich in seinem gesamten Selbst nichtig oder sogar, dass es besser wäre, nicht zu sein, als *so* zu sein. Das alles sind Momente, die Holzhey-Kunz nur andeutet und die mit und ohne Heidegger tiefer analysiert werden könnten, worauf ich hier verzichte. Stattdessen referiere ich zur Vertiefung der ontologischen Dimension der Scham einige Einsichten von Günther Anders aus der *Antiquiertheit des Menschen* von 1956. Scham, so Anders, sei eine Störung der Selbstidentifizierung. Der Täter einer schlechten Tat zum Beispiel schäme »sich letztlich nicht seiner Tat, sondern ›derjenige welcher‹ zu *sein;* mit demjenigen, der die Tat getan hat, identisch zu *sein*«.[42]

Präziser: Er schämt sich seines Selbstseins, in dem »*ein Zugleich von Ich-sein und Nichtich-sein*«[43] als »unauflösbarer, unaufarbeitbarer und verstörender Widerspruch«[44] erfahren wird.

---

fünf alttestamentliche Formen von Ehre auf, deren Beachtung der Vermeidung von Beschämungen diente: Leibesehre, Statusehre, Ruhmesehre, Totenehre und Ehre durch Weisheit und Demut. Siehe Dietrich, J. (2009).

[42] Anders, G. ($^5$2024), 87. Günther Anders erschienen im Vorwort zur 5. Auflage 1979 seine Analysen aus den Fünfzigerjahren »aktueller und brisanter als damals« (Anders, G. $^5$1979 [1956]). Noch einmal 45 Jahre später dürfte das in Teilen immer noch oder gar erst recht zutreffen. Zur Scham siehe vor allem Anders, G. ($^5$2024) [1956], 43–44, 81–93, 369–372.

[43] Anders, G. ($^5$2024) [1956], 91.

[44] Anders, G. ($^5$2024) [1956], 370.

Dass in Schamsituationen der ganze Mensch im Innersten getroffen und ergriffen, dass der Selbstwiderspruch so tiefgreifend und identitätssprengend erfahren werden kann, führt Günther Anders darauf zurück, dass die Reflexivität der Scham eine dreigliedrige Struktur aufweist: Ich schäme *mich*, das heißt, ich bin derjenige, der sich schämt; ich schäme mich *meiner selbst*, ich bin also das Objekt bzw. der Anlass der Scham, und ich schäme mich *vor mir selbst*, ich bin also auch die Instanz, die das Urteil fällt, dass ich mich zu schämen habe.

Die wohl grundsätzlichste Scham sei jedoch, so Anders, die metaphysische: »nämlich die Scham des Individuums, *als* Individuum, *als* Singuläres aus dem ›Grunde‹ herausgenommen, von diesem ›abgefallen‹ zu sein und statt weiter, wie es sich kosmisch gehörte, dem Grunde anzugehören, als ›*kosmische Ausnahme*‹ dasein zu müssen«.[45]

Außerdem hat Günther Anders zwei für unseren Zusammenhang bedeutsame Thesen formuliert.

Erstens: Da in akuten Schamsituationen der Wunsch, seinen Makel und sich selbst zu verbergen, ja im Erdboden zu versinken, nicht erfüllbar ist, sondern im Gegenteil die Scham durch ihre Sichtbarkeit, vor allem das Erröten und das Niederschlagen des Blickes, den Makel erst recht bloßstellt, »tritt zu der ursprüng-

---

[45] Anders, G. (⁵2024) [1956], 372. Zur Scham der Entzweiung bietet Dietrich Bonhoeffer eine theologische Vertiefung. Siehe hierzu Bonhoeffer, D. (1953), 131–136. U. a. verweist er auf Ezechiel 16,63 und 36,26–32, wo die Beschämung einen Sinn im Hinblick auf die Vergebung der Sünden erhält. Ganz anders Ezechiel 23, wo das auch noch im Mittelalter praktizierte Abschneiden von Nase und Ohren als Schandstrafe für Unzucht, Ehebruch und schamlose sexuelle Gier beschrieben wird; siehe dazu auch Groebner, V. (1995), vor allem 376–380. Die Angst, das Gesicht zu verlieren, ist ein Ausdruck der behütenden Scham.

lichen Scham stets eine zweite hinzu: die *Scham über die Scham*. Scham akkumuliert (›iteriert‹) also automatisch, gewissermaßen genährt durch ihre eigene Flamme; und brennt um so heißer, je länger sie brennt.«[46]

Zweitens:

»Um dieser, von Augenblick zu Augenblick unerträglicher werdenden Selbstakkumulation der Scham ein Ende zu bereiten, bedient sich der sich-Schämende eines Tricks: *Statt nämlich seinen Makel und sich selbst zu verbergen, verbirgt er nun seine Scham*, ja seinen Verbergungsgestus. Er springt in eine der Scham direkt entgegengesetzte Attitüde, z. B. in die der ›Wurschtigkeit‹ oder der Unverschämtheit. […] [U]m seine Verbergungslust zu verbergen, entschließt sich der Verschämte, sich in die Ebene der normalsten Sichtbarkeit zurückzubegeben. […] Wenn Scham unsichtbar bleibt, so also deshalb, weil sie ›*durch Sichtbarkeit verborgen*‹ wird.«[47]

Von der besonderen Schamsituation auf eine allgemeinere Haltung übertragen, handelt es sich, vereinfacht gesagt, bei dem, was Anders aufzeigt, um eine Flucht nach vorn aus der Schamhaftigkeit in die Schamlosigkeit.

Aber stimmt es, dass wir, grob gesprochen, in den letzten 50, vielleicht auch 100 Jahren in einem schleichenden Prozess immer schamloser geworden sind, oftmals ohne es zu merken? Oder vorsichtiger gesagt: dass wir immer weniger gelernt haben, uns zu

---

[46] Anders, G. ($^5$2024), 43.
[47] Anders, G. ($^5$2023), 43–44.

schämen? Vieles spricht dafür, aber ganz so ist es wohl doch nicht. Denn auch wenn Erfolgsserien wie *Big Brother* oder *Dschungelcamp* für eine weitgehende Immunisierung gegen Schamempfindungen sprechen dürften und in der Erziehung unserer Kinder das »Pfui, schäm dich!«[48] praktisch nicht mehr vorkommt, so sind und bleiben Schamhaftigkeit, Beschämbarkeit und die Erfahrung des Beschämtwerdens doch zutiefst menschliche Eigenschaften.

Während in den letzten gut hundert Jahren Kleidermoden, Freizeitverhalten, zum Beispiel beim Strandurlaub, oder der Umgang mit Nacktheit und Sexualität, mit Geld, mit den Dingen, der Umwelt und nicht zuletzt unserer Sprache Indikatoren sind für eine Verschiebung der Schamgrenzen, so scheint es so zu sein, dass die durch Machtgefälle bestimmte »vertikale Beschämung« gerade bei jungen Menschen eine geringere Rolle spielt, wohingegen eine

---

[48] Kant hat in seiner Schrift zur Pädagogik auch die Erziehung zu Scham und Schicklichkeit thematisiert: Das »Pfui, schäme dich« soll bei jüngeren Kindern keine Verwendung finden, denn das »Kind hat noch keine Begriffe von Scham und vom Schicklichen, es hat sich nicht zu schämen, soll sich nicht schämen, und wird dadurch nur schüchtern. [...] es verheimlicht seine Gesinnung, und scheint immer anders, als es ist, statt daß es freimütig alles müßte sagen dürfen« (Kant, I. [1803], AA IX, 60, 61). Bei älteren Kindern hingegen sei das »Pfui, schäme dich!« nur im Fall des Lügens angebracht. Auch hier ist Kants Begründung bedenkenswert: »Die Natur hat dem Menschen die Schamhaftigkeit gegeben, damit er sich, sobald er lügt, verrate. Reden daher Eltern nie den Kindern von Scham vor, als wenn sie lügen, so behalten sie diese Schamröte in betreff des Lügens für ihre Lebenszeit. Wenn sie aber ohne Aufhören beschämt werden: so gründet das eine Schüchternheit, die ihnen weiterhin unabänderlich anklebt.« (Kant, I. [1803], AA IX, 93, 94) Bemerkenswert ist auch die Verknüpfung von Ekel (»Pfui!«) und Schamgefühl.

zunehmende »horizontale Beschämung« zu beobachten ist.[49] Gegenüber Eltern oder Lehrern sind die Jugendlichen cool, aber gegenüber den Peers nicht weniger schamsensibel, als es frühere Generationen waren. Nur ist das Wort »Scham« altmodisch, »peinlich« ist an seine Stelle getreten, auch »Fremdscham« ist groß in Mode gekommen, und Jugendwort des Jahres war vor einigen Jahren nicht nur »Ehrenmann« (ein Hinweis, dass es um das Verhältnis zwischen Gleichrangigen geht), sondern 2021 auch »cringe«, was in etwa »peinlich berührt« bedeutet.

Und in manchen identitätspolitischen Diskursen zeigt sich, dass Menschen sich immer mehr für andere schämen. Dafür genügt es, sich mit einer Gemeinschaft zu identifizieren, die durch eine Äußerung oder Tat verletzt worden sein könnte. Die Reaktion besteht in »shaming«, in Empörung und Beschämung der Angeklagten, die kaum eine Möglichkeit haben, sich für ihre »Vergehen«, zum Beispiel sogenannte kulturelle Aneignung, zu verteidigen. »Shitstorms« können die Folge sein, und wenn wir Schopenhauers schönes Wort »ruminiert« aufgreifen dürfen, so erscheint das Internet als ungeheurer Wiederkäu-Apparat, in dem Menschen andere nach Lust und Laune beleidigen und beschämen können.

Oder anders gesagt: Es werden kompensatorisch Opfer auserkoren, die stellvertretend für alle, denen die Scham abhandengekommen ist, öffentlich beschämt werden. Der Sozialwissenschaft-

---

[49] Zur Frage, wie sich die Schamsensibilität im Wandel der Gefühle verändert hat, gibt Ute Frevert viele gute Hinweise, u. a. Frevert, U. (2017), 18–24, 104–111 (Schamsituationen unter Peers; horizontale Beschämung), 218–221, 230–233.

ler Stephan Marks hat dafür in Analogie zum Wort *Sündenbock* das Wort *Schambock* verwendet.[50]

Wir baden, so formuliert es der Wiener Philosoph Robert Pfaller, »nun alle in einer einzigen entfesselten, *schamlos gewordenen Scham*«.[51]

Aus verletzter Ehre schießt sich glücklicherweise schon lange niemand mehr tot, aber »Identität« im Sinne einer bestimmten Art von »Identitätspolitik« hat in vielem eine Strukturähnlichkeit mit dem ausrangierten Prinzip der Ehre. Die »Verschlingung« von personaler Identität und Identifikation mit einer bestimmten Gruppe enthält in Verbindung mit digitalen Prangern ein hohes Aggressivitäts- und Gewaltpotenzial, mit dem Menschen, die in den Fokus einer solchen Kampagne geraten, unbarmherzig abgestraft und bis zum Suizid getrieben werden.[52]

---

[50] Marks, S. (2021), 49.
[51] Siehe Pfaller, R. (2022), 137. Robert Pfaller beschreibt in seinem Buch viele zeitaktuelle Schamempfindungen von der Konsumscham über die Körperscham bis zur Seinsscham im Sinne von Günther Anders, vom Fremdschämen bis zum »Shaming«. Zum Zusammenhang von Scham und Ehre ist seine These: »Um sich schämen zu können, muss man Ehre und Stolz besitzen. Sich schamlos zu benehmen kann die Antwort auf den gefühlten Schmerz über den Verlust dieser Ressource darstellen.« Ehre und Stolz sieht er mit Wurmser als Ausdruck von »Schamhaftigkeit«, die er in Zusammenhang bringt mit der Scheu, sich Blößen zu geben, dem Taktgefühl und der Diskretion. Siehe Pfaller, R. (2022), 109–110.
[52] Der Londoner Journalist Jon Ronson schildert eine Reihe von dramatischen »Shitstorms« der Gegenwart. Vgl. Ronson, J. (2016). Ludwig Marcuse erzählt von einem »Sturm der Entrüstung« vor gut 100 Jahren: Nach der Premiere von Arthur Schnitzlers *Reigen* in Berlin im Dezember 1920 führte das vielfach verletzte Schamgefühl zu einem Gerichtsprozess gegen den Autor und die Theaterverantwortlichen. Marcuse zeigt, wie der »Volkszorn« durch chauvinistische und antisemitische Verbände organisiert wurde und dass etliche der Zeugen vor Gericht zugeben mussten, das Stück gar nicht gesehen zu haben. Siehe Marcuse, L. (1962), 207–263.

Ehre und Scham.

Hatte sich gezeigt, dass um 1900 eine Verlagerung von Ehre als sozialethischem Prinzip hin zu Würde und Selbstwertgefühl als Bestimmungen des Individuums stattgefunden hat, so erscheint der Gestaltwandel der Scham die gegenläufige Tendenz zu haben: von individueller Scham hin zu kollektiven Weisen des Schamempfindens, der Schamentfachung und der Schamentladung.

\*\*\*

Das dürfte ein passender Moment sein, um auf den Zynismus zurückzukommen. Peter Sloterdijk hat ihn in der *Kritik der zynischen Vernunft* von 1983 als »philosophische Signatur der Moderne«[53] bezeichnet. Das ist eine Art Antithese zur Thematik dieser Tagung, Verletzlichkeit als »Grundsignatur der menschlichen Existenz« zu verstehen, wie es Giovanni Maio in seinem neuen Buch *Ethik der Verletzlichkeit* formuliert.[54] Denn zum Zynismus gehören programmatisch, wie Sloterdijk es nennt, »Subjektverhärtungen«[55] und »Panzerseelen«,[56] also gerade das Sich-unempfindlich-Machen gegen Verletzungen aller Art.[57]

---

[53] Und zwar im Zusammenspiel mit strategischem Kalkül, siehe Sloterdijk, P. (1983), 653.
[54] Maio, G. (2024).
[55] Sloterdijk, P. (1983), 695.
[56] Sloterdijk, P. (1983), 20.
[57] Heinrich Niehues-Pröbsting führt vor allem in die Geschichte des Kynismus bzw. Zynismus in der Antike ein (Niehues-Pröbsting, H. [1979]). Iring Fetscher bringt die Ausbreitung des Zynismus sowohl mit der Verletzlichkeit des Menschen (Fetscher [1975], 336) als auch mit der Selbstverachtung (Fetscher [1975], 339) in Verbindung, wobei sich Zynismus und Selbstverachtung gegenseitig bestärken dürften. Der Psychoanalytiker Martin Grotjahn stellt die These auf, dass sich ein Zyniker »durch seine gefühllos zur Schau gestellte Aggressivität gegen Depression« zu schützen versuche (Grotjahn [1974], 57).

Sloterdijk sieht die hohe Zeit des Zynismus nach dem Ersten Weltkrieg angebrochen, und er stellt eine Vielfalt von Zynismen dar, unter anderem Militärzynismus, Sexualzynismus, Medizinzynismus, Informationszynismus und Wirtschaftszynismus. Er schreibt:

»Zynismus ist eine der Kategorien, in denen das moderne unglückliche Bewußtsein sich selbst ins Auge sieht. Wir haben den Zeitgeist und jenen spezifischen Geschmack einer gebrochenen, überkomplizierten, demoralisierenden Weltlage in den Gliedern, in den Nerven, im Blick, in den Mundwinkeln. [...] Der Zeitgeist hat sich in uns eingefleischt, und wer ihn entziffern möchte, steht vor der Aufgabe, an der Psychosomatik des Zynismus zu arbeiten.«[58]

Und an späterer Stelle beschreibt Sloterdijk das »moderne zynische Syndrom« bzw. den »diffus allgegenwärtige[n] Zynismus«[59] wie folgt:

»Wir halten es inzwischen für normal, daß wir in den Illustrierten [...] alle Regionen hart nebeneinander finden, Berichte über Massensterben in der Dritten Welt zwischen Sektreklamen, Reportagen über Umweltkatastrophen neben dem Salon der neuesten Automobilproduktion. [...] Eine ungeheure Gleichzeitigkeit spannt sich in unserem informierten Bewußtsein aus: Hier wird gegessen; dort wird gestorben. Hier wird gefoltert; dort trennen sich promi-

---

[58] Sloterdijk, P. (1983), 269–270.
[59] Sloterdijk, P. (1983), 562.

nente Liebende. Hier geht es um den Zweitwagen, dort um eine landesweite Dürrekatastrophe.«[60]

In diesem von der »Medienküche« servierten »Realitätseintopf mit unzählig vielen Zutaten, die doch jeden Tag gleich schmecken«,[61] löst die Gleich-gültigkeit im Sinne der Gleichförmigkeit und Gleichwertigkeit aller Informationen bei den Konsumenten eine Gleichgültigkeit aus im Sinne von Unbeteiligtsein, Achtlosigkeit, Indifferenz und Apathie.

Was Peter Sloterdijk hier als alltäglichen Zynismus kennzeichnet, warum tut uns das nicht weh? Warum löst das keine Scham aus? Keine Empörung? Keinen Zorn?

Sloterdijk erklärt dies mit einem »jahrelangen Abstumpfungs- und Elastizitätstraining«,[62] wobei das komplementäre Verhältnis zwischen Abstumpfung und Elastizität eine nähere Betrachtung verdiente, um unsere Gefühlskultur und unsere Sinnes- und Geistesart besser zu verstehen.

\*\*\*

Bisher habe ich als Geisteswissenschaftler, als Verlagslektor gesprochen. Schließen möchte ich aber aus einer anderen Perspektive: mit einem Fallbericht aus der Philosophischen Praxis.

Nach vorherigem Telefongespräch kommt ein neuer Gast in meine Praxis, eine Frau Mitte sechzig.[63] Sie erzählt, es komme ihr

---

[60] Sloterdijk, P. (1983), 562–563.
[61] Sloterdijk, P. (1983), 571.
[62] Sloterdijk, P. (1983), 563.
[63] Es handelt sich um keine reale Person; vielmehr kombiniere ich hier Äußerungen verschiedener Menschen, die ich als Philosophischer Praktiker begleiten durfte.

alles fad und oberflächlich vor. Nichts schmecke ihr mehr. Das ganze Leben erscheine ihr gleichgültig und letztlich sinnlos und vergeblich. Sie ist gebildet, hat ein beruflich erfolgreiches Leben geführt, aber soll das alles gewesen sein? Nein, depressiv sei sie nicht, wohl aber resigniert. Nicht lebensmüde, aber des Lebens müde, das schon. *Indolenz* ist ein Wort, das sie besonders oft gebraucht. Sie verachte weder die Welt noch die Menschen, aber das alles tangiere sie kaum mehr. Ihre Familie? Zwei Ex-Männer, jetzt beide mit jungen Frauen neu liiert. Kinder: Fehlanzeige. Kultur? Alles schon einmal da gewesen. Politik? Nichts als Machtgier und Opportunismus. Religion? Schlichtweg trostlos.

Ich höre aufmerksam zu. Die beiden Sessel, auf denen wir sitzen, stehen schräg zueinander, sodass meine Gäste an mir vorbeischauen, mich aber auch anschauen können. Statt zur Seite, nach unten oder ins Leere zu blicken, zeigt ihr Blick nach einiger Zeit, dass in ihr etwas in Bewegung gekommen ist. Dabei habe ich kaum etwas gesagt – das Versprechen, verstanden zu werden, liegt überwiegend in den Blicken, Gesten, Körperhaltungen.

Wir vereinbaren einen weiteren Termin. Ich mache mir Notizen, überlege, ob ich beim nächsten Gespräch, anknüpfend an Alice Holzhey-Kunz, ihre existenziale Hellhörigkeit hervorheben sollte, mit der sie hinter der Mixtur von Schwermut und Gleichgültigkeit, Verbitterung und Enttäuschung eine tiefere ontologische Ebene von Verletzlichkeit anklingen lässt.

Manches, was sie gesagt hat, hat eine zynische Note; offenbar kann man am »diffus allgegenwärtigen Zynismus« teilhaben – und leiden, ohne als Person selbst Zynikerin zu sein. Dazu Sloterdijk, wie eben schon zitiert: »Der Zeitgeist hat sich in uns eingefleischt.«

Ohne die Wörter zu verwenden, könnte ich versuchen, die Kurzdefinition des Zynikers als eines Menschen, dem nichts heilig ist, der weder Ehre noch Scham kennt, gegen den Strich zu bürsten und genau diese Werte hervorzukehren.

Das, was eben in der ontologischen Analyse der Scham angeführt wurde, könnte ich zu bedenken geben. Auf Selbstachtung und Würde könnte ich zu sprechen kommen.[64]

Und als weiteren Schritt würde ich versuchen, an den Wert der Ehrfurcht zu erinnern. An Kants berühmten Satz vom Ende der *Kritik der praktischen Vernunft*, es sei der bestirnte Himmel über ihm und das moralische Gesetz in ihm, die sein Gemüt mit Bewunderung und Ehrfurcht erfüllen. Sodann an Nietzsches Satz aus *Jenseits von Gut und Böse*: »Die vornehme Seele hat Ehrfurcht vor sich.«[65]

Drittens an Max Scheler, der 1919 schrieb:

> »Die Welt wird sofort ein flaches Rechenexempel, wenn wir das geistige Organ der Ehrfurcht ausschalten. Sie allein gibt uns das Bewußtsein der *Tiefe und Fülle* der Welt und unseres Ich und bringt uns zur Klarheit, daß die Welt und unser Wesen einen nie austrinkbaren Wertreichtum in sich tragen; daß jeder Schritt uns ewig Neues und Jugendliches, Unerhörtes und Ungesehenes zur Erscheinung bringen *kann*.«[66]

Ich freue mich auf die weiteren Gespräche.

---

[64] Hier würde ich vor allem auf zwei Bücher zurückgreifen, die vielfältige Kränkungen und Demütigungen und den Umgang damit beschreiben: Margalit, A. (³2023) [1999]; Bieri, P. (2013).

[65] Kant, I. (1788), AA V, 288; Nietzsche (1886), 233. Eine detailreiche phänomenologische Analyse von Ehrfurcht und Scham hat Otto Friedrich Bollnow vorgelegt: Bollnow, O. F. (1947).

[66] Scheler, M. (1915), 27.

# Literatur

Anders, Günther (⁵2024): Die Antiquiertheit des Menschen. Band 1. Über die Seele im Zeitalter der zweiten industriellen Revolution [1956]. München: C.H.Beck.

Appiah, Kwama Anthony (2011): Eine Frage der Ehre. Oder: Wie es zu moralischen Revolutionen kommt. München: C.H.Beck.

Bieri, Peter (2013): Eine Art zu leben. Über die Vielfalt menschlicher Würde. München: Hanser.

Bollnow, Otto Friedrich (1947): Die Ehrfurcht. Frankfurt am Main: Klostermann.

Bonhoeffer, Dietrich (²1953): Ethik, hg. von E. Bethge. München: Chr. Kaiser.

Bors, Marc (2012): Duell und juristischer Ehrenschutz. Zur Rolle des Duells in der Literatur zum Ehrverletzungsrecht im 19. Jahrhundert. In: U. Ludwig / B. Krug-Richter / G. Schwerhoff (Hg.): Das Duell. Ehrenkämpfe vom Mittelalter bis zur Moderne. Konstanz: UVK.

Demmerling, Christoph / Landweer, Hilge (2007): Philosophie der Gefühle. Von Achtung bis Zorn. Stuttgar/Weimar: Metzler.

Diels, Hermann / Kranz, Walther (¹⁶1972): Die Fragmente der Vorsokratiker. Berlin: Weidmann.

Dietrich, Jan (2009): Über Ehre und Ehrgefühl im Alten Testament. In: B. Janowski / K. Liess (Hg.): Der Mensch im Alten Israel. Freiburg: Herder, 419–452.

Elias, Norbert (1997): Über den Prozeß der Zivilisation. 2 Bände [1939]. Frankfurt am Main: Suhrkamp.

Elias, Norbert (1992): Studien über die Deutschen. Machtkämpfe und Habitusentwicklung im 19. und 20. Jahrhundert [1989]. Frankfurt am Main: Suhrkamp.

Fetscher, Iring (1975): Zynismus als Krankheit unserer Zeit. In: A. Schwan (Hg.): Denken im Schatten des Nihilismus. Darmstadt: Wissenschaftliche Buchgesellschaft, 334–345.

Frevert, Ute (1991): Ehrenmänner. Das Duell in der bürgerlichen Gesellschaft. München: C.H.Beck.

Frevert, Ute (2013): Vergängliche Gefühle. Göttingen: Wallstein.

Frevert, Ute (2017): Die Politik der Demütigung. Schauplätze von Macht und Ohnmacht. Frankfurt am Main: Fischer.

Girtler, Roland (1995): Randkulturen. Theorie der Unanständigkeit. Wien: Böhlau.

Groebner, Valentin (1995): Das Gesicht wahren. Abgeschnittene Nasen, abgeschnittene Ehre in der spätmittelalterlichen Stadt. In: K. Schreiner / G. Schwerhoff (Hg.): Verletzte Ehre. Ehrkonflikte in Gesellschaften des Mittelalters und der Frühen Neuzeit. Köln/Weimar/Wien: Böhlau, 361–380.

Grotjahn, Martin (1974): Vom Sinn des Lachens. Psychoanalytische Betrachtungen über den Witz, das Komische und den Humor. München: Kindler [engl. Orig.: Beyond Laughter, 1957].
Häubi, Florian (2019): Scham und Würde. Eine thematische Untersuchung zu Nietzsches »Jenseits von Gut und Böse«. Basel: Schwabe Verlag.
Hegel, Georg Wilhelm Friedrich (1976): Ästhetik [1842], hg. von Friedrich Bassenge. Berlin/Weimar: Aufbau Verlag.
Heller, Agnes (1985): The Power of Shame. A Rational Perspective. London: Routledge & Kegan Paul.
Hilgers, Micha (1996): Scham. Gesichter eines Affekts. Göttingen: Vandenhoeck & Ruprecht.
Holzhey-Kunz, Alice (2020): Emotionale Wahrheit. Der philosophische Gehalt emotionaler Erfahrungen. Basel: Schwabe.
Honneth, Axel (2003): Unsichtbarkeit. Stationen einer Theorie der Intersubjektivität. Frankfurt am Main: Suhrkamp.
James, William (1984): Psychology: Briefer Course [1892]. In: The Works of William James. Band 12, hg. von Frederick Burkhardt / Fredson Bowers. Cambridge, Mass.: Harvard University Press.
Kaminski, Katharina (2014): Selbstwertstreben und Selbstwertgefühl. Traditionen und Perspektiven. Göttingen: V&R unipress.
Kant, Immanuel (1900ff.): Kant's gesammelte Schriften, hg. von der königlich preußischen Akademie der Wissenschaften [= AA]. Berlin: G. Reimer.
Landweer, Hilge (1999): Scham und Macht. Phänomenologische Untersuchungen zur Sozialität eines Gefühls. Tübingen: Mohr Siebeck.
Landweer, Hilge (2016): Ist Sich-gedemütigt-Fühlen ein Rechtsgefühl? In: H. Landweer / D. Koppelberg (Hg.): Recht und Emotion I. Verkannte Zusammenhänge. Freiburg/München: Alber, 103–135.
Luhmann, Niklas ($^5$2014): Vertrauen. Ein Mechanismus der Reduktion sozialer Komplexität [1968]. Konstanz: UVK.
Maio, Giovanni (2024): Ethik der Verletzlichkeit. Freiburg: Herder.
Marcuse, Ludwig (1962): Obszön. Geschichte einer Entrüstung. München: Paul List Verlag.
Margalit, Avishai ($^3$2023): Politik der Würde. Über Achtung und Verachtung [1999]. Berlin: Suhrkamp.
Marks, Stephan (2021): Scham – die tabuisierte Emotion. Ostfildern: Patmos.
Marx, Karl (1975): Brief an Arnold Ruge [1843]. In: Marx/Engels Gesamtausgabe. 3. Abteilung. Band 1, hg. von D. Rjazanov. Berlin: Dietz Verlag.
Materazzi, Marco (2006): Che cosa ho detto veramente a Zidane. Mailand: Mondadori.
Meier, Simon (2007): Beleidigungen. Eine Untersuchung über Ehre und Ehrverletzung in der Alltagskommunikation. Aachen: Shaker-Verlag.

Neckel, Sighard (1991): Status und Scham. Zur symbolischen Reproduktion sozialer Ungleichheit. Frankfurt am Main: Campus.
Neckel, Sighard (2009): Soziologie der Scham. In: A. Schäfer / C. Thompson (Hg.): Scham. Paderborn et al.: Schöningh.
Niehues-Pröbsting, Heinrich (1979): Der Kynismus des Diogenes und der Begriff des Zynismus. München: Wilhelm Fink.
Nietzsche, Friedrich (1999): Menschliches, Allzumenschliches [1878]. In: ders.: Sämtliche Werke, Kritische Studienausgabe in 15 Bänden [= KSA] Band 2, hg. von G. Colli / M. Montinari. Berlin: De Gruyter.
Nietzsche, Friedrich (1999): Morgenröthe. Gedanken über moralische Vorurtheile [1881]. In: ders.: Sämtliche Werke, Kritische Studienausgabe in 15 Bänden [= KSA], Band 3, hg. von G. Colli / M. Montinari. Berlin: De Gruyter.
Nietzsche, Friedrich (1999): Jenseits von Gut und Böse [1886]. In: ders.: Sämtliche Werke. Kritische Studienausgabe in 15 Bänden [= KSA], Band 5, hg. von G. Colli / M. Montinari. Berlin: De Gruyter.
Nietzsche, Friedrich (1999): Zur Genealogie der Moral [1887]. In: ders.: Sämtliche Werke, Kritische Studienausgabe in 15 Bänden [= KSA], Band 5, hg. von G. Colli / M. Montinari. Berlin: De Gruyter.
Objartel, Georg (1984): Die Kunst des Beleidigens. Materialien und Überlegungen zu einem historischen Interaktionsmuster. In: D. Cherubim / H. Henne / H. Rehbock (Hg.): Gespräche zwischen Alltag und Literatur. Tübingen: Niemeyer, 94–122.
Pfaller, Robert (2022): Zwei Enthüllungen über die Scham. Frankfurt am Main: Fischer.
Plessner, Helmuth (2002): Grenzen der Gemeinschaft. Eine Kritik des sozialen Radikalismus [1924]. Frankfurt am Main: Suhrkamp.
Reiner, Hans (1956): Die Ehre. Kritische Sichtung einer abendländischen Lebens- und Sittlichkeitsform. Ohne Ort: E. S. Mittler & Sohn.
Ronson, Jon (2016): In Shitgewittern. Wie wir uns das Leben zur Hölle machen. Übers. von J. C. Maass. Stuttgart: Tropen Verlag.
Sartre, Jean-Paul ($^{24}$2024): Das Sein und das Nichts. Versuch einer phänomenologischen Ontologie [franz. Orig.: L'Être et le néant, 1943]. Übers. von H. Schöneberg / T. König. Reinbek: Rowohlt.
Schäfer, Alfred / Thompson, Christiane (Hg.) (2009): Scham. Paderborn et al.: Schöningh.
Scheler, Max ($^{6}$2007): Zur Rehabilitierung der Tugend [1915]. In: ders.: Vom Umsturz der Werte. Abhandlungen und Aufsätze. Bonn: Bouvier.
Scheler, Max (1995): Der Mensch im Weltalter des Ausgleichs [1927]. In: ders.: Späte Schriften, hg. von M. S. Frings. Bonn: Bouvier.

Scheler, Max (1957): Über Scham und Schamgefühl. In: Schriften aus dem Nachlass. Band 1: Zur Ethik und Erkenntnislehre, hg. von Maria Scheler. Bern: Francke, 65–154.
Schiller, Friedrich (1984): Ueber Anmuth und Würde [1793]. In: ders.: Gedichte und Prosa. Zürich: Manesse.
Schmitz, Hermann (2019): Der Rechtsraum [1973]. Praktische Philosophie (= Band III,3 des Systems der Philosophie). Freiburg: Karl Alber.
Schopenhauer, Arthur (1991): Aphorismen zur Lebensweisheit [1851]. In: ders.: Parerga und Paralipomena. Nach d. Ausg. letzter Hand hg. von Ludger Lütkehaus. Zürich: Haffmans.
Schüttauf, Konrad / Specht, Ernst Konrad / Wachenhausen, Gabriela (2003): Das Drama der Scham. Ursprung und Entfaltung eines Gefühls. Göttingen: Vandenhoeck & Ruprecht.
Seidler, Günter H. (1995): Der Blick des Anderen. Eine Analyse der Scham. Stuttgart: Verlag Internationale Analyse.
Simmel, Georg (1999): Zur Psychologie der Scham [1901]. In: Gesamtausgabe, Band 1, hg. von Klaus Christian Köhnke. Frankfurt am Main: Suhrkamp, 431–442.
Simmel, Georg ($^4$1958): Soziologie. Untersuchungen über die Formen der Vergesellschaftung [1908]. Berlin: Duncker & Humblot.
Sloterdijk, Peter ($^{23}$2023): Kritik der zynischen Vernunft [1983]. Berlin: Suhrkamp.
Stalfort, Jutta (2013): Die Erfindung der Gefühle. Eine Studie über den historischen Wandel menschlicher Emotionalität (1750–1850). Bielefeld: transcript.
Straus, Erwin (1960): Die Scham als historiologisches Problem [1931]. In: Psychologie der menschlichen Welt. Berlin/Göttingen/Heidelberg: Springer.
Tenckhoff, Jörg (1974): Die Bedeutung des Ehrbegriffs für die Systematik der Beleidigungstatbestände. Berlin: Duncker & Humblot.
Tönnies, Ferdinand (1979): Gemeinschaft und Gesellschaft. Grundbegriffe der reinen Soziologie [1887]. Darmstadt: WBG.
Twain, Mark (1989): Following the Equator. A Journey Around the World [1897]. New York: Dover.
Vogt, Ludgera (1997): Zur Logik der Ehre in der Gegenwartsgesellschaft. Differenzierung, Macht, Integration. Frankfurt am Main: Suhrkamp.
Vogt, Ludgera / Zingerle, Arnold (Hg.) (1994): Ehre. Archaische Momente in der Moderne. Frankfurt am Main: Suhrkamp.
Weinrich, Harald (1971): Mythologie der Ehre. In: M. Fuhrmann (Hg.): Terror und Spiel. Probleme der Mythenrezeption. München: Wilhelm Fink, 341–356.
Williams, Bernard (2000): Scham, Schuld und Notwendigkeit. Eine Wiederbelebung antiker Begriffe der Moral. Berlin: Akademie Verlag.

Wurmser, Léon (³1997): Die Maske der Scham. Die Psychoanalyse von Schamaffekten und Schamkonflikten. Berlin: Springer.
Zahavi, Dan (2013): Scham als soziales Gefühl. In: »Soziale Erfahrung«, hg. von D. Lohmar / D. Fonfara (= Phänomenologische Forschungen 2013). Hamburg: Meiner, 319–337.
Zwierlein, Eduard (2011): Scham und Menschsein. Zur Anthropologie der Scham bei Max Scheler. In: M. Bauks / M. F. Meyer (Hg.): Zur Kulturgeschichte der Scham [= Archiv für Begriffsgeschichte]. Hamburg: Meiner, 157–176.

# Vulnerabilität

Stephan Lessenich

»Vulnerabilität« – zu Deutsch Verletzbarkeit oder Verwundbarkeit – ist ein Begriff, dessen wissenschaftliche Ursprünge in der Forschung zu Naturkatastrophen und Ernährungsunsicherheit im Globalen Süden liegen. Im Zuge multipler Krisen, mit denen die demokratisch-kapitalistischen Gesellschaften des Globalen Nordens seit Beginn des 21. Jahrhunderts konfrontiert sind, hat sich der Ausdruck im hiesigen öffentlichen Diskurs festgesetzt und verbreitet, nicht zufällig parallel zur Popularisierung des Komplementärbegriffs »Resilienz«. Der Zusammenbruch der Investmentbank Lehman Brothers im Jahr 2008 offenbarte auf einen Schlag die Verwundbarkeit des globalen Finanzsystems, die Migrationsbewegungen der Jahre 2015/16 wurden weithin als Verletzung der territorialen Integrität europäischer Nationalstaaten wahrgenommen, der russische Angriff auf die Ukraine rief die strukturelle Abhängigkeit der deutschen Energieversorgung vom guten Willen zweifelhafter, wenn nicht verbrecherischer Handelspartner ins öffentliche Bewusstsein. Die Klimakrise und der Aufstieg des Rechtspopulismus taten das Übrige, um den Bürgerinnen und Bürgern der reichen Gesellschaften die Verletzlichkeit nicht nur der etablierten Institutionenordnung, sondern auch ihrer überkommenen Vorstellungswelten, Sozialpraktiken und Lebensentwürfe vor Augen zu führen.[1] Auf diese Weise zum Ausdruck eines verbreiteten Krisengefühls geworden, hatte die

---

[1] Lessenich, S. (2022).

Rede von der Vulnerabilität ihren öffentlichen Durchbruch während der Covid-19-Pandemie, als die Figur der »vulnerablen Gruppen« über die politische Debatte hinaus Eingang in die Alltagssprache fand.

In ihrer berühmten Fernsehansprache zu Beginn der Pandemie setzte die damalige Bundeskanzlerin Angela Merkel den Ton, als sie von der Erkenntnis sprach, »wie verwundbar wir alle sind, wie abhängig von dem rücksichtsvollen Verhalten anderer«. Vorübergehend schien es so, als hätten der Schutz des Lebens und die Verantwortung für die besonders Verletzlichen allerhöchste politische Priorität gewonnen und bürgerlichen Freiheitsansprüchen ebenso Einhalt geboten wie unternehmerischen Profitinteressen. Doch die Sorge für das Leben hatte keineswegs pauschal und uneingeschränkt alle sonstigen Erwägungen ausgestochen; vielmehr waren es *bestimmte* Leben, die zu schützen und zu retten die Regierungen der demokratisch-kapitalistischen Gesellschaften sich anschickten. Sie betrieben keine Politik *für das Leben* ohne Wenn und Aber, ohne Ansehen der Person, sondern eine Politik *mit dem Leben*, die sich durch soziale Selektivität und eine zumindest implizite Hierarchisierung des Lebenswerten auszeichnete. In biopolitischen Kategorien ausgedrückt, trafen die krisenpolitisch Verantwortlichen letztlich überall und allenthalben die Unterscheidung, wer leben soll und wer sterben kann. Souverän war in der Coronakrise, wer über den Verwundbarkeitszustand entscheiden konnte – und das waren nicht die Vulnerablen selbst.

Schon vor seiner pandemiegetriebenen Konjunktur kursierte das Konzept der Vulnerabilität im Rahmen von integrationstheoretisch fundierten Ansätzen der Sozialstrukturanalyse und Sozialpolitikforschung. Es war der französische Soziologe Robert Castel, der in seiner Genealogie der modernen Lohn-

## Vulnerabilität

arbeitsgesellschaft[2] die erstaunliche Strukturähnlichkeit sozialer Ungleichheitskonstellationen über die gesamte Geschichte der gesellschaftlichen Moderne hinweg nachzeichnete. In seinem viel zitierten »Zonenmodell« unterscheidet er eine Zone der Integration, die durch die Anbindung der Subjekte an regulierte Erwerbsarbeit und deren Einbindung in belastbare Beziehungsnetze charakterisiert ist, von einer Zone der Entkopplung, in der sich diese Verbindungen aufgelöst haben und die Subjekte gleichsam aus der Sozialstruktur der Arbeitsgesellschaft freigesetzt worden sind. Zwischen dem gesellschaftlichen Kern und den sozialen Rändern identifiziert er jedoch eine dritte Zone, der im Hinblick auf individuelle Lebenswege und die Kollektivschicksale ganzer Alterskohorten und Sozialmilieus kritische Bedeutung zukommt: In dieser als »Zone der Verwundbarkeit« bezeichneten Zwischenwelt entscheidet sich gewissermaßen, wohin die soziale Reise geht – in das an Stabilitätsressourcen reiche Zentrum des gesellschaftlichen Geschehens oder aber an die Peripherien der Marktgesellschaft, wo Erwerbs- und Lebenschancen massiv eingeschränkt sind. Zur Charakterisierung der von Castel zeitdiagnostisch postulierten Krise der Lohnarbeitsgesellschaft hat sich allerdings – auch in seinem eigenen Spätwerk – der konkurrierende Begriff der Prekarisierung durchgesetzt.

Gelten für die Integrationstheorie mithin bestimmte Positionen in der Sozialstruktur – etwa die von Geringqualifizierten, alleinerziehenden Müttern oder Wohnungslosen – als vulnerabel, so stellt Verwundbarkeit in der feministischen Sozialtheorie einen Schlüsselbegriff von weitreichender Bedeutung dar. Insbesondere die US-amerikanische Philosophin Judith Butler bringt

---

[2] Castel, R. (2000).

Vulnerabilität als Grundbedingung menschlichen Lebens gegen das liberale Dogma der individuellen Autonomie in Anschlag. Verwundbarkeit meint hier nicht die bloße Potenzialität der Verletzung einer ursprünglich als unversehrt gedachten Person, sondern ein allen Menschen immer schon zukommendes Merkmal, das sich aus der Sozialität menschlicher Existenz ergibt.[3] Vor dem Hintergrund einer konsequent relationalen Konzeption des Subjekts betont Butler die soziale Tatsache, dass jeder Mensch anderen ausgesetzt und damit im Wortsinn von ihnen berührbar ist. Jede und jeder ist existenziell abhängig, angewiesen und bedürftig. Es sind Butler zufolge aber nicht nur *die Anderen*, also unsere Mitmenschen, die als soziale Umwelt auf unsere unvermeidliche Verwundbarkeit verweisen. Auch *das Andere*, unsere Beziehungen zur natürlichen Umwelt sowie zu nichtmenschlichen Lebensformen, bezieht sie in ihre Überlegungen mit ein. Trotz seines ontologischen Verständnisses von Vulnerabilität verweist dieser Ansatz zugleich auf die Ungleichverteilung konkreter Verwundbarkeiten in unterschiedlichen historischen, kulturellen und sozialen Kontexten, auf die inner- und zwischengesellschaftlich, sozial- wie geopolitisch herrschenden Asymmetrien der Verletzbarkeit und auch Betrauerbarkeit von beschädigtem Leben. Anders als Castel verwendet Butler den Begriff der Vulnerabilität jedoch nicht in dem unzweideutig emanzipatorischen Sinne, dass die politische Bekämpfung von Verwundbarkeit ohne Weiteres zu besseren gesellschaftlichen Verhältnissen führen würde. Ein Interventionsprogramm zur bloßen »Entvulnerabilisierung« negiere letztlich die soziale Tatsache, dass Menschen auf die Anderen und das Andere unvermeidbar angewiesen sind.

---

[3] Butler, J. (2005).

## Vulnerabilität

Die Grenzen einer sozialpolitischen »Bekämpfung« von Vulnerabilität sind weiterhin im Blick zu behalten, denn womöglich ist die integrationstheoretisch naheliegende Frage, wer beispielsweise in einer Pandemie die Vulnerablen sind, falsch gestellt. Aus der Perspektive kritischer Gesellschaftsanalyse wäre eher zu fragen, welche soziale Positionen als vulnerabel markiert werden: wer verwundbar *gemacht* wird, wem der Status der Verwundbarkeit *zuerkannt* wird – und wer diesen für sich *reklamiert*. Im Fall von Covid-19 folgte die politische Bestimmung des Vulnerabilitätsstatus epidemiologischen Kriterien. Auch hier setzte Kanzlerin Merkel in einer frühen Pressekonferenz den öffentlichen Ton: Als vulnerabel galten demnach allen voran ältere Menschen sowie Personen mit Vorerkrankungen. Schon rein zahlenmäßig, aber auch weil »alte« Personen scheinbar einfach zu identifizieren sind, gerieten Hoch- und Höchstaltrige ins Visier der Vulnerabilitätspolitik. Das ist allein deswegen bemerkenswert, weil die deutsche Altenpolitik in den zwei Jahrzehnten zuvor kaum ein prominenteres Thema als die »Potenziale des Alters« kannte und die Figur der »jungen Alten« den gerontologischen Diskurs prägte. Nun aber wurden aus den zuvor als gesund und mobil, aktiv und leistungsfähig beschriebenen Rentnerinnen und Rentnern gleichsam über Nacht greise, schwache und akut gefährdete Schutzbedürftige, die in ihren Wohnungen zu immobilisieren beziehungsweise in Altenheimen zu isolieren waren.

Faktisch aber war es dann in der Coronakrise mit dem unbedingten Schutz der verwundbaren Alten nicht so weit her, wie die vielen Stimmen, die sich um ihr Überleben sorgten, dies suggerierten: Heute wissen wir, dass nicht gleichermaßen um das Leben jedes Ruheständlers und jeder Pflegeheimbewohnerin gekämpft wurde. Unabhängig davon, erscheint erklärungsbedürftig, warum überhaupt zuallererst das Alter gewürdigt wurde, als es um die Identifizierung der »besonders Vulnerablen« ging. Was medizinisch auf den ersten Blick einleuchten mag, erweist sich, genauer besehen, keineswegs als alternativlos: Hätten nicht, wenn es um das abhängige, bedürftige, verletzliche Leben geht, die Geflüchteten in den Lagern an der europäischen Peripherie ganz oben auf der pandemiepolitischen Prioritätenliste rangieren müssen? Jene Menschen also, deren Lebensbedingungen – auf engstem Raum zusammengepfercht, miserablen Hygienestandards und mangelnder Gesundheitsversorgung ausgesetzt – das Schreckensbild jeder Virologin sein müssen?

Dass diese Menschen in der Verwundbarkeitshierarchie und damit in der Präferenzordnung öffentlichen Gesundheits- und Lebensschutzes ganz unten standen, lässt deutlich werden, dass als wichtigster Selektionsfilter der Politik mit der Vulnerabilität die Staatsbürgerschaft fungiert. In der Pandemie erwies sich die vermeintlich universalistische Inklusionsinstanz der *citizenship* als das, was sie eben auch und im Kern vor allem ist: ein Instrument sozialer Exklusion. Einem solchen Vulnerabilitätsnationalismus redete ganz offen der – *nomen est omen* – Deutsche Ethikrat[4] das Wort, indem er als Maßstab seiner Erwägungen allein das Wohl »unsere[r] Gesellschaft« beziehungsweise »die Stabilität des Gesellschaftssystems« gelten ließ. Selbst innerhalb dieses streng kommunitaristischen Rahmens wurden jedoch insofern soziale Ausschlüsse vollzogen, als den hierzulande sozioökonomisch Marginalisierten – Hartz-IV-Empfängerinnen, Niedriglohnbeschäftigten, Menschen in Wohnungsnot – kein besonderer Schutzbedarf zugesprochen wurde, obwohl hinlänglich sozialepi-

---

[4] Deutscher Ethikrat (2020), 2.

demiologische Evidenz vorlag, dass geringe Einkommens- und Bildungsressourcen sowie schlechte Arbeits- und Wohnverhältnisse gravierende Gesundheits- und Lebensrisiken darstellen. Und auch die pandemiegetriebene Markierung »systemrelevanter« Beschäftigtengruppen (Pflegekräfte, Supermarktkassiererinnen, Paketzusteller) verwies auf die Selektivität einer Vulnerabilitätspolitik, die sich für lohnarbeitsbedingte Verwundbarkeiten *im Allgemeinen* nicht interessierte.

Insofern lässt sich nur schwerlich behaupten, dass »dem Leben« im Zuge der Coronakrisenpolitik größere Relevanz zugesprochen wurde als »dem System«. Die drei zentralen Steuerungsressourcen des modernen Interventionsstaates – fiskalische Mittel, administrative Rationalität, Massenloyalität – wurden allesamt und auf je eigene Weise im Sinne der politökonomischen Doppellogik eingesetzt, die politische Entscheidungsprozesse in demokratisch-kapitalistischen Gesellschaften prägt:[5] Einerseits verschrieben sich die gewählten, unter politischem Legitimationsdruck stehenden Regierungen dem existenziellen Schutz ihrer Bürgerinnen und Bürger und vermochten umso größere Akzeptanzgewinne für sich zu verbuchen, je überzeugender sie sich diesen gegenüber als Garanten gesellschaftlicher Sicherheitsinteressen darstellen konnten. Von der Funktionsfähigkeit ihrer Volkswirtschaft abhängig und damit unter politischem Akkumulationsbeförderungszwang stehend, sahen sich dieselben Regierungen andererseits jedoch ebenso dringend veranlasst, durch massive Konjunkturprogramme sowie Hilfsmaßnahmen für einzelne Unternehmen und ganze Branchen die Wirtschaftstätigkeit so effektiv wie möglich zu stabilisieren beziehungsweise wieder

---

[5] Offe, C. (1973).

anzukurbeln, sprich: als Wahrerinnen ökonomischer Profitabilitätsinteressen aufzutreten.

In diesem Spannungsverhältnis wurde der »epidemiologisch begründete Imperativ«[6] lebensschützender Intervention übersetzt in eine Politik nicht für *das* Leben, sondern für *bestimmte* Leben, letztlich in eine Politik *mit* dem Leben. Es wurde der herrschaftliche Charakter der Anerkennung oder Nichtanerkennung von sozialer Verwundbarkeit deutlich: Der staatliche Souverän entscheidet nicht nur material darüber, wer vulnerabel *gemacht* wird, sondern trifft auch die symbolische Entscheidung, wer als vulnerabel *gelten* kann. Auch wenn die Unterscheidung, zumal angesichts der häufig synonymen Verwendung beider Begriffe, tautologisch klingen mag: Tatsächlich vulnerabel sind die Prekären, diejenigen also, die sich gegen die Verunsicherung und Gefährdung ihrer Existenz nicht zu immunisieren vermögen.[7]

Auf diese Problemlage ließe sich im Sinne der angeführten wissenschaftlichen Positionen prinzipiell auf zweierlei Weise reagieren. Eine Politik mit der Vulnerabilität im Geiste der Integrationstheorie würde »nach einer egalitären Berücksichtigung und Minimierung von Gefährdetheit sowie der Überführung von Ungleichverteilung von Gefährdungslagen in ein erträgliches Maß«[8] verlangen. Eine Politik mit der Vulnerabilität, die sich an der sozialtheoretischen Konzeption einer fundamentalen Prekarität von Leben und Körpern orientiert, würde hingegen weniger auf herkömmliche *Sozialpolitik* denn auf eine *Wissenspolitik* der Vulnerabilität und damit auf die Selbstorganisation der Verwundbaren setzen. Noch bevor sozialpolitische Antiprekarisierungsprogram-

---

[6] Deutscher Ethikrat (2020), 2.
[7] Lorey, I. (2011).
[8] Pistrol, F. (2016), 259.

me entworfen werden, müsste es demnach darum gehen, »die gängigen Anerkennungsschemata und -praktiken als kontingent auszuweisen«. Das Ziel müsste eine Form der Vergesellschaftung sein, in der die Menschen als solche »in ihrer Angewiesenheit auf Andere und Anderes, ihrem Gefährdetsein und ihrer Schutzbedürftigkeit anerkannt sind«.[9]

Was aus einer solchen Sichtweise folgt, wird unter demokratisch-kapitalistischen Bedingungen für gewöhnlich reflexartig in das Reich des Utopischen verbannt. Letztlich ginge es um die gesellschaftliche Sichtbarkeit jener Positionen und um die öffentliche Vernehmbarkeit jener Stimmen, die heute nicht als vulnerabel *gelten*, aber durchaus vulnerabel *sind* – weil sie politisch vulnerabel *gemacht* werden. Vulnerabilität ist gleichermaßen allgemein wie partikular: Sie betrifft alle, doch nicht alle gleichermaßen. Die verwundbarsten Gruppen unserer Zeit sind zugleich diejenigen, die epistemisch verletzlich sind[10] – die, deren Wissen nicht gefragt ist, deren Erfahrungen niemanden kümmern, deren Meinungen nicht von Interesse sind und die im öffentlichen Diskurs daher keine Rolle spielen. Und die deshalb dafür streiten müssen, als vulnerabel *anerkannt* zu werden, auch wenn ein solches Anerkennungsverlangen ambivalente Züge aufweist.

Einerseits hat der Verweis auf die eigene Verwundbarkeit den Charakter eines Offenbarungseids, gibt man sich doch als abhängig zu erkennen, als eingebunden in ein Netz elementarer Angewiesenheiten. Was damit Züge einer Selbstentmachtung trägt, birgt zudem die Gefahr, dass man vor lauter Sorge um sich selbst die Tatsache der Gesellschaftlichkeit der eigenen Existenz aus

---

[9] Ebd., 263.
[10] Fricker, M. (2007).

dem Blick verliert. Andererseits vermag allein das Eingeständnis der eigenen Verletzlichkeit einen Reflexionsprozess in Gang zu setzen, der durchaus die Einsicht zutage fördern kann, dass Vulnerabilität nichts bloß Individuelles, sondern Effekt gesellschaftlicher Verhältnisse und Produkt öffentlicher (Nicht-)Intervention ist. Es kann den Anstoß geben, individuell und insbesondere kollektiv politische Forderungen und rechtliche Ansprüche auf eine Politik *für* die Vulnerabilität geltend zu machen. Auch dies wäre eine Politik mit dem Leben – aber eine *von unten*.

## Literatur

Butler, Judith (2005): Gefährdetes Leben. Politische Essays. Frankfurt am Main: Suhrkamp.

Castel, Robert (2000): Die Metamorphosen der sozialen Frage. Eine Chronik der Lohnarbeit. Konstanz: UVK.

Deutscher Ethikrat (2020): Solidarität und Verantwortung in der Corona-Krise. Ad-hoc-Empfehlung. Berlin.

Fricker, Miranda (2007): Epistemic Injustice. Power and the Ethics of Knowing. Oxford: Oxford University Press.

Lessenich, Stephan (2022): Nicht mehr normal. Gesellschaft am Rande des Nervenzusammenbruchs. München: Hanser.

Lorey, Isabell (2011): Figuren des Immunen. Elemente einer politischen Theorie. Zürich: Diaphanes.

Offe, Claus (1973): Krisen des Krisenmanagements. Elemente einer politischen Krisentheorie. In: M. Jänicke (Hg.): Krise und Herrschaft. Beiträge zur politikwissenschaftlichen Krisenforschung. Opladen: Westdeutscher Verlag, 197–223.

Pistrol, Florian (2016): Vulnerabilität. Erläuterungen zu einem Schlüsselbegriff im Denken Judith Butlers. In: Zeitschrift für Praktische Philosophie 3(1), 233–273.

# Vulnerabilitätsblindheiten in der sozioökologischen Mehrfachkrise

Olivia Mitscherlich-Schönherr

## 1. Einleitung: Fragestellung, Hintergründe, Gliederung meines Aufsatzes

Meine folgenden Überlegungen stehen unter dem Eindruck der sozioökologischen Mehrfachkrise der Gegenwart. Ich werde mich mit der Blindheit für die eigene Vulnerabilität auseinandersetzen, die der Schriftsteller Jonathan Safran Foer den westlichen Gesellschaften in der ökologischen Krise attestiert. Bei seiner Analyse arbeitet Safran Foer mit einem Ideal von Vulnerabilitätssensibilität: seiner Großmutter Ethel Israel. In Gegenüberstellung mit der vulnerabilitätssensiblen Klugheit seiner Großmutter streicht er in seinem Buch *Wir sind das Klima!* aus dem Jahr 2019 die Blindheiten westlicher Gesellschaften heraus.

> »Meine Großmutter [floh] aus ihrem polnischen Dorf, um ihr Leben zu retten. Zurück ließ sie vier Großeltern, ihre Mutter, zwei Geschwister sowie viele Verwandte und Freunde. Sie war zwanzig Jahre alt und wusste nicht mehr als alle anderen: Die Nazis rückten ins sowjetisch besetzte Polen vor und waren nur noch wenige Tage entfernt. Fragte man, wieso sie ging, sagte sie nur: ›Ich hatte das Gefühl, etwas tun zu müssen.‹ Meine Urgroßmutter [...] sah meiner

## 1. Einleitung: Fragestellung, Hintergründe, Gliederung meines Aufsatzes

Großmutter beim Packen zu. Sie wechselten kein Wort und sahen sich danach nie wieder. Meine Uroma wusste dasselbe wie ihre Tochter, hatte jedoch nicht das Gefühl, ›etwas tun zu müssen‹. *Ihr Wissen war nur Wissen.* Die kleine Schwester meiner Großmutter [...] folgte meiner Großmutter vor die Tür. Sie zog ihr einziges Paar Schuhe aus und drückte es ihr in die Hand. ›Du hast so ein Glück, dass du gehst‹, sagte sie. Ich habe diese Geschichte oft gehört. Als Kind verstand ich statt: ›You're so lucky to be leaving‹ immer ›You're so lucky believing‹: Du hast so ein Glück, dass du glaubst. [...] Die Zurückgebliebenen waren [...] nicht weniger mutig, intelligent oder tatkräftig als [meine Großmutter], hatten auch nicht weniger Angst vor dem Tod. *Sie glaubten bloß nicht, dass ihnen etwas maßgeblich anderes bevorstünde* als das, was es zuvor schon oft gegeben hatte.«[11]

Mit seiner Geschichte zeigt Jonathan Safran Foer, dass seine Großmutter über praktisches Wissen von der akuten Vulnerabilität verfügt hat, die ihr aus dem Heranrücken der deutschen Truppen erwachsen ist. Nach Darstellung ihres Enkels hat die junge Ethel Israel nämlich nicht nur abstrakt gewusst, dass sie wie alle Menschen irgendwann einmal sterben muss und inhärent oder potenziell verletzbar[12] ist. Auch das Wissen, dass sich die Nazis ihrem Dorf nähern und Juden verfolgen, ist für Ethel Israel keine abstrakte Information geblieben. Sie hat vielmehr konkret erkannt, dass mit dem Heranrücken der Nazis ihre Verletzbarkeit

---

[11] Safran Foer, J. (2019), 32–33; Herv. im Zitat: OMS.
[12] Zum Verständnis von inhärenter und situativer oder potenzieller und akuter Vulnerabilität vgl. den Abschnitt 2 des vorliegenden Aufsatzes sowie Maio, G. (2024), 29 ff.

situativ akut geworden war. Und darüber hinaus hat sie es verstanden, praktische Schlüsse aus dieser Erkenntnis zu ziehen: die drohende Gefahr für ihr Leben durch die Aufgabe ihrer bisherigen Lebensweise und Flucht abzuwenden.

In Gegenüberstellung mit dem konkreten Wissen seiner Großmutter hebt Safran Foer die westliche Vulnerabilitätsblindheit in der ökologischen Krise der Gegenwart hervor: dass das theoretische Wissen über die akute Vulnerabilität aller in der ökologischen Krise für die westlichen Gesellschaften »bloßes Wissen« bleibt, keine praktischen Konsequenzen zeitigt, sich nicht in angemessenen Transformationen der westlichen Lebensweise niederschlägt.

Im Folgenden werde ich das von Safran Foer skizzierte Wissensdefizit als Klugheitsdefekt auslegen. Ich greife damit das Verständnis der Klugheit auf, das in der philosophischen Ethik seit der Antike in unterschiedlichen Spielarten entwickelt wurde. Im Kern wird Klugheit dabei als die Disposition verstanden, situativ gut zu handeln – und das heißt: so zu handeln, dass die Handelnden in all ihrer potenziellen Vulnerabilität hier und jetzt gedeihen. Die von Safran Foer hervorgehobene Vulnerabilitätsblindheit bezeichnet damit einen Defekt der Klugheit, die in den westlichen Gesellschaften vorherrscht: mit der Lebensweise, in der das Leben eigentlich gedeihen soll, potenzielle in akute Verletzlichkeit zu steigern, da aus dem theoretischen Wissen über diese Gefährdungen keine angemessenen praktischen Konsequenzen gezogen und die zerstörerische Lebensweise folglich nicht geändert wird.

In der Auseinandersetzung mit diesen Klugheitsdefekten orientiere ich mich im Folgenden an zwei zentralen Fragekomplexen:

## 1. Einleitung: Fragestellung, Hintergründe, Gliederung meines Aufsatzes

Wie ist die »westliche Klugheit« zu verstehen, die die säkularen, kapitalistischen Demokratien des Globalen Nordens bestimmt: Von welchen Vorstellungen des menschlichen Gedeihens und von welchen Formen des Urteilens und Handelns wird sie bestimmt?

Wie sind die Defekte dieser westlichen Klugheit zu verstehen, die Vulnerabilität in der sozioökologischen Mehrfachkrise der Gegenwart akut werden lassen?

In der Auseinandersetzung mit diesen Fragen verfolge ich die Fährte weiter, die Safran Foer bahnt, indem er das Handeln seiner Großmutter zum einen dem Handeln ihrer Familie im Angesicht der Gefahr durch die heranrückenden Nazis sowie zum anderen den westlichen Gesellschaften im Angesicht der Gefahr durch die ökologische Krise gegenüberstellt. Um das Verständnis von Klugheit in den Blick zu bekommen, das die gegenwärtigen Gesellschaften des Westens bestimmt, werde ich zunächst – unter 3. – von dem traditionellen Verständnis von Klugheit ausgehen, von dem sich diese abgrenzt. Für die traditionelle Klugheit zur Tapferkeit in Situationen akuter Vulnerabilität steht bei Safran Foer die Familie seiner Großmutter. Vor dem Hintergrund der traditionellen Klugheit werde ich mich in zwei weiteren Schritten – unter 4. und 5. – der komplexen, in sich differenzierten Klugheit der westlichen Moderne und deren Vulnerabilitätsblindheiten zuwenden. Zum Schluss meines Aufsatzes werde ich – unter 6. – einen Ausblick auf Quellen prudentieller Erneuerung werfen. In meinen ethischen und politischen Überlegungen gehe ich davon aus, dass ein angemessener Umgang mit der menschlichen Vulnerabilität von zentraler Relevanz für kluges Handeln ist. Dies hat mit der menschlichen Lebensform zu tun. Mit diesen anthropologischen Zusammenhängen werde ich – unter 2. – beginnen.

Methodisch verfolge ich den Ansatz einer kritischen Phänomenologie, der phänomenologische Korrelationsforschung[13] mit Verfahren der immanenten Kritik aus der Kritischen Theorie anreichert.[14]

## 2. Das anthropologische Grundfaktum der Vulnerabilität als zentrale Herausforderung für kluges Handeln

In der philosophischen Tugendethik der Gegenwart ist der Zusammenhang zwischen der Disposition der Klugheit und der menschlichen Vulnerabilität unterbelichtet. Dies hat mit anthropologischen Defiziten zu tun: mit der langen Tradition philosophischer Leibvergessenheit. Seit der Neuzeit sind sowohl die menschliche Verletzlichkeit als auch die – lange Zeit als Kardinaltugend kultivierte – Klugheit in Vergessenheit geraten. Dem möchte ich im Folgenden gegensteuern. Dafür werde ich in aller Kürze einen Blick auf die menschliche Verletzlichkeit werfen, um dann den inneren Bezug kluger Lebensführung auf dieses anthropologische Grundfaktum auszuleuchten.

Im Verständnis der Form menschlichen Lebens folge ich dem Philosophen Helmuth Plessner. In Anschluss an Plessner verstehe ich die personale Form menschlichen Lebens als exzentrisch.[15] Das heißt: Menschen begegnen einander als Lebewesen, die in *und* außerhalb ihres körper-leiblichen Zentrums leben. Sie leben im Zentrum ihrer besonderen Lebenssituation *und* teilen in Dis-

---
[13] Vgl. Merleau-Ponty, M. (1965), 3–18.
[14] Vgl. Jaeggi, R. (2014), 277–320.
[15] Vgl. Plessner, H. (1975), 288–308.

## 2. Das anthropologische Grundfaktum der Vulnerabilität

tanz von ihrer körper-leiblichen Position mit anderen eine Welt, ein soziales »Bezugsgewebe« (Arendt) – ohne ihre besondere Perspektive darin ganz loszuwerden.

Von dieser exzentrisch gebrochenen Grundstruktur her ist menschliches Leben strukturell vulnerabel. Dies hat mit der körper-leiblichen Verfassung menschlichen Daseins zu tun, mit seiner Situierung in ihm widerfahrenden Lebenssituationen und in Beziehungen zu anderen sowie mit dem geteilten Wissen um die eigene Endlichkeit.[16] Die strukturelle Verletzlichkeit betrifft alle – körper-leibliche, emotionale und soziale sowie metaphysisch-geistige – Aspekte menschlichen Lebens.

In Grenzsituationen des Lebens kann diese grundlegende beziehungsweise strukturelle Verletzlichkeit situativ manifest beziehungsweise akut werden.[17] Der Philosoph und Psychiater Karl Jaspers, der sich intensiv mit Grenzsituationen des Lebens auseinandergesetzt hat, thematisiert als Grenzsituationen der individuellen Existenz unter anderem Krisen angesichts des unmittelbar bevorstehenden Todes, der bedrängenden Schuld und des akuten Leidens.[18] Als politische Grenzsituation erörtert er die drohende Gefahr menschlicher Selbstausrottung durch die Erfindung der Atombombe.[19] Aktuell ließe sich an die menschengemachte ökologische Krise denken. Dass Verletzlichkeit in Grenzsituationen akut werden kann, hat mit deren Status für die Betroffenen zu tun. Die Situation greift auf die Betroffenen über. Letzteren ist es nicht mehr möglich, die konkrete Lebenssituation als Möglichkeitsfeld oder Zeitfenster zum Verfolgen eigener Projekte zu nutzen. Eta-

---

[16] Vgl. Maio, G. (2024), 19–29.
[17] Vgl. ebd. 29–33.
[18] Vgl. Jaspers, K. (1994), 201–254.
[19] Vgl. Jaspers, K. (1958).

blierte Leitbilder und Handlungsmuster passen nicht mehr. So kann etwa die unerwartete Diagnose einer schweren Erkrankung alle bisher gehegten Projekte zunichtemachen: zum Beispiel ein Buch zu vollenden, ein Haus fertig zu bauen oder den nächsten Karriereschritt zu tun. Vulnerabilität ist nun keine abstrakte Bestimmung menschlichen Lebens mehr. Sie betrifft auch nicht nur die anderen: etwa »die vulnerablen Bevölkerungsgruppen«, von denen während der Coronapandemie so viel die Rede war. Sie wird konkret. Die Betroffenen werden von ihrer Verletzlichkeit eingeholt. Sie sind hier und jetzt in ihrem leiblichen, emotionalen, sozialen und geistigen Gedeihen bedroht.

Blicken wir nun auf die Klugheit. Klugheit wird in der philosophischen Ethik als Disposition verstanden, hier und jetzt gut zu handeln.[20] Der Situationsbezug ist dem besonderen Vernunftgebrauch der Klugheit wesentlich.[21] Als klug werden Menschen bezeichnet, die keine bloßen Theorien eines guten Lebens aufstellen, sondern situativ gut zu handeln wissen: so handeln können, dass sie hier und jetzt persönlich gedeihen.

Dass Klugheit – bei Thomas von Aquin – den Rang der zentralen Kardinaltugend[22] erlangen konnte, hat mit den Grundbedingungen menschlichen Lebens zu tun. In seiner exzentrischen Positionalität – in *und* jenseits des eigenen Körperleibs – kann menschliches Leben nicht im Allgemeinen, sondern muss *in concreto* gelingen. Es kann kein allgemeingültiges Schema eines gelingenden Lebens geben, das auf die konkrete Lebenssituation nur anzuwenden wäre – um situativ richtig zu handeln. Vielmehr muss in der konkreten Handlungssituation verstanden werden, wie das

---

[20] Vgl. Hursthouse, R. (2006).
[21] Vgl. Kristjánsson, K. et al. (2021), 244 ff.
[22] Vgl. Foot, P. (2004), 88.

## 2. Das anthropologische Grundfaktum der Vulnerabilität

Leben hier und jetzt gedeihen kann. Dabei ist es – wie bereits erwähnt – unter den philosophischen Klugheitsethiken strittig, wie menschliches Gedeihen zu verstehen und praktisch zu realisieren ist. Einig sind sie sich allerdings darin, dass für kluges Handeln ein umsichtiges Urteil von nöten ist: eine differenzierte Analyse, die an der konkreten Lebenssituation die zentralen Aspekte erfasst, die im Handeln zu berücksichtigen sind.[23]

Mit Blick auf diesen Situationsbezug von Klugheit wird ihr inneres Verhältnis zur menschlichen Vulnerabilität verständlich: Das Gedeihen, um das es klugen Menschen geht, ist ein Gedeihen angesichts ihrer strukturellen Vulnerabilität. Als klug kann eine Lebensführung gelten, in der Menschen gedeihen, obgleich sie strukturell vulnerabel sind. Als unklug muss dagegen eine Lebensführung angesehen werden, die strukturelle Vulnerabilität in einer konkreten Lebenssituation akut werden lässt.

Wenn ich mich im Folgenden mit unterschiedlichen sozio-kulturellen Ausgestaltungen von Klugheit auseinandersetze, hat dies mit einem weiteren Aspekt des Situationsbezugs von Klugheit zu tun, der oben bereits angeklungen ist: dass kluges Handeln immer in Relationen und soziokulturellen Kontexten stattfindet.[24] Selbst die junge Ethel Israel hat nicht allein gehandelt, sondern wurde über den Frontverlauf informiert, von ihrer Schwester unterstützt. Die soziokulturellen Kontexte sind für die Ausgestaltung des klugen Urteilens und Handelns von Belang. Unterschiedliche Auffassungen eines gelingenden Lebens menschlichen Gedeihens und menschlicher Verletzlichkeit werden bestimmend; unterschiedliche Formen des Urteilens und Handelns werden

---

[23] Vgl. Kristjánsson, K. et. al. (2021), 245.
[24] Vgl. Arendt, H. (2012).

als klug kultiviert beziehungsweise als unklug zurückgedrängt. In Grenzsituationen des Lebens können sich die Defizite einer konkreten soziokulturellen Form von Klugheit herausstellen. Sie kann sich als Form des Urteilens und Handelns erweisen, die das Leben situativ nicht gedeihen lässt, sondern bestimmte Formen der Verletzlichkeit befördert.

## 3. Traditionelle Klugheit zur Tapferkeit als Gegenmodell moderner Klugheit

Zu Beginn der Neuzeit wird traditionellen Klugheitsvorstellungen Vulnerabilitätsblindheit attestiert: neuartige Formen der Gefährdung des eigenen Überlebens nicht angemessen erkennen und abwenden zu können. Diese Kritik bleibt bis in die Moderne prägend. Um moderne Klugheitsvorstellungen besser verorten zu können, sei zunächst ein kursorischer Blick auf diese Kritik geworfen.

Von der griechischen Antike bis in die Frühe Neuzeit herrscht ein wertbezogenes Verständnis von Klugheit vor. Im sechsten Buch seiner Nikomachischen Ethik – dem Gründungstext europäischer Klugheitsethik – grenzt Aristoteles den praktischen Vernunftgebrauch der Klugheit nicht nur von der theoretischen Weisheit, sondern auch vom praktischen Herstellungswissen ab.[25] Letzteres wird als wertneutral-technische Fähigkeit aufgefasst, einen Zweck erfolgreich zu erreichen. Erstere wird als Disposition verstanden, situativ so zu handeln, dass das Handeln in sich gut ist. Dabei wird unter gut verfasstem Handeln (εὐπραξία –

---

[25] Vgl. Aristoteles, NE (2006), 1138b–1145a.

## 3. Traditionelle Klugheit zur Tapferkeit als Gegenmodell moderner Klugheit

eupraxia)[26] ein Handeln verstanden, das so ist, wie es als genuin menschliches Handeln sein soll – und das heißt: als Handeln, das Extreme vermeidet und auf die konkrete Lebenssituation angemessen antwortet.

Lebbar wird Klugheit nach Aristoteles im Kontext sittlicher Gemeinschaft, in der charakterliche Tugenden eingeübt werden: wie etwa Gerechtigkeit, Mäßigkeit oder Tapferkeit. In diesen Kontexten stellt Klugheit die Fähigkeit dar, in einer konkreten Lebenssituation das angemessene Handeln jenseits der Extreme aufzufinden. Im klugen Urteil wird verstanden, was es hier und jetzt *in concreto* bedeutet, gerecht, mäßig, tapfer zu handeln. In den Kontexten traditioneller Sittlichkeit ist kluges Urteilen exemplarisches Urteilen. Für das kluge Urteilen gibt es zwar keine allgemeingültigen Regeln oder Anleitungen, jedoch Vorbilder. Was es bedeutet, in einer konkreten Situation gut zu handeln, wird im Lichte von »großen Menschen« verstanden, die in ihrer Person das Menschsein auf vollendete Weise verwirklicht haben.[27]

Konkrete Verletzlichkeit thematisiert Aristoteles im Ausgang von drohendem Übel (κακόν – kakon).[28] Angemessenes Handeln im Verhältnis zu drohendem Übel ist nach Aristoteles tapferes Handeln. Tapferkeit bilde nämlich die rechte Mitte zwischen den Defekten der Feigheit beziehungsweise der übertriebenen Ängstlichkeit auf der einen Seite und des Übermuts auf der anderen Seite, der die Dinge nicht fürchte, die man fürchten solle. Als Beispiel einer Sache, die man fürchten soll, verweist Aristoteles auf beschämende Ehrlosigkeit. Im klugen Urteil wird mit Bezug auf Vorbilder erkannt, was es angesichts eines hier und jetzt drohen-

---

[26] Vgl. Aristoteles, NE (2006), 1140b 7.
[27] Zum exemplarischen Handeln vgl. Arendt, H. (2012), 128–129.
[28] Vgl. Aristoteles, NE (2006), 1115a ff.

den Unheils *in concreto* heißt, jenseits von Feigheit und Übermut tapfer zu handeln.[29] Hannah Arendt führt in Bezug auf dieses exemplarische Tapferkeitsurteil aus: »Wenn man ein Grieche wäre, dann hätte man in ›den Tiefen seines Gemüts‹ das Beispiel des Achilles.«[30]

In Jonathan Safran Foers Geschichte verkörpert die Familie seiner Großmutter diese traditionelle Form von Klugheit. In der Gegenüberstellung mit seiner Großmutter hebt Safran Foer die Grenzen ihrer traditionellen Klugheit hervor. Die Angehörigen von Frau Israel mögen in ihrem Ausharren in der Heimat einem traditionellen Verständnis von Tapferkeit im Krieg entsprochen haben. Aus der Perspektive ihres Nachfahrens konnten sie jedoch der neuartigen Form ihrer Vulnerabilität nicht angemessen begegnen, die für sie von den heranrückenden Nazis ausging. Dabei macht Safran Foer durch die Gegenüberstellung mit seiner Großmutter deutlich, worin ein angemessenes Handeln bestanden hätte: in der Rettung des eigenen Lebens durch Flucht.

Eine analoge Perspektive ließe sich gegenwärtig gegenüber Gemeinschaften einnehmen, die in der Klimakrise im Sinne traditioneller Klugheit handeln. Zu denken wäre etwa an Hirtengesellschaften, die südlich der Sahara und damit in einer Erdregion leben, die von der Klimakrise sehr stark betroffen ist. Ethnologische Studien zeigen, dass sie neuartige Wetterphänomene – wie das Ausbleiben von Regen – im Lichte tradierter religiöser Narrative deuten und praktisch beantworten.[31] Aus der Perspektive von Safran Foer erliegen diese Gesellschaften einem ähnlich tra-

---

[29] Vgl. Aristoteles, NE (2006), 1115b17.
[30] Arendt, H. (2012), 129.
[31] Vgl. Schnegg, M. (2021).

gischen Missverstehen ihrer eigenen Vulnerabilität wie die Verwandten seiner Großmutter.

Mit seiner Deutung der Vulnerabilitätsblindheit traditioneller Klugheit steht Safran Foer in der Tradition des neuzeitlichen Klugheitsdenkens. Die neuzeitliche Kritik fokussiert auf eine Schwäche des exemplarischen Urteilens, in dem in traditionellen Gesellschaften das situativ angemessene Handeln bestimmt werden soll. Die Orientierung an Vorbildern läuft Gefahr, in einer neuartigen Lebenssituation verfügbares Wissen über akute Verletzbarkeit nicht zu rezipieren beziehungsweise nicht auf die eigene Lebensführung anzuwenden und im Handeln angemessen zu berücksichtigen. In diesem Sinne unterstreicht bereits Niccolò Machiavelli:

»Menschen, die sich fest vornehmen, beständig ein und denselben Weg einzuhalten, sind so lange glücklich, als ihr Verhalten mit dem Glücke zusammenstimmt; sie werden aber unglücklich, sobald dieses wechselt und sie sich mit ihm nicht ändern wollen.«[32]

Ihre Durchschlagskraft gewinnt die neuzeitliche Kritik an der traditionellen Klugheit allerdings erst durch begriffliche Verschiebungen. Unter der Hand wird das Verständnis von Klugheit und gutem Handeln verändert. Als gut gilt nun ein Handeln, das das eigene Überleben sichert. Auch für Safran Foer besteht die alles entscheidende Überlegenheit seiner Großmutter gegenüber ihren Angehörigen darin, dass sie ihr Leben noch unter Bedingungen genozidaler Verfolgung hat retten können. So ein-

---

[32] Machiavelli, N. (2000), 482.

## Vulnerabilitätsblindheiten in der sozioökologischen Mehrfachkrise

drucksvoll das Handeln von Ethel Israel sein mag, lassen sich gegen die Überlegenheitsthese ihres Enkels doch kritische Einwände richten. Kritisch lässt sich nachfragen, ob aus der unterlassenen Flucht auf die Vulnerabilitätsblindheit von Ethel Israels Angehörigen geschlossen werden kann. Auch denkbar wäre, dass Ethel Israels Verwandte die Gefährdung ihres Lebens durch die heranrückenden Nazis richtig eingeschätzt haben und dennoch geblieben sind. Dies könnte mit den Erfordernissen einer Flucht zusammenhängen: dass sie etwa gebrechliche Verwandte oder kleine Kinder hätten zurücklassen müssen. Wenn Ethel Israels Verwandte sowohl die drohende Ermordung durch ihre nationalsozialistischen Verfolger als auch die Gefährdung ihres Selbstrespekts durch Flucht richtig eingeschätzt haben, dann kann ihr Verharren im Kreis ihrer Angehörigen nicht als vulnerabilitätsblind gedeutet werden. Es muss vielmehr als Ausdruck von vulnerabilitätssensibler Klugheit verstanden werden: tapfer angesichts von unterschiedlichen Gefahren für das eigene Überleben und den eigenen Selbstrespekt das Ausharren im Kreis der Angehörigen als das Handeln zu verstehen und umzusetzen, in dem sie ihre persönliche Integrität wahren. Ihr Verharren wäre dann ethisch nicht weniger eindrucksvoll als die Flucht von Ethel Israel, die als junges Mädchen durch Bruch mit ihrer gewohnten Lebensweise für ihr eigenes Überleben zu sorgen wusste.

Die Auseinandersetzung mit der neuzeitlichen Kritik an der tradierten Klugheit führt zu einer ambivalenten Zwischenbilanz. Traditionelle Klugheit kann aufgrund ihrer Orientierung an exemplarischen Vorbildern daran hindern, in Grenzsituationen des Lebens neuartige Formen akuter Verletzlichkeit zu erkennen. Sie kann aber auch ganzheitliche Formen der Verletzlichkeit und des Gedeihens im Blick haben, die sich einer neuzeitlichen Fokussierung auf eine kluge Sicherung des eigenen Überlebens entziehen. Wenn heute nicht mehr unmittelbar an traditionelle Klugheitsvorstellungen angeknüpft werden kann, dann hat dies weniger theoretische denn praktische Gründe. In der multiplen Moderne mit ihrem Pluralismus der Öffentlichkeiten[33] und Wertbindungen fehlen die sittlichen Kontexte, in denen durch kluges Urteilen und Handeln dem geteilten Ideal menschlicher Vortrefflichkeit situative Realität vermittelt werden kann.

## 4. Neuzeitlich-instrumentelle Klugheit zum eigenen Überleben

Die instrumentelle Ausgestaltung von Klugheit, aus deren Perspektive Safran Foer auf das Handeln seiner Familie angesichts der heranrückenden deutschen Armee blickt, hat sich seit der frühen Neuzeit entwickelt: an der Schnittstelle von kapitalistischem Markt, neuzeitlichem Wissenschaftssystem und neuartigen Technologien. Prominenteste Theoretiker dieser zweckrationalen Gestalt von Klugheit sind die Philosophen Niccolò Machiavelli und Thomas Hobbes; ein wichtiger Kritiker ist Immanuel Kant.

Im Folgenden soll die neuzeitlich-instrumentelle Klugheit zunächst knapp skizziert werden, um in Anschluss daran eine erste Antwort auf Safran Foers zentrale Frage zu versuchen: warum die westlichen Gesellschaften in der ökologischen Krise im Unterschied zu seiner Großmutter ihre akute Verletzlichkeit in ihrem praktischen Leben nicht angemessen beantworten können.

---

[33] Zum modernen Pluralismus der Öffentlichkeiten vgl. den fünften Abschnitt des vorliegenden Textes sowie Dalferth, I. (2022), 71–101.

## Vulnerabilitätsblindheiten in der sozioökologischen Mehrfachkrise

In der Neuzeit wird Klugheit in den Bahnen der dualistischen Anthropologie von *res cogitans* und *res extensa* von ihren Befürwortern und Kritikern der moralischen Vernunft entgegengesetzt.[34] Letztere orientiere sich an universal gültigen Normen, Erstere an den wertfernen Erfordernissen des Überlebens in der konkreten Situation.[35] In der Gegenüberstellung zum moralischen Urteil gewinnt Klugheit in allen zentralen Aspekten die gegenüber der Tradition veränderte Gestalt, die uns im letzten Abschnitt bereits begegnet ist. Das situative Gedeihen, das klug zu befördern ist, wird nicht mehr als Handeln verstanden, das ist, wie es als menschliches Handeln sein soll. Es wird jetzt vielmehr – wie bereits gesehen – mit Überleben kurzgeschlossen. Bei Machiavelli ist primär das politische, bei Hobbes dann das physische Überleben gemeint. Komplementär dazu stellt sich akute Vulnerabilität – wie ebenfalls gesehen – nun als akute Gefahr für das eigene Überleben dar. Irrelevant werden Bedrohungen der persönlichen Integrität etwa durch Aristoteles' beschämende Ehrlosigkeit.

Kluges Urteilen zielt jetzt auf das Verständnis der Faktoren, die im Kampf ums Überleben von Relevanz sind. Dabei ist das ganze Spektrum von Interessen, rechtlichen Normen, Machtkonstellationen, Handlungsoptionen und so weiter zu berücksichtigen. Als Defekte, die das kluge Urteil korrumpieren, gelten nun unter anderem auch moralische, emotionale und leibliche

---

[34] Vgl. Luckner, A. (2005), 122ff.; Mitscherlich-Schönherr, O. (2022), 122ff.
[35] Ihren Widerklang findet diese dualistische Entgegensetzung im alltäglichen Sprachgebrauch. So werden Menschen als klug bezeichnet, die sich nicht allzu sehr um moralische Pflichten kümmern, sondern geschickt eigene Interessen zu befördern wissen. Ähnlich wird in der zeitgenössischen Philosophie zwischen prudentiellen und moralischen Argumenten unterschieden.

## 4. Neuzeitlich-instrumentelle Klugheit zum eigenen Überleben

Bindungen. Nach dem Vorbild der empirischen Wissenschaften sind diese Bindungen außer Kraft zu setzen, um eine nüchterne Analyse akuter Gefahren zu erreichen. Analog dazu nimmt kluges Handeln die Gestalt technischer Geschicklichkeit an. Als klug gilt nun ein Handeln, das das eigene Überleben noch in Situationen höchster Gefahr mit innovativen Technologien zu sichern vermag. Beim Entwickeln neuartiger Technologien für den Kampf gegen Mächte aller Art feiert diese Klugheit ihre größten Erfolge. Als aktuelle Beispiele wäre an KI-gesteuerte Drohnen oder die neuartigen Coronaimpfstoffe zu denken.

Bei Jonathan Safran Foer begegnet seine Großmutter Ethel Israel als Personifikation dieser neuzeitlichen Klugheit. Auf exemplarische Weise verkörpert sie die Fähigkeit, schwelende Gefahren zu erkennen und das eigene Überleben im Wissen um die eigene akute Lebensgefahr jenseits von habitualisierten Lebensformen und Handlungsweisen zu sichern. Esther Safran Foer – die Mutter von Jonathan Safran Foer und Tochter von Ethel Israel – bestätigt den Vorbildcharakter ihrer Mutter: Auf ihrer Beerdigung sei sie von der Familie als »Superheldin« gewürdigt worden.[36]

In Gegenüberstellung mit Ethel Israels ausgeprägter Vulnerabilitätssensibilität rückt ihr Enkel Jonathan Safran Foer die Vulnerabilitätsblindheit der westlichen Gesellschaften in der ökologischen Krise ins Bewusstsein. Letztere stellt sich als Blindheit für die Gefährdung der geteilten Lebensgrundlagen durch die Klimakrise dar. Meinerseits möchte ich dafür eintreten, dass die zweckrationale Klugheit zum Überleben in der ökologischen Krise selbstwidersprüchlich wird. Das neuzeitliche Zweck-Mittel-Denken kann zwar äußerst effiziente Mittel zur Sicherung des Überle-

---

[36] Vgl. Safran Foer, E. (2020), 281.

bens entwickeln, diese Mittel können jedoch ihrerseits verletzend sein. In diesem Sinne spricht Hannah Arendt von einer genuinen Affinität des »Zweck-Mittel-Denkens« zur Gewalt gegenüber anderen Menschen und der Natur.[37] Diese Blindheit für die potenzielle Gewalttätigkeit der eigenen Mittel hängt mit dem Ausschluss des leiblichen und emotionalen Erlebens aus der – auf Wertneutralität verpflichteten – Analyse zusammen.

In der ökologischen Krise wird die Zerstörung deutlich, die das instrumentelle Aneignen von Natur- und Lebensprozessen verursachen kann. Bedroht wird die Belebbarkeit der Erde. Dabei entziehen sich die Prozesse der Zerstörung gerade der Perspektive der einzelnen Akteurinnen und Akteure. Anders als beim nationalsozialistischen Genozid am jüdischen Volk – den Safran Foer als Vergleichsfolie heranzieht – geht die Gefährdung nicht von anderen, sondern von den Bürgerinnen und Bürgern der westlichen Gesellschaften selbst aus. Sie wird nicht intentional angestrebt, sondern geschieht nebenbei: als nichtintendierte Nebenwirkung menschlichen Einwirkens in Naturzusammenhänge.[38] Zugleich entwickeln diese Praktiken nicht als Einzelne, sondern erst in unzählbarer Wiederholung und in Wechselwirkung mit den Eigendynamiken der Naturprozesse ihre zerstörerische Kraft. Zu denken wäre etwa an die Extraktion fossiler Brennstoffe oder den Verbrauch von Süßwasser.

Gerade weil Destabilisierung und Zerstörung nebenbei geschehen, nicht intendiert sind, widersetzen sie sich der Thematisierung und Behandlung im Rahmen zweckrationaler Klugheit. Deutlich zeigen sich diese Schwierigkeiten, der ökologischen

---

[37] Arendt, H. (1994), 293ff.; Keuel, H. (2020), 27ff.
[38] Vgl. Trautsch, A. (2023), 54ff.

## 4. Neuzeitlich-instrumentelle Klugheit zum eigenen Überleben

Krise adäquat zu begegnen, auf der grundlegenden Ebene der Zeit: an der Kollision zwischen den Zeitskalen der geologischen Prozesse und den sozialen Zeiteinheiten von technologischer Entwicklung und ökonomischer Vermarktung.[39] Die wachstumsbasierten Märkte zeichnen sich durch kurz- beziehungsweise mittelfristige Planungszeiten aus. In ihrem Rahmen lassen sich die langfristigen Prozesse geologischer Destabilisierung nicht abbilden. Bei der praktischen Gestaltung treten die Schwierigkeiten, der Klimakrise angemessen zu begegnen, unter anderem an den sogenannten Reboundeffekten klimaschonender Technologien hervor: dass neuartige ressourcensparende Technologien zu einem erhöhten Gesamtverbrauch von Energie führen, indem ihr Betrieb billiger wird.

Aus all dem ergibt sich eine erste Antwort auf Jonathan Safran Foers Frage nach den Gründen für die westliche Vulnerabilitätsblindheit in der ökologischen Krise. Zweckrationales Einwirken in Lebens- und Naturzusammenhänge hat die ökologische Krise der Gegenwart nicht nur verursacht; es hat auch Probleme, die Zerstörung, die von niemandem intendiert war, angemessen zu thematisieren und zu bewältigen. Instrumentelle Klugheit erweist sich in der ökologischen Krise damit, gemessen an ihren eigenen Vorstellungen, als vulnerabilitätsblind: als ungeeignet, die akute Gefährdung des Überlebens aller durch die ökologische Krise hier und jetzt praktisch zu beheben. In der ökologischen Krise gerät die instrumentelle Klugheit damit in Widerspruch zu sich selbst: mit der nichtintendierten Destabilisierung von Lebens- und Naturzusammenhängen das eigene Überleben zu gefährden, das mit den eigenen Eingriffen eigentlich gerade gesichert werden soll.

---

[39] Vgl. Trautsch, A. (2023), 56ff.

## 5. Die komplexe Klugheit in den kapitalistischen Demokratien des Westens

Obgleich in der multiplen Moderne sittliche Klugheit in einem traditionellen Verständnis nicht mehr lebbar scheint, reduziert sich moderne Klugheit nicht auf instrumentelle Klugheit. Neben dem Bezugsgefüge von kapitalistischem Markt, empirischen Wissenschaften und Ingenieurskunst, in dem instrumentelle Klugheit lebbar wird, kann in der politischen Öffentlichkeit eine pluralistisch-demokratische Klugheit gelebt werden.

Im Folgenden werde ich zwei Thesen vertreten: dass sich die westliche Vulnerabilitätsblindheit in ihrem vollen Umfang erst mit Blick auf das Ineinandergreifen der instrumentellen und der pluralistisch-demokratischen Klugheit verstehen lässt; und dass diese westliche Vulnerabilitätsblindheit nicht nur die Gefährdung des Überlebens in der Klimakrise, sondern auch die Gefährdung des demokratischen Miteinanders betrifft. Ich werde diese These – unter 5.1. bis 5.3. – in drei Schritten erläutern: mit Blick auf die demokratische Klugheit, auf das expansive Verhältnis zwischen kapitalistischen Marktprozessen und den demokratischen Verfahren in den kapitalistischen Demokratien des Westens und auf die Vulnerabilitätsblindheiten aufgrund ebendieser Machtverhältnisse.

### 5.1 Demokratische Klugheit. Eine erste Annäherung

Die Klugheit, die in liberalen Demokratien insbesondere in den pluralistischen Debatten der politischen Öffentlichkeit ausgeübt werden kann, unterscheidet sich in ihrem Verhältnis zum moder-

## 5. Die komplexe Klugheit in den kapitalistischen Demokratien des Westens

nen Pluralismus der Weltanschauungen grundlegend von der instrumentellen Klugheit. Instrumentelle Klugheit unterläuft mit ihrer Wertneutralität das Beziehungsgefüge, in dem Wertkonflikte bestehen. Demgegenüber wird in demokratischen Debatten die moderne Vielfalt der Perspektiven und Wertvorstellungen fürs kluge Urteilen und Handeln gerade fruchtbar gemacht.

Im geteilten Ringen um die richtige Analyse und die beste Gestaltung der Dinge, die alle betreffen, sollen gemeinsame Lernprozesse durchlaufen werden. Aus pluraler Perspektive sollen die Analysen und die praktischen Gestaltungsformen konkreter Herausforderungen wechselseitig überprüft werden. Einseitigkeiten und Unzulänglichkeiten sollen korrigiert, die Urteilsperspektive erweitert und die Handlungsweise der konkreten Situation angepasst werden. Dabei ist demokratische Klugheit aufgrund ihrer dialogischen Anlage im Unterschied zum Zweck-Mittel-Denken nicht mit Gewalt vereinbar. In diesem Sinne betont Hannah Arendt nicht nur, dass politisches Handeln in dem Moment endet, in dem Gewalt eingesetzt wird; sie unterstreicht auch, dass bereits politische Argumente im Unterschied zu wissenschaftlichen Argumenten niemanden bezwingen können. »Der Urteilende kann immer nur ›um jedes anderen Beistimmung werben‹ und hoffen, mit ihm übereinzukommen.«[40]

Nach dem Zweiten Weltkrieg wurden in vielen westlichen Gesellschaften die Potenziale demokratisch-pluralistischer Klugheit für einen klugen öffentlichen Umgang mit menschlicher Vulnerabilität erkannt. Seinen Niederschlag findet dieser prudentielle Lernschritt in der bis dato unbekannten Verknüpfung von Grundrechten und dem Schutz der Menschenwürde. Zwar

---

[40] Arendt, H. (1994), 300.

gab es bereits im 19. Jahrhundert Menschenrechtskataloge. Letztere haben die Potenziale der Menschenrechte jedoch allein in der Ermöglichung politischer Freiheit und nicht auch im Schutz menschlicher Würde gesehen. Erst in Reaktion auf die nationalsozialistischen Verbrechen gegen die Menschlichkeit wurde 1949 – in der UN-Menschenrechtscharta und dem deutschen Grundgesetz – der Bezug der Menschenrechte auf die menschliche Würde hergestellt.[41] Mit Blick auf das deutsche Grundgesetz zeigt sich die wechselseitige Verschränkung von Menschenrechten und Würderespekt. Die Grundrechte begründen in den Artikeln 2 bis 19 ein pluralistisch-demokratisches Miteinander, in dem jeder und jede ihre existenziellen Lebenshaltungen und Weltanschauungen ausüben und zum Ausdruck bringen darf. Der erste Artikel des Grundgesetzes macht deutlich, worum es dabei geht: um den gemeinsamen Schutz der persönlichen Würde aller vor Verletzung.

Damit wurden die Bedingungen dafür gestiftet, in der pluralistisch-demokratischen Öffentlichkeit eine neue Form politischer Klugheit im Verhältnis zu menschlicher Verletzlichkeit auszuüben. Jenseits der Bedrohungen des physischen Überlebens kommt die Verletzbarkeit der menschlichen Integrität in den Blick. Zugleich wird der Schutz vor der Verletzung der persönlichen Integrität als Aufgabe angenommen, die niemand allein, sondern alle nur gemeinsam bewältigen können. Die Potenziale der demokratisch-pluralistischen Klugheit für die Bewältigung dieser Aufgabe liegen auf der Hand. In den pluralistischen Debatten können stattfindende Verletzungen und schwelende Verletzbarkeiten von Betroffenen zu Gehör gebracht werden, die von

---

[41] Vgl. Pollmann, A. (2022), 9–53.

## 5. Die komplexe Klugheit in den kapitalistischen Demokratien des Westens

anderen – unter Umständen von der Mehrheit – ausgeblendet werden. Damit wird es möglich, Formen des geteilten Handelns auszuloten, in denen Bevölkerungsgruppen, die aktuell besonders vulnerabel sind, vor Verletzungen ihrer persönlichen Integrität geschützt werden. Als Beispiel solcher Prozesse des geteilten Klügerwerdens lässt sich etwa an die sozialen Transformationen denken, die im Verhältnis der Mehrheitsgesellschaft zu homosexuellen Menschen stattgefunden haben.

### 5.2 Demokratische Klugheit in den kapitalistischen Demokratien des Westens

Obgleich die demokratisch-pluralistische Klugheit von ihrer Anlage her geeignet ist, neuartige Formen der Vulnerabilität zu reflektieren und im politischen Handeln zu berücksichtigen, ist Safran Foers Diagnose von der Vulnerabilitätsblindheit westlicher Gesellschaften in der ökologischen Krise nicht von der Hand zu weisen. Um das sich hier abzeichnende Klugheitsproblem in den Blick zu bekommen, ist über mein bisheriges Nebeneinander zwischen den Idealtypen einer instrumentellen und einer demokratisch-pluralistischen Klugheit hinauszugehen. Die multiple Moderne zeichnet sich zwar durch eine Pluralisierung von Öffentlichkeiten aus. Darin ergänzen sich die instrumentelle Klugheit zum Überleben und die demokratisch-pluralistische Klugheit zum gemeinsamen Schutz der persönlichen Integrität aller, die in den Öffentlichkeiten des kapitalistischen Marktes und der demokratischen Verfahren ausgeübt werden. Allerdings stehen diese Öffentlichkeiten nicht so unverbunden nebeneinander, wie ich bisher suggeriert habe.

Beim Verständnis der Machtbeziehungen, die in kapitalistischen Demokratien zwischen den unterschiedlichen Bezugsgefügen moderner Öffentlichkeit bestehen, helfen die Kapitalismusstudien der US-amerikanischen Philosophin Nancy Fraser weiter.[42] Die kapitalistischen Gesellschaften des Globalen Nordens zeichnen sich nach Fraser durch das Ineinandergreifen zwischen den global organisierten kapitalistischen Marktbeziehungen im Vordergrund und politischen, wissenschaftlichen, familiären Beziehungen im Hintergrund aus.[43] Fraser unterstreicht, dass einfache Kausalbedingungen wie die Überbautheorien eines orthodoxen Marxismus beim Verständnis dieses komplexes Gefüges zu kurz greifen. Die Hintergrundöffentlichkeiten seien nach eigenständigen Gesetzen geordnet.[44] So kann sich – wie im letzten Abschnitt gesehen – in der demokratisch-pluralistischen Öffentlichkeit eine gegenüber der instrumentellen Klugheit eigenständige Form demokratischer Klugheit zum Schutz persönlicher Integrität ausbilden. Zugleich sind die vordergründigen Marktbeziehungen im Kapitalismus nach Fraser jedoch expansiv.[45] Da sich kapitalistische Volkswirtschaften nur durch Wachstum stabilisieren können, müssen sie neue bisher nicht kommodifizierte Ressourcen erschließen.

Darin kommt es nicht nur zu den Formen der Zerstörung von Natur- und Lebensprozessen, denen wir bereits in Auseinandersetzung mit instrumenteller Klugheit begegnet sind. Nach Fraser

---

[42] Vgl. Fraser, N. (2023), 11ff.
[43] Über Fraser hinaus sind meines Erachtens – in der Tradition von Max Weber – auch religiöse Öffentlichkeiten als Hintergrundbeziehungen von säkularen kapitalistischen Gesellschaften zu untersuchen; vgl. den Ausblick des vorliegenden Aufsatzes unter 6.
[44] Vgl. Fraser, N. (2023), 17–55.
[45] Vgl. ebd.

## 5. Die komplexe Klugheit in den kapitalistischen Demokratien des Westens

kommt es auch zu Schädigungen der demokratischen Öffentlichkeit.[46] Sie diagnostiziert eine Entpolitisierung zentraler Fragen des gesellschaftlichen Lebens:

> »Indem weite Bereiche des gesellschaftlichen Lebens der Herrschaft des ›Marktes‹ [...] unterstellt werden, werden sie für demokratische Entscheidungsfindung, kollektives Handeln und öffentliche Kontrolle unzugänglich gemacht.«[47]

Diese Beschneidung der politischen Öffentlichkeit findet nach Fraser sowohl durch externe Vorgaben als auch durch interne Festlegungen statt: etwa internationale Verpflichtungen, Privatisierungen oder die Ausweitung einer neoliberalen Rationalität.[48] Sie betreffe unter anderem Grundsatzentscheidungen der Produktion – »was und wie viel wir auf welcher Energiebasis und im Rahmen welcher sozialen Beziehungen herstellen wollen«[49] –, der Verwendung des kollektiv erwirtschafteten Mehrwerts, der gesellschaftlichen Organisation der Reproduktion und des Umgangs mit der Natur.

Die demokratische Klugheit ist von den Erosionen der demokratischen Öffentlichkeit mitbetroffen. Durch die Entpolitisierung beziehungsweise Ökonomisierung zentraler Fragen des gesellschaftlichen Lebens wird das demokratische Urteilen und Handeln in seinem Gegenstandsbereich beschnitten. Darüber hinaus wird das demokratisch-pluralistische Urteilen und Han-

---

[46] Vgl. Fraser, N. (2023), 189–224.
[47] Fraser, N. (2023), 197f.
[48] Vgl. Fraser, N. (2023), 210f.
[49] Fraser, N. (2023), 198.

deln auch in seinen ethischen Quellen unterminiert. Ergänzend zu Fraser verweist etwa Jürgen Habermas auf die Gefahr, dass sich die »Bürger wohlhabender und friedlicher liberaler Gesellschaften in vereinzelte, selbstinteressiert handelnde Monaden [verwandeln; OMS], die ihre subjektiven Rechte nur noch wie Waffen gegeneinander richten«.[50] Zunehmende Freund-Feind-Gegensätze gefährden nicht nur das »soziale Band«, das Demokratien zusammenhält; sie blockieren auch geteilte Lernprozesse in öffentlichen Debatten über die geteilten Dinge. Sie mindern die Bereitschaft, anderen zuzuhören und sich ihrer Kritik auszusetzen, und beschneiden damit Spielräume eines pluralistisch klugen Urteilens und Handelns.

5.3 Die Vulnerabilitätsblindheiten westlicher Gesellschaften in der ökologischen Krise

Vor dem Hintergrund dieser Erosion der demokratischen Klugheit sei nun auf Safran Foers Diagnose von den westlichen Vulnerabilitätsblindheiten in der ökologischen Krise zurückgekommen.

Zunächst erfährt das Verständnis der akuten Vulnerabilität, der westliche Gesellschaften gegenwärtig ausgesetzt sind, eine Erweiterung gegenüber Safran Foer. Es zeigt sich, dass neben den akuten Gefährdungen des physischen Überlebens auch die akuten Gefährdungen des demokratischen Miteinanders zu berücksichtigen sind. Im letzten Abschnitt ist deutlich geworden, dass die Vulnerabilisierung in den kapitalistischen Demokratien auch

---

[50] Habermas, J. (2005), 112.

## 5. Die komplexe Klugheit in den kapitalistischen Demokratien des Westens

eine Destabilisierung der politischen Ordnung und damit des Rechtsrahmens umfasst, auf den auch instrumentell kluge Praktiken der Überlebenssicherung angewiesen sind.[51]

Darüber hinaus lassen sich nun auch die Blindheiten der westlichen Gesellschaften für die akute Verletzlichkeit des physischen und demokratischen Gedeihens schärfer fassen als bisher. Sie haben sowohl mit den Defekten der instrumentellen Klugheit zum Überleben als auch mit den Defekten der pluralistisch-demokratischen Klugheit zum gemeinsamen Schutz persönlicher Integrität zu tun, die in kapitalistischen Demokratien in der Vordergrundöffentlichkeit des kapitalistischen Marktes und der Hintergrundöffentlichkeit der politischen Verfahren gelebt werden. In Auseinandersetzung mit der instrumentellen Klugheit sind wir auf ein mehrfaches Problem gestoßen. Zweckrationale Klugheit untergräbt mit ihren effizienten Strategien der Überlebenssicherung nebenbei die Lebensgrundlagen von Menschen und nichtmenschlichen Lebewesen auf Erden und die Fundamente des demokratischen Miteinanders. Zugleich ist es im Rahmen des Zweck-Mittel-Denkens nicht möglich, diese Formen der Zerstörung angemessen zu thematisieren und zu bewältigen. Allerdings lässt sich nun verstehen, dass die westlichen Vulnerabilitätsblindheiten auch mit der Erosion der demokratischen Öffentlichkeit und der Zersetzung des pluralistischen Urteilens und Handelns zusammenhängen. Vor dem Hintergrund von Nancy Frasers Kapitalismusstudien wird deutlich: Die demokratisch-pluralistische Klugheit, die in den kapitalistischen Demokratien des Westens ausgeübt wird, greift bei der Analyse der akuten Vulnerabilitäten und bei den anstehenden politischen Transformationen der

---

[51] Vgl. Fraser, N. (2023), 194ff.

westlichen Lebensform zu kurz. Die – von Fraser herausgearbeitete – Ökonomisierung von sozialen Grundsatzentscheidungen bedeutet nämlich unter anderem auch eine Beschneidung der politischen Entscheidungen über die sozialen Naturverhältnisse: über die Weise, wie das Bauen, der Verkehr, die Nahrungsmittelproduktion und Energiegewinnung im Verhältnis zu den Natur- und Lebenszyklen organisiert werden.[52] Zugleich wirkt die ethisch-existenzielle Zersetzung der demokratischen Öffentlichkeit in den politischen Umgang mit den akuten Verletzlichkeiten hinein, von denen alle in den zunehmenden ökologischen Krisen betroffen sind. In Variation des oben angeführten Habermas-Zitats lässt sich die politische Vulnerabilitätsblindheit als Kampf deuten, in welchem alle ihre eigenen Verletzlichkeiten »wie Waffen gegeneinander richten«. In den Bahnen politischer Freund-Feind-Gegenüberstellungen kommt es zu verschärften Vulnerabilitätskämpfen: zu politischen Auseinandersetzungen, in denen eigene gegen fremde Verletzlichkeit in Stellung gebracht wird.[53] Zurückgedrängt wird das Wissen um fremde Verletzlichkeit, um die geteilte Verletzlichkeit aller in der ökologischen Krise und um die Verletzlichkeit des demokratischen Miteinanders.

## 6. Ausblick: Können wir klüger werden?

In meinen Überlegungen bin ich von Safran Foers Diagnose von der westlichen Vulnerabilitätsblindheit in der ökologischen Krise

---

[52] Vgl. Fraser, N. (2023), 129–188.
[53] Detailliert analysiert die Theologin Hildegund Keuel die sozialen Vulnerabilitätskämpfe, die u. a. im Umgang mit der Coronapandemie geführt worden sind; vgl. Keuel, H. (2021), 27–36; 55–60.

## 6. Ausblick: Können wir klüger werden?

ausgegangen. Mir ging es darum, die westlichen Vulnerabilitätsblindheiten als Klugheitsdefekte zu analysieren. Dafür habe ich die instrumentelle und die pluralistisch-demokratische Klugheit sowie deren interne Machtverhältnisse analysiert, die die kapitalistischen Demokratien des Westens bestimmen. Wenn meine Analyse richtig ist, dann ist es um die öffentliche Klugheit westlicher Gesellschaften nicht gut bestellt. Die instrumentelle Klugheit zum physischen Überleben bringt akute Verletzlichkeiten der Einzelnen und des gesellschaftlichen Miteinanders hervor. Und die demokratische Klugheit zum geteilten Gedeihen kann die Praktiken der Zerstörung des natürlichen und sozialen Lebens nicht angemessen verändern und verstrickt sich zudem in Freund-Feind-Gegenüberstellungen.

Viel spricht dafür, dass es sich bei der aktuellen Klugheitskrise um ein Symptom grundlegender sozialer Umbrüche handelt. So spricht etwa Nancy Fraser von der Gegenwart als einem »Interregnum«, in dem über die »künftige Form des gesellschaftlichen Lebens« entschieden werde.[54] Dabei ist es ungewiss, ob die westlichen Gesellschaften in der aktuellen sozioökologischen Mehrfachkrise klüger werden: ob sie neue Formen öffentlicher Klugheit jenseits des zerstörerischen Ineinandergreifens von instrumenteller und demokratischer Klugheit ausbilden können. Auch ist offen, in welchen Formen, Institutionen und Praktiken ein kluges Urteilen und Handeln ausgeübt werden könnten, in dem alle in ihrer strukturellen Verletzlichkeit leiblich, emotional, sozial und geistig gedeihen können.

Wenn Prozesse öffentlichen Klügerwerdens gelingen sollen, dann müssen sie der komplexen Anlage öffentlicher Klugheit

---

[54] Vgl. Fraser, N. (2023), 221.

genügen: als Disposition von handelnden Menschen in öffentlichen Kontexten. Öffentliches Urteilen und Handeln lässt sich deswegen nur vervollkommnen, wenn ethisch-existenzielle und soziale – politische und ökonomische – Transformationen ineinandergreifen.[55] Bei der Bewältigung dieser Herausforderung erscheinen mir zeitgenössische Bestrebungen aussichtsreich, religiöse Öffentlichkeiten als Bezugsgefüge eines klugen Urteilens und Handelns zu erinnern und neu zu kultivieren.[56] Im Unterschied zu den »abgepufferten« Klugheiten,[57] die in säkularen kapitalistischen Demokratien auf dem Markt und in politischen Verfahren kultiviert werden, werden in religiösen Narrativen, Ritualen und Praktiken Haltungen der Hingabe, des Sich-Aussetzens und Sich-verletzlich-Machens als Quellen klugen Urteilens und Handelns verstanden. In der multiplen Moderne können religiöse Narrative und Praktiken des Sich-Aussetzens nicht nur ein Gegengewicht zum Zweck-Mittel-Denken und zu seinen Formen der Aneignung des Begegnenden darstellen. Sie können auch eine demokratisch-pluralistische Debattenkultur befördern, in der die anderen – jenseits von Freund-Feind-Dichotomien – als Gegenüber gehört

---

[55] Demgegenüber greift meines Erachtens Jonathan Safran Foers Vorschlag zu kurz, wie die westlichen Gesellschaften klüger werden könnten: aus dem Wissen um die eigene Verletzlichkeit in der ökologischen Krise die praktische Konsequenz zu ziehen, den individuellen $CO_2$-Fußabdruck durch Veränderung der eigenen Ernährungsweise zu verbessern. Safran Foer unterschätzt meiner Ansicht nach die öffentlichen Kontexte von klugem Urteilen und Handeln. So wichtig die individuelle Transformation der eigenen Existenzweise ist, ist sie doch ohne soziale Transformationen nicht lebbar und muss unzureichend bleiben.
[56] Vgl. Habermas, J. (2005); Rosa, H. (2022).
[57] Diesen Ausdruck übernehme ich von Charles Taylor; vgl. Taylor, C. (2009), 72.

werden und im politischen Disput gelernt wird, die geteilten Lebensherausforderungen klug zu analysieren und zu gestalten.

## Literatur

Arendt, Hannah (1994): Zwischen Vergangenheit und Zukunft. Übungen im politischen Denken, Bd. I. München: Piper.
Arendt, Hannah (2012): Das Urteilen. München: Piper.
Aristoteles (2006): Nikomachische Ethik. Übers. und hrsg. von U. Wolf. Reinbek bei Hamburg: Rowohlt.
Dalferth, Ingolf U. (2022): Die Krise der öffentlichen Vernunft. Über Demokratie, Urteilskraft und Gott. Leipzig: Evangelische Verlagsanstalt.
Foot, Philippa (2004): Die Natur des Guten. Berlin: Suhrkamp.
Fraser, Nancy (2023): Der Allesfresser. Wie der Kapitalismus seine eigenen Grundlagen verschlingt. Übers. von A. Wirthensohn. Berlin: Suhrkamp. [engl. Orig.: Cannibal Capitalism. How Our System Is Devouring Democracy, Care and the Planet – and What we Can Do about It 2022].
Habermas, Jürgen (2005): Zwischen Naturalismus und Religion. Philosophische Aufsätze. Frankfurt am Main: Suhrkamp.
Hursthouse, Rosalind (2006): Practical wisdom: A mundane account. In: Proceedings of the Aristotelian Society 106, 285–309.
Jaeggi, Rahel (2014): Kritik von Lebensformen. Berlin: Suhrkamp.
Jaspers, Karl (1958): Die Atombombe und die Zukunft des Menschen. München/Zürich: Piper.
Jaspers, Karl (1994): Philosophie, Bd. 2: Existenzerhellung. München/Zürich: Piper.
Keul, Hildegund (2021). Schöpfung durch Verlust, Bd. 1: Vulnerabilität, Vulneranz und Selbstverschwendung nach Georges Bataille. Würzburg: Würzburg University Press.
Kristjánsson, Kristján et al. (2021): Phronesis (Practical Wisdom) as a Type of Contextual Integrative Thinking. In: Review of General Psychology 25(3), 239–257.
Luckner, Andreas (2005): Klugheit. Berlin/New York: De Gruyter.
Machiavelli, Niccolò (2000): Hauptwerke in einem Band. Vom Staate. Vom Fürsten. Kleine Schriften. Köln: Parkland.
Maio, Giovanni (2024): Ethik der Verletzlichkeit. Freiburg/Basel/Wien: Herder.
Merleau-Ponty, Maurice (1965): Phänomenologie der Wahrnehmung. Übers. von R. Boehm. Berlin: De Gruyter. [franz. Orig.: Phénomenologie de la perception, 1945].

Mitscherlich-Schönherr, Olivia (2022): Kluges Handeln in der Krise. Eine kritische Phänomenologie politischer Klugheit. In: J. Augstein (Hg.): Follow the Science – aber wohin? Wissenschaft, Macht und Demokratie im Zeitalter der Krisen. Berlin: Ch. Links, 117–139.

Plessner, Helmuth (1975): Die Stufen des Organischen und der Mensch. Einleitung in die philosophische Anthropologie. Berlin/New York: De Gruyter.

Pollmann, Arnd (2022): Menschenrechte und Menschenwürde. Zur philosophischen Bedeutung eines revolutionären Projekts. Berlin: Suhrkamp.

Rosa, Hartmut (2022): Demokratie braucht Religion. München: Kösel.

Safran Foer, Esther (2020): Ihr sollt wissen, dass wir noch da sind. Übers. von T. Schnettler. Köln: Kiepenheuer & Witsch [engl. Orig.: I want you to know we're still here 2020].

Safran Foer, Jonathan (2019): Wir sind das Klima! Wie wir unseren Planeten schon beim Frühstück retten können. Übers. von S. Jacobs und J. Schönherr. Köln: Fischer [engl. Orig.: We are the weather. Saving the Planet Begins at Breakfast 2019].

Schnegg, Michael (2021): What Does the Situation Say? Theorizing Multiple Understandings of Climate Change. In: Ethos 49 (2): 194–215.

Taylor, Charles (2009): Ein säkulares Zeitalter. Übers. von J. Schulte. Frankfurt am Main: Suhrkamp [engl. Orig.: A secular age 2007].

Trautsch, Asmus (2023): Planetare Tragik und die Möglichkeit der Intervention. In: O. Mitscherlich-Schönherr / M.-D. Cojocaru / M. Reder (Hg.): Kann das Anthropozän gelingen? Krisen und Transformationen der menschlichen Naturverhältnisse im interdisziplinären Dialog, Berlin: De Gruyter, 47–78.

# Sich verletzlich machen.
# Ambivalenzen des christlichen
# Liebesethos und einer Ethik der Sorge

Michael Coors

Es dürfte weitgehend Konsens sein, dass kaum ein Mensch Verletzungen als an sich moralisch erstrebenswert ansieht. Zwar können Verletzungen durchaus als Mittel zum Zweck der Realisierung eines höherstehenden moralischen Gutes erstrebt werden, aber selbst dann gelten Verletzungen in aller Regel eher als notwendiges Übel denn als moralisch erstrebenswert. Das bedeutet allerdings noch nicht, dass auch die Verletzlich*keit* des Menschen als ein Übel anzusehen ist. Ich will im Folgenden vielmehr einem spezifisch ethischen Gedanken nachgehen, der neben anderem deutlich machen soll, dass die Verletzlichkeit des Menschen moralisch auch ein Gut ist. Denn verletzbar zu sein ist eine Voraussetzung dafür, sich anderen Menschen in Liebe beziehungsweise Sorge helfend zuwenden zu können. Das christliche Ethos der Nächstenliebe lässt sich, so meine These, als ein Ethos der gewählten Verletzbarkeit interpretieren, weil es ein Ethos der radikalen Offenheit für die Not des anderen darstellt.

Zunächst werde ich dafür mit einigen allgemeinen Überlegungen zum Verletzlichkeitsbegriff einsteigen und dabei an zumindest einem Punkt eine Korrektur gegenüber früheren Überlegungen meinerseits vornehmen,[1] um dann vor diesem Hintergrund

---
[1] Vgl. Coors, M. (2022b).

das christliche Liebesethos als eine spezifische Form der Ethik der Sorge zu interpretieren.

## 1. Verletzlichkeit, Verletzung und Integrität: Begriffe und Wertungen

Die bereits zu Beginn getroffene Unterscheidung zwischen der Verletzlichkeit (oder auch Verletzbarkeit, Verwundbarkeit, Vulnerabilität)[2] und der Verletzung beziehungsweise Wunde setze ich als Grundunterscheidung voraus.[3] Der Begriff der Verletzung ist dabei – schon rein sprachlich – unmittelbar verbunden mit dem Begriff der Integrität. Denn das lateinische »integritas« ist ins Deutsche schlicht mit »Unversehrtheit« zu übersetzen. Das Wort »Integrität« verweist also auf einen Zustand, in dem keine Verletzung eingetreten ist. Gleichzeitig wird der Zustand der Integrität damit aber auch dadurch definiert, dass Verletzungen eintreten *können* – er ist also dezidiert kein Zustand der Unverletz*bar*keit, sondern lediglich der Zustand des Unverletztseins. Weil dieser Zustand allerdings durch die Negation des Gegenteils definiert wird (*un*-verletzt), steht die Möglichkeit, verletzt zu werden, immer schon im Raum. Sosehr also Verletzung und Integrität Gegensätze bilden, so wenig bilden Integrität und Vulnerabilität einen Gegensatz. Der Begriff der Integrität führt die Möglichkeit des Verletztwerdens, also der Vulnerabilität, immer schon mit. Integrität ist das, was verletzt werden kann.

---

[2] Vgl. zu Begrifflichkeit Coors, M. (2022a), 8–9.
[3] Vgl. dazu und zum Folgenden Coors, M. (2022b), 96–97.

## 1. Verletzlichkeit, Verletzung und Integrität: Begriffe und Wertungen

Nun kann man eine Integrität aber nicht nur verletzen, man kann auch schlicht von der *Beschädigung* der Integrität reden. Der entscheidende Unterschied zwischen »verletzen« und »beschädigen« scheint mir darin zu liegen, dass zum semantischen Feld des Begriffs »verletzen« die Vorstellung von Heilung gehört. Verletzungen beziehungsweise Wunden (lat. *vulnus*, daher Vulnerabilität) können heilen, auch wenn das nicht immer geschieht. Wunden können auch offen bleiben, und oft lassen sie Narben zurück.[4] Darum erscheint es mir plausibel, dass Henk ten Have Vulnerabilität nicht nur durch Sensitivität und Exposition, sondern eben auch durch Adaptationsfähigkeit charakterisiert:[5] Verletzt werden kann nur etwas, das sich nachgängig zur geschehenen Verletzung adaptiert, das heißt, entweder heilt die Verletzung, und die Integrität wird wiederhergestellt, oder aber die Verletzung wird in das Leben integriert. Dort, wo solch eine Adaptation nicht möglich ist, reden wir nicht von Verletzung, sondern von Beschädigung. Adaptation und Heilung sind aber Möglichkeiten, die meines Erachtens allein lebendigen Organismen zukommt. Von daher ist der Begriff der Vulnerabilität primär auf die Integrität organischen Lebens bezogen. Wir reden nicht von der Verletzung oder Verletzlichkeit eines Tisches, eines Steins oder eines Computers, gleichwohl auch diesen Gegenständen eine Integrität eignet. Wenn wir hingegen von der Verletzlichkeit zum Beispiel von Staaten reden, dann greifen wir dabei implizit auf eine lange Tradition des Vergleichs von Staaten mit dem menschlichen Körper (etwa des Königs) zurück: Staaten funktionieren als hoch-

---

[4] Vgl. Springhart, H. (2016), 206; Coors, M. (2022a), 8.
[5] Vgl. ten Have, H. (2016), 12–13.

Sich verletzlich machen.

komplexe Systeme ähnlich wie Organismen, die sich einer Verletzung adaptieren und die heilen können.

Wenn Verletzungen sich von Beschädigungen dadurch unterscheiden, dass sie heilen können, dann bedeutet das auch, dass der Begriff der »Verletzung« eine teleologische Semantik hat, denn eine Verletzung unterscheidet sich allein durch das Telos der Heilung von der bloßen Beschädigung eines Gegenstandes. Dabei scheint, ausgehend von der Metapher der »Wunde«, die Heilung in aller Regel als etwas Gutes und von daher die Wunde beziehungsweise die Verletzung als etwas Schlechtes begriffen zu werden. Anders gesagt: Der Begriff der Verletzung verbindet sich mit der Vorstellung, dass Integrität erstrebenswert und dass die Verletzung ein bedrohliches Übel ist. Und gleichzeitig ist dabei festzuhalten, dass der Zustand der Integrität eben bleibend einen Zustand des Bedrohtseins durch Verletzung bezeichnet, dass wir also mit der Integrität gerade nicht Unverletzbarkeit erstreben.

Die implizite Teleologie des Begriffsfelds von Wunde und Verletzung bringt also spezifische Wertungen mit sich, die dazu führen, dass auch der Begriff der Verletzlichkeit nicht frei von Wertungsdimensionen ist.[6] Während die Wunde oder die Verletzung ein Übel darstellt, ist dies für die Verletzlich*keit* (Vulnerabilität) nicht so eindeutig. Ihr eignet zwar auch immer etwas Bedrohliches, weil sie auf die Möglichkeit des Übels der Verletzung hinweist. Zugleich ist Verletzlichkeit aber nicht nur ein Übel, sondern sie ist immer auch die Kehrseite der Offenheit des Organismus auf seine Umwelt hin.[7] Nur ein Organismus, der nicht zu seiner Umwelt hin offen ist – der also, mit ten Have gesprochen, nicht

---

[6] Diese implizite evaluative Dimension des Begriffs habe ich in Coors, M. (2022b) noch übersehen.
[7] Vgl. Klein, R. (2022), 60–62.

mehr sensitiv ist und damit auch nicht auf sie einwirken kann –, ließe sich als *un*verletzlich denken. Das ändert nichts daran, dass eine Verletzung nicht erstrebt wird. Aber eine Unverletzlich*keit* kann man nur um den Preis der vollständigen Abkopplung von der Umwelt erstreben. Organisches Leben ist nur als Leben denkbar, das stets mit der Gefahr von Verletzungen existiert.

## 2. Verletzlichkeit und Autonomie

Das sind so weit alles sehr formale Beobachtungen. Konkreter wird es erst, wenn man sich darüber zu verständigen sucht, um welche Integrität es geht und welchen moralischen Wert wir dieser Integrität konkret zuschreiben. Ein Blick auf die Geschichte des Begriffs der Vulnerabilität im Kontext der Medizinethik legt nun nahe, dass vor allem die Integrität selbstbestimmter, autonomer Personen dasjenige ist, was durch Verletzungen bedroht ist.[8] Dabei lasse ich den Autonomiebegriff hier bewusst schillernd, ohne ihn zu präzisieren. Wie man diesen nämlich fasst, hängt wesentlich auch davon ab, wie man das Verhältnis von Autonomie und Vulnerabilität fasst. Meine These ist, dass es das verletzliche autonome Subjekt in seiner Leiblichkeit ist, das in der zweiten Hälfte des 20. Jahrhunderts in den Fokus der ethischen Debatten gerückt ist. Von daher erklärt sich, warum der Begriff der Verletzlichkeit erst in der zweiten Hälfte des 20. Jahrhunderts als prominenter Begriff in ethischen Diskursen aufzutauchen scheint.[9]

---

[8] Vgl. dazu ausführlicher Coors, M. (2022b).
[9] Vgl. Coors, M. (2022a), 4–5.

Der Begriff der Vulnerabilität beruht auf der moralischen Wertung, die wir mit dem Begriff der Autonomie vornehmen: Weil die Integrität autonomer, selbstbestimmter Personen prima facie als schützenswert gilt, ist die Verletzlichkeit von Personen ein ethisches Thema. Es geht also in den vielfältigen Vulnerabilitätsdiskursen *nicht* darum, die Vorstellung eines (*vermeintlich* unverletzbaren) autonomen Subjektes durch die Vorstellung eines verletzlichen Subjektes zu ersetzen.[10] Vielmehr gilt: Gerade weil autonome Personen sich als handelnde Subjekte auf andere Personen und ihre Umwelt beziehen, sind sie als autonome Personen immer verletzbare Personen. Autonomie macht verletzlich.[11] Hille Haker spricht auch darum von »vulnerable agency«[12] – als selbstbestimmt handelnde Personen sind Menschen in und durch ihr Handeln immer auch verletzliche Personen.

Eine Gegenüberstellung einer Ethik der Autonomie und einer Ethik der Vulnerabilität ist darum nicht weiterführend. Die viel relevantere Frage besteht darin, wie Autonomie und Vulnerabilität zueinander ins Verhältnis zu setzen sind. Dazu habe ich mich an anderer Stelle ausführlicher geäußert[13] und will hier nur das Ergebnis dieser Überlegungen festhalten:

Auf der Ebene präskriptiver Pflichten besteht meines Erachtens kein unmittelbarer Widerspruch dazwischen, die Autonomie einer anderen Person respektieren zu müssen und gegenüber einer anderen Person Schutz- und Sorgepflichten aufgrund ihrer Verletzbarkeit zu haben. Vielmehr kann man die Pflicht des Re-

---

[10] So z. B. Finemann, M. (2008), 2; Schnell, M. W. (2017), 13; Klein, R. (2015), 307.
[11] Vgl. MacIntyre, A. (1999).
[12] Vgl. Haker, H. (2020), 135–167.
[13] Vgl. Coors, M. (2022b).

spekts vor der Autonomie letztlich im Anspruch auf den Schutz der jeweiligen leiblichen Integrität der Personen begründen. Das Recht auf die Achtung der Autonomie gründet also ebenso wie Fürsorgepflichten in der Vulnerabilität der Person.

Zu Spannungen zwischen Selbstbestimmung und Verletzlichkeit kommt es erst dann, wenn wir die güterethische Dimension von Vulnerabilität und Autonomie in den Blick nehmen – also dann, wenn wir nach ihrer Bedeutung für ein gutes Leben fragen. Realisiert sich ein gutes Leben darin, die je eigene Verletzlichkeit kraft der Autonomie zu überwinden, oder realisiert sich ein gutes Leben in einer Akzeptanz der eigenen Verletzlichkeit, ohne dass damit die Autonomie der Person aufgehoben würde? Damit geht es letztlich um Fragen der Haltungen, aus denen heraus ein Leben geführt wird. Es geht also in der klassischen Begrifflichkeit der Ethik um Tugenden. Ich habe argumentiert, dass eine Überwindung der je eigenen Verletzlichkeit kraft der eigenen Autonomie nicht moralisch erstrebenswert ist.[14] Dafür sprechen meines Erachtens vor allem zwei Gründe:

a. Die menschliche Fähigkeit zur Autonomie beruht darauf, dass sich Menschen durch ihren Leib zur Welt verhalten können, und es ist die organische Verfasstheit unseres Leibes, die uns verletzlich macht.[15] Durch den Leib sind Personen auf die Welt bezogen und können in ihr handeln. Damit aber sind sie

---

[14] Vgl. Coors, M. (2022b), 100–101.
[15] Zur Leiblichkeit als dem Zur-Welt-Sein des Menschen vgl. insb. Merleau-Ponty, M. (1966), der mit seinen Überlegungen auf Husserl, E. (1963) zurückgreift. Zur Interpretation der Leibphänomenologie von Merleau-Ponty im Horizont einer Theorie des leiblichen Selbst vgl. Waldenfels, B. (2000). Vgl. zum Ganzen meine Deutung in Coors, M. (2020), 49–80.

zugleich verletzlich durch das, was ihnen in der Welt widerfährt. Verletzlichkeit überwinden zu wollen würde somit die Voraussetzung der Autonomie menschlicher Personen untergraben und bedeuten, eine Existenz in völliger Beziehungslosigkeit zu erstreben.

b. Es gibt Verletzungen, die erstrebt werden – in der Regel um ein höheres Gut zu realisieren: zum Beispiel den medizinischen Eingriff in den Körper, um das Gut der Gesundheit zu realisieren; oder man erstrebt Schmerzen als Mittel zum Zweck der Steigerung von Lust. Diese Güter zu erstreben ist zwar nicht notwendig, aber möglich. Das macht deutlich, dass Verletzungen erstrebenswert sein können, wenn auch nicht als intrinsische, sondern nur als instrumentelle Güter. Verletzung als instrumentelle Güter erstreben zu können setzt aber voraus, dass man verletzbar ist, sodass Verletzbarkeit selbst grundsätzlich als erstrebenswert gelten kann.

## 3. Liebe: Wohltunspflicht oder moralisches Ideal?

Eben hier sehe ich nun eine Verbindung zur christlichen Tradition des Liebesethos. Den Liebesbegriff zu einem Schlüsselbegriff der Moral zu machen scheint tatsächlich eine Innovation darzustellen, zunächst des antiken Judentums und dann des Christentums, in dem das Doppelgebot der Gottes- und Nächstenliebe bekannterweise als das höchste Gebot, als Inbegriff aller Gebote gilt (Mt 22,37–40). Die Vorstellung der Nächstenliebe hat sich dabei als eine äußerst wirkmächtige Artikulation des moralisch Guten erwiesen, die auch noch weit jenseits ihrer ursprünglichen religiösen Grundierung Menschen bis heute zu überzeugen vermag.

## 3. Liebe: Wohltunspflicht oder moralisches Ideal?

Das christliche Ethos der Nächstenliebe will ich nun im Folgenden als ein Sorgeethos interpretieren, durch das Menschen sich im Einsatz für andere verletzbar machen. Wenn man Liebe in diesem Sinne als ein moralisch erstrebenswertes Ideal versteht, dann setzt dies also auch voraus, dass Menschen verletzbar sind. Ohne Verletzbarkeit gibt es keine Möglichkeit, sich für andere verletzbar zu machen. Ohne Verletzbarkeit gibt es keine Liebesethik.

Nun ist die Interpretation der christlichen Ethik der Nächstenliebe eine komplexe und strittige Angelegenheit. In der Moderne hat man das christliche Gebot der Nächstenliebe oft ganz im Horizont einer Pflichtenethik gedeutet. In dieser Perspektive geht das Liebesgebot vollständig in einer Wohltunspflicht auf – ganz im Sinne der Deutung Kants, für den Liebe nichts anderes bedeutet als »Wohltun aus Pflicht«.[16] Man kann auch in diesem Horizont noch Wohltuns- und Schutzpflichten in der Erfahrung der je eigenen Verletzbarkeit und dem Streben nach Schutz vor unerwünschten Verletzungen begründet sehen. Wenn man davon ausgeht, dass sich unverletzbar zu machen nicht erstrebenswert ist, so kann man sich als verletzbare Person vor dem Widerfahrnis von Verletzungen durch andere nur dadurch schützen, dass man sich mit diesen anderen, die einen verletzen könnten, darüber verständigt, dass man sich gegenseitig in der je eigenen Integrität zu schützen bereit ist.[17] Daraus ergibt sich ein gesellschaftliches

---

[16] Vgl. Kant, I. (1996) [1797], B 13: »Denn Liebe als Neigung kann nicht geboten werden, aber Wohltun aus Pflicht, selbst, wenn dazu gleich gar keine Neigung treibt.«

[17] Vgl. zu solch einem Kontraktualismus der Verletzlichkeit und der Ableitung der Idee der Menschenrechte aus diesem z. B. Kirchschläger, P. (2020).

Streben nach Frieden und Schutz, das für die Entwicklung der politischen Kultur Europas eine zentrale Funktion hatte und hat.

Nun geht es mir hier aber darum, dass das christliche Liebesethos nicht aufgeht in einer Ethik von Wohltunspflichten. Vielmehr besteht nach meinem Verständnis die eigentliche Pointe des christlichen Ethos der Liebe in einem moralischen Streben nach der Realisierung eines moralischen Ideals wechselseitiger Zugewandtheit, in der Menschen einander aus Liebe selbstverständlich helfen, ohne darauf verpflichtet werden zu müssen. Das selbstverständliche Tun des Guten jenseits der Pflicht ist das, was moralisch erstrebt wird. Dass Menschen durch ein Gebot auf Liebe verpflichtet werden müssen, ist bereits Ausdruck des Scheiterns an diesem Ideal.[18] Weil das Ideal selbstverständlicher Zuwendung zum anderen nicht realisiert wird, braucht es die »Rückfallposition« einer Pflichtenethik.[19]

Während die Pflicht zum Wohltun im Zweifelsfall gegen das eigene Gefühl durchgesetzt werden muss, wäre ein solches selbstverständliches Handeln aus Liebe ein Handeln, bei dem Gefühl und Verstand, Emotion und Handeln nicht gegeneinanderstehen, sondern ineinandergreifen. Es wäre ein Handeln *aus* Liebe und nicht ein Handeln aus Pflicht. Das Ideal liebenden Handelns ist ein Handeln, das nicht gegen, sondern aus emotionaler Hinwendung zu Menschen in Not geschieht. Dass Menschen an diesem Ideal regelmäßig scheitern, bedeutet nicht, dass das Ideal nicht mehr erstrebenswert wäre – und es bedeutet auch nicht, dass es nicht immer wieder vorkommt, dass Menschen doch genau so handeln.

---

[18] Das wird insbesondere bei Zwingli, H. (1995) sehr klar deutlich. Vgl. dazu Coors, M. (2024a), 402–405.
[19] Vgl. Wolterstorff, N. (2011), 116–117.

Eine Person, die so aus Liebe handelt, macht sich damit verletzbar, weil sie sich affizierbar macht für die Not und das Leiden anderer, denen sie sich, in Liebe helfend, zuwendet. Wer aus Liebe handelt, begibt sich mit seiner ganzen Identität in eine Situation der Not und stellt das Wohl der Person, der geholfen werden soll, gegebenenfalls sogar über das eigene Wohl, das damit riskiert wird. Die christliche Tradition hat diese Verletzbarkeit des Handelns aus Liebe in religiösen Symbolen und Narrativen expliziert, und ich will nun, ausgehend von diesen religiösen Symbolisierungen, der Frage nach dem Verhältnis von Verletzlichkeit, Handeln aus Liebe und Wohltunspflichten nachgehen.

## 4. Handeln aus Liebe: Sich verletzlich machen

Dafür setze ich ein mit einem Vergleich zwischen der säkularen Care-Ethik und der christlichen Liebesethik. Ich gehe davon aus, dass man den Begriff der Sorge (engl. *care*), wie er in der Care-Ethik verwendet wird, als eine säkularisierte Variante des christlichen Liebesbegriffs verstehen kann. Der niederländische Theologe Fritz de Lange hat Liebe im christlichen Sinne als »Sorge für das Wohl anderer um ihrer selbst willen« definiert;[20] eine Definition, die ich mir hier zu eigen mache. Die Care-Ethik geht nun davon aus, dass ein Leben in sorgenden Beziehungen als erstrebenswertes moralisches Ideal fungiert, weil wir selbst alle in unserem Leben auf Sorge durch andere angewiesen waren und sind. Aus der Erfahrung der positiven Wirkung von Sorge erlernen Menschen ein Ideal gelingender Sorgebeziehungen, an dem

---

[20] Vgl. Lange, F. de (2015), 47.

sie sich moralisch orientieren.[21] Das Widerfahrnis von Sorge, von dem die Care-Ethik dabei exemplarisch ausgeht, ist dabei die Sorge der Eltern für ihr Kind.[22] Egal ob es sich um natürliche Eltern oder Adoptiveltern handelt: Entscheidend ist, dass kein Mensch überleben kann, wenn er*sie nicht in einer sorgenden Beziehung aufwächst. Das Beispiel ist erhellend, weil sich der Begriff der elterlichen Sorge problemlos durch den Begriff elterlicher Liebe ersetzen lässt und weil dabei auch deutlich wird, dass es um mehr als ein Handeln aus Pflicht gegenüber den eigenen Kindern geht. Eltern, die sich ausschließlich aus Pflicht um ihre Kinder kümmern, erscheinen in der Regel als moralisch weniger gute Eltern als solche, die aus Liebe, also aus intrinsisch motivierter Zuneigung zu den eigenen Kindern, für diese sorgen. Gerade an der elterlichen Liebe wird das Ineinander von emotionaler Zuwendung und sorgendem Handeln plausibel nachvollziehbar.

Nun ist allerdings die Sorgepraxis von Eltern für ihre Kinder mitnichten immer eine Sorge, die demjenigen Ideal der Sorge entspricht, an dem sich die Care-Ethik orientiert. Die Sorge von Eltern für ihre Kinder scheitert auch – viel zu oft. Das moralische Ideal der Sorge bildet sich also gerade nicht empirisch in der Sorge der Eltern für ihre Kinder ab, sondern wir bemessen auch die Sorgebeziehung von Eltern zu ihren Kindern noch an einem Ideal der Sorge, das die empirisch vorfindlichen Sorgebeziehungen von Eltern für ihre Kinder transzendiert. Andernfalls könnten wir misslingende Sorgebeziehungen nicht als solche kritisieren.

Die Stärke einer religiösen Sorgeethik – wie ebender christlichen Liebesethik – liegt demgegenüber gerade darin, dass sie die-

---

[21] Vgl. z. B. Tronto, J. (1993), 104; Held, V. (2006), 42–43.
[22] Vgl. insb. Noddings, N. (2013); vgl. auch Held, V. (2006), 40.

se Transzendenz des Ideals der Sorge artikuliert und diese nicht verbirgt.[23] Denn auch das christliche Liebesethos geht davon aus, dass dem menschlichen Handeln aus Liebe ein Widerfahrnis von Liebe vorausgeht, nur dass sie dieses Widerfahrnis der Liebe von Anfang an als ein Widerfahrnis fasst, das auf eine transzendente Wirklichkeit verweist, nämlich auf die Erfahrung der Liebe Gottes zum Menschen,[24] so wie sie in den biblischen Texten des Alten wie Neuen Testaments vielfach narrativ entfaltet wird. Dabei können sich diese Texte auch der Bildwelt der Eltern-Kind-Beziehung bedienen, verstehen diese aber eben nur als unvollkommenes Abbild der Liebe Gottes.

Schaut man sich nun die betreffenden biblischen Narrative näher an, dann fällt auf, dass sie Narrative der Verletzlichkeit beziehungsweise des Verletztwerdens sind. Als Narrative der Liebe Gottes erzählen sie davon, wie sich Gott zunächst in der Zuwendung zu seinem Volk Israel und dann in der Menschwerdung verletzbar macht. Am radikalsten und am deutlichsten gilt dies für das zentrale christliche Narrativ der Liebe Gottes zum Menschen: der Erzählung des sich für die Menschen in Liebe aufopfernden Gottessohnes.[25] Jesus Christus als Inbegriff der Liebe Gottes scheitert mit seiner Liebe an der Welt, die nicht in der Lage ist, auf diese Liebe Gottes positiv zu antworten. Gottes Liebe endet im fatalen Scheitern des Todes am Kreuz. Das Kreuz ist Symbol einer

---

[23] Ich gehe mit Charles Taylor davon aus, dass es in der Ethik darum geht, moralische Intuitionen und Überzeugungen bestmöglich zu artikulieren, um sie damit der rationalen Reflexion zugänglich zu machen. Vgl. dazu Taylor, Ch. (2016), 105–174 (insb. 148–153).
[24] Paradigmatisch steht dafür 1. Joh 4,19: »Wir aber lieben, weil er [Gott] uns zuerst geliebt hat.«
[25] Vgl. zur Relevanz der Kreuzestheologie für ein theologisches Verständnis von Vulnerabilität: Springhart, H. (2016), 185–194.

Sich verletzlich machen.

Verletzlichkeit aus Liebe bis in den Tod. Als Urbild göttlicher Liebe artikuliert es ein Ideal, an dem biblisch auch das Handeln der Gläubigen bemessen wird. Das zeigt sich einerseits in der bereits zitierten Stelle in 1. Joh 4,19, die nach dem Verweis auf die immer vorausgehende Liebe Gottes schlussfolgert: »Wenn jemand sagt: Ich liebe Gott, und er hasst seinen Bruder, ist er ein Lügner.« Die Radikalität dieses Liebesideals zeigt sich im Johannesevangelium: »Niemand hat größere Liebe als der, der sein Leben lässt für seine Freunde« (Joh 15,13).[26]

Dass der Tod Jesu nicht das Ende der Liebe Gottes ist, sondern dass Gott selbst den Tod überwindet, um einen Weg zur Versöhnung des Menschen mit Gott zu eröffnen, ist die religiös entscheidende Pointe dieser Erzählung. Die Liebe Gottes verweist in diesem Sinne über die Dimension der Moral hinaus, indem sich mit ihr die Hoffnung auf ein versöhntes Leben jenseits von Moral verbindet. Aber zugleich wird damit das Bild eines Handelns aus Liebe entworfen, demzufolge Handeln aus Liebe sich dort am deutlichsten zeigt, wo Menschen sich im Handeln zum Wohl anderer verletzlich machen. Diese Offenheit für das Verletztwerden charakterisiert jedes Wohltun aus Liebe und unterscheidet dieses von einem bloßen Wohltun aus Pflicht, das, wie man aus guten Gründen argumentieren kann, immer dort seine Grenze findet, wo das eigene Wohl gefährdet ist. Wer aus Liebe hilft, hat hingegen häufig bereits diese Grenze zu überschreiten – nicht weil die Person es müsste, sondern weil sie intrinsisch dazu motiviert ist.

---

[26] All die hier zitierten Bibelstellen entstammen der johanneischen Literatur (Johannesevangelium und Johannesbriefe), für die die Liebe mit Blick auf das Gottesverständnis (1. Joh 4,8–16) und von dort her auch für die Lebensführung der Christinnen und Christen eine zentrale Rolle spielt. Vgl. dazu ausführlich: Konradt, M. (2022), 391–394.

Dasjenige Handeln, das sich an diesem Ideal der Liebe orientiert, ist die selbstverständlich helfende Hinwendung zu Menschen in Not und schließt ein, dass man sich als ganze Person in die Situation der Not des anderen begibt und das Wohl der hilfsbedürftigen Person über das eigene Wohl stellt, auch auf die Gefahr hin, dass das eigene Wohl leidet. Handeln aus Liebe verlangt darum die Bereitschaft, sich verletzbar zu machen. Dabei ist diese Art des helfenden Handelns durchgängig als ein Handeln erzählt, dass niemandem Hilfe oder Sorge aufzwingt. Handeln aus Liebe kann zurückgewiesen werden. Die biblischen Texte erzählen ja gerade von der steten Zurückweisung der Liebe Gottes durch Menschen und von Gottes stetem Werben um den Menschen, ohne dass Gott sich mit Gewalt aufzwingt. Diesem Begriff der Liebe wohnt darum deutlich ein antipaternalistischer Zug inne.

## 5. Ambivalenz eines Ethos der Liebe

Dieses Ideal eines Handelns aus Liebe ist ein dermaßen hohes moralisches Ideal, dass man daran scheitern muss. Die biblischen Texte erzählen immer wieder vom Scheitern an diesem Ideal. Dennoch hält sich dieses Ideal hartnäckig in unserer Kultur und wird fortwährend durch entsprechende Narrative genährt. Menschen, die bereit sind, sich aus der intrinsischen Motivation der Liebe zum Nächsten für andere aufzuopfern, genießen hohes Ansehen und Respekt. Dabei geht es nicht um die Vorstellung eines Handelns aus Pflicht. Man kann niemanden auf solches Handeln verpflichten, weil man niemanden darauf verpflichten kann, dazu bereit zu sein, das eigene Wohl dem Wohl einer anderen Person unterzuordnen. Ein Handeln aus Liebe realisiert sich nur dort, wo Menschen aus innerer Haltung so handeln.

In diesem Sinne scheint es mir angemessen, Liebe als Tugend zu verstehen, also als eine moralisch erstrebenswerte Haltung, von der die theologische Tradition mit guten Gründen davon ausging, dass sie in der skizzierten Radikalität eine Gabe des Geistes Gottes ist und nicht allein aus menschlicher Kraft realisiert werden kann. Dass sich dieses Ideal im Handeln von Menschen abbildet, dürfte sehr selten der Fall sein, auch weil es in einer Welt, die solches Handeln als Schwäche auslegt oder ausnützt, besonders gefährlich ist, so zu handeln. Denn wer aus Liebe handelt, ist extrem verletzlich. Die Erzählungen der Passion Jesu sind narrative Entfaltungen dieser Gefahr der Verletzung, die solch ein Handeln aus Liebe mit sich bringt. Ein solches Handeln aus Liebe ist darum auf entsprechende Schutzräume angewiesen – darauf, dass eine Gesellschaft diejenigen Menschen, die bereit sind, sich für andere verletzbar zu machen, vor Verletzungen schützt.

Im Blick auf die biblischen Narrative der Passion ist diejenige Integrität, die durch diese Verletzlichkeit bedroht ist, die Integrität der leiblichen Person Jesu – in allen Dimensionen: körperlich, psychisch, sozial und spirituell.[27] Jeder Mensch, der aus Liebe helfend handelt, macht sich in all diesen Dimensionen personaler Existenz verletzbar. Das gilt auch für Mitarbeitende im Gesundheitswesen. Dort scheint mir gegenwärtig aber vor allem die emo-

---

[27] Ich formuliere hier bewusst in Anlehnung an Cicely Saunders Konzept des *total pain*. Vgl. dazu Saunders, C. (1964). Die körperlichen und psychischen Verletzungen Jesu, die in den Passionserzählungen dargestellt werden, sind offensichtlich, aber auch die soziale Ausgrenzung und Vereinsamung (z. B. Mt 26,36–46; 27,15–30) und das spirituelle Leiden Jesu (Mt 27,46; Mk 15,34) werden thematisiert.

tionale, psychische Integrität derjenigen Menschen in Gefahr zu stehen, die bereit sind, sich aus intrinsischer Motivation heraus anderen Menschen helfend zuzuwenden.[28] Wenn zum Beispiel Pflegefachkräfte mit hoher intrinsischer moralischer Motivation arbeiten, um Menschen in Not zu helfen, und damit mehr leisten als Dienst nach Pflicht,[29] dann kann man dies als ein Handeln aus Liebe im christlichen Sinne interpretieren.[30] Diese Menschen müssen aber im aktuellen Gesundheitssystem damit rechnen, dass ihre Hilfsbereitschaft ausgenutzt wird und dass sie in ihrer Bereitschaft zur Sorge für andere bis an die Grenze der Belastbarkeit und darüber hinaus bis in den Burn-out ausgenutzt werden.

Hier zeigt sich die ganze Ambivalenz einer Ethik der Liebe, die auch eine säkulare Sorgeethik teilt:[31] Die intrinsische Bereitschaft zur Sorge für andere führt in einem nicht idealen System zu Abhängigkeitsverhältnissen und Verletzungen bis hin zum moralischen Burn-out.[32] Wer aus Liebe handelt, macht sich moralisch in besonderer Weise verletzlich. Wenn eine Gesellschaft es für moralisch erstrebenswert hält, dass Menschen aus intrinsischer Motivation in helfenden Berufen tätig sind, muss sie diese Menschen davor schützen, dass sie in ihrer Hilfsbereitschaft durch das System ausgenutzt werden. Denn das Ideal helfenden Handelns,

---

[28] Vgl. zu den Herausforderungen insbesondere im Bereich der Pflege in Deutschland z. B. Grüters-Kieslich, A. / Messner, A. C. (2024); Pottkämper, K. (2024). Zu dem Problem der moralischen Überlastung vgl. Riedel, A. / Goldbach, M. / Lehmeyer, S. (2023) und Coors, M. (2023).
[29] Dabei ist »mehr« hier nicht quantitativ, sondern qualitativ zu verstehen: Es geht nicht um zeitliche Mehrarbeit, sondern um die moralische Haltung, aus der heraus geholfen wird.
[30] Vgl. Coors, M. (2024b).
[31] Vgl. Coors, M. (2024b).
[32] Vgl. Riedel, A. / Goldbach, M. / Lehmeyer, S. (2023) und Coors, M. (2023).

Sich verletzlich machen.

das Ideal eines Handelns aus Liebe, trifft auf eine Umwelt, die auf Liebe nicht nur mit Respekt und Anerkennung, sondern genauso mit Ausnutzung und darin mit Gewalt antwortet. Sich aus Liebe verletzbar zu machen ist deshalb hochgradig riskant. Schon darum kann man eine solche Haltung von niemanden einfordern. *Fordern* kann man nur pflichtgemäßes Wohltun, das darauf zielt, anderen Gutes zu tun und Schaden von ihnen abzuhalten. Die Haltung, aus der heraus gehandelt wird, kann nicht Gegenstand einer Pflicht sein – sei es eine moralische oder eine Rechtspflicht. Handeln aus Liebe, Handeln aus einer Haltung der Sorge ist nur als freie Option überhaupt moralisch erstrebenswert. Die christliche Tradition geht davon aus, dass sie nur aus der Kraft des Geistes Gottes überhaupt realisierbar ist.

Dort, wo Menschen so handeln, machen sie sich verletzbar und können in dieser Verletzbarkeit ausgenutzt werden. In diesem Sinne kann man nach meinem Eindruck durchaus sagen, dass die Passionsgeschichten der Gegenwart sich auch in der Pflege abspielen: nämlich immer dort, wo Pflegekräfte sich um das Wohl von Patientinnen und Patienten ehrlich sorgen und in ihrer Sorge ausgenutzt werden. Diese Menschen werden verletzt in ihrer Integrität als Personen, in ihrer psychischen und moralischen Integrität. Wenn wir also ein Gesundheitssystem für erstrebenswert halten, in dem Menschen nicht nur aus Pflicht, sondern aus intrinsischer Motivation bereit sind, anderen Menschen zu helfen, dann muss dieses System so gestaltet werden, dass es diejenigen Menschen vor Verletzungen schützt, die sich anderen in Liebe helfend zuwenden.

# Literatur

Coors, Michael (2020): Altern und Lebenszeit. Phänomenologische und theologische Studien zu Anthropologie und Ethik des Alterns. Tübingen: Mohr Siebeck.
Coors, Michael (2022a): Einleitung: Menschliche Verletzlichkeit, »vulnerable Gruppen« und die Moral. Fragestellungen eines Diskursprojektes. In: M. Coors (Hg.): Moralische Dimensionen der Verletzlichkeit des Menschen. Interdisziplinäre Perspektiven auf einen anthropologischen Grundbegriff und seine Relevanz für die Medizinethik. Berlin: De Gruyter, 1–22.
Coors, Michael (2022b): Verletzlichkeit und Autonomie leiblicher Personen. In: M. Coors (Hg.): Moralische Dimensionen der Verletzlichkeit des Menschen. Interdisziplinäre Perspektiven auf einen anthropologischen Grundbegriff und seine Relevanz für die Medizinethik. Berlin: De Gruyter, 85–104.
Coors, Michael (2023): Verletzlich durch Moral. Moralische Vulnerabilität und Resilienz im Spannungsfeld von Moralpsychologie und normativem Anspruch. In: Ethik Journal 9(1), 1–12. https://doi.org/10.5167/uzh-237566
Coors, Michael (2024a): Christologie als theologische Meta-Ethik. Einige Erwägungen zur ethischen Relevanz christologischer Reflexion. In: H. Assel / B. McCormack (Hg.): Christology revised. Kreuz, Auferstehung, Menschwerdung, ›Jesus remembered‹. Berlin/Boston: De Gruyter, 387–408.
Coors, Michael (2024b): Christliche Sorge für alte und kranke Menschen. Eine kritische Reflexion der christlichen Liebes- und säkularen Sorge-Ethik. In: A. Grüters-Kieslich et al. (Hg.): Zukunft der Pflege. Berlin: Berlin-Brandenburgische Akademie der Wissenschaften, 139–144.
Grüters-Kieslich, Annette (2024): Einleitung – Zur Situation der Pflegeberufe in Deutschland. In: A. Grüters-Kieslich et al. (Hg.): Zukunft der Pflege. Berlin: Berlin-Brandenburgische Akademie der Wissenschaften, 11–16.
Grüters-Kieslich, Annette / Messner, Angelika C. (2024): Empfehlungen: Lösungsvorschläge für die Zukunft der Pflege in Deutschland. In: A. Grüters-Kieslich et al. (Hg.): Zukunft der Pflege. Berlin: Berlin-Brandenburgische Akademie der Wissenschaften, 17–23.
Haker, Hille (2020): Towards a critical political ethics. Catholic ethics and social challenges. Basel/Würzburg: Echter.
Held, Virginia (2006): The Ethics of Care. Personal, Political, and Global. Oxford: Oxford University Press.
Husserl, Edmund (1963): Cartesianische Meditationen und Pariser Vorträge [1932] (Husserliana, Bd. I). Hg. v. S. Strasser. Haag: Martinus Nijhoff.
Kant, Immanuel ([13]1996): Grundlegung zur Metaphysik der Sitten [1797]. In: Werkausgabe Bd. VII. Hg. von W. Weischedel. Frankfurt am Main: Suhrkamp, 9–102.

Kirchschläger, Peter (2020): Human Dignity and Human Rights: Fostering and Protecting Pluralism and Particularity. In: Interdisciplinary Journal for Religion and Transformation in contemporary society 6(1), 90–106. https://doi.org/10.30965/23642807-00601006

Klein, Rebekka (2022): Der ethische Sinn der Verletzlichkeit. In: M. Coors (Hg.): Moralische Dimensionen der Verletzlichkeit des Menschen. Interdisziplinäre Perspektiven auf einen anthropologischen Grundbegriff und seine Relevanz für die Medizinethik. Berlin: De Gruyter, 57–84.

Konradt, Matthias (2022): Ethik im Neuen Testament (NTD.E 4). Göttingen: Vandenhoeck & Ruprecht.

Lange, Fritz de (2015): Loving later life. An ethics of Aging. Grand Rapids / Cambridge: Eerdmans.

MacIntyre, Alasdair (1999): Dependent Rational Animals. Why Human Beings need the Virtues. New York: Open Court.

Merleau-Ponty, Maurice (1966): Phänomenologie der Wahrnehmung. Übers. v. Rudolf Böhm. Berlin: De Gruyter [franz. Orig.: Phénoménology de la perception, 1945]

Noddings, Nel (2013): Caring. A feminine approach to ethics & moral education. Berkley: University of California Press.

Pottkämper, Karen (2024): Unzufriedenheit und vorzeitiges Verlassen des Pflegeberufes: Ursachen. In: A. Grüters-Kieslich et al. (Hg.): Zukunft der Pflege. Berlin: Berlin-Brandenburgische Akademie der Wissenschaften, 25–28.

Riedel, Annette / Goldbach, Magdalene / Lehmeyer, Sonja (2023): Moralisches Belastungserleben von Pflegefachpersonen. Ein deskriptives Modell der Entstehung und Wirkung eines ethisch bedeutsamen Phänomens der Pflege. In: A. Riedel / S. Lehmeyer (Hg.): Ethik im Gesundheitswesen. Springer Reference Pflege – Therapie – Gesundheit. Berlin/Heidelberg: Springer, 427–446. https://doi.org/10.1007/978-3-662-58680-8_46.

Saunders, Cicely (1964): The symptomatic treatment of incurable malignant disease. In: Prescriber's Journal 4 (4), 68–73.

Springhart, Heike (2016): Der verwundbare Mensch: Sterben, Tod und Endlichkeit im Horizont einer realistischen Anthropologie. Tübingen: Mohr Siebeck.

Taylor, Charles ($^9$2016): Quellen des Selbst. Die Entstehung der neuzeitlichen Identität. Übers. v. Joachim Schulte. Frankfurt am Main: Suhrkamp.

ten Have, Henk (2016): Vulnerability: Challenging Bioethics. London / New York: Routledge.

Tronto, Joan (1993): Moral Boundaries. A political argument for an ethics of care. New York: Routledge.

Waldenfels, Bernhard (2000): Das leibliche Selbst. Vorlesungen zur Phänomenologie des Leibes. Frankfurt am Main: Suhrkamp.

Wolterstorff, Nicholas (2011): Justice in Love. Grand Rapids / Cambridge: Eerdmans.
Zwingli, Huldrych (1995): Von göttlicher und menschlicher Gerechtigkeit, in: Huldrych Zwingli, Schriften Bd. I. Hg. von Th. Brunnschweiler u. a. Zürich: Theologischer Verlag Zürich, 155–213.

## »Was würden Sie Ihrer Großmutter raten in meiner Situation?«
## Zum Verhältnis von Autonomie und Vulnerabilität im Kontext von Krankheit und Medizin

Henriette Krug

### 1. Einleitung und Fragestellung

Der folgende Beitrag widmet sich aus ärztlicher Perspektive der Verhältnisbestimmung von Verletzlichkeit und Autonomieideal des Menschen. Zu dem Spannungsverhältnis von Autonomie und Vulnerabilität[1] besteht eine anhaltende Debatte, die nicht zuletzt durch die in der Coronapandemie unleugbar vor Augen geführte Vulnerabilität des Menschen zusätzliche Dynamik erfahren hat.[2] Die nachfolgenden Überlegungen fokussieren nun auf die Kondition des erkrankten Menschen: Aus dem Blickwinkel der Vulnerabilität stellt ein erkrankter Mensch ein Individuum dar, das die Erfahrung seiner Verletzlichkeit im Erleiden von Krankheitssymptomen und resultierenden Einschränkungen als reale Verletzung konkret erlebt und diese mit seinem Autonomiebedürfnis vereinbaren muss. Ausgangspunkt dieses Beitrags ist die durch das Konzept des *informed consent* geprägte Situation ärztlichen Handelns. Im Interesse der Stärkung und im Sinne des

---

[1] In diesem Beitrag werden die Begriffe Vulnerabilität und Verletzlichkeit bzw. vulnerabel und verletzlich synonym verwendet.
[2] Vgl. Coors, M. (2022a) und (2022b); Martin, A. K. (2023); Fineman, M. (2021); ten Have, H. / Gordijn, B. (2021).

Respekts vor der Autonomie der Patientinnen und Patienten ist jeglichem medizinischen Eingriff die informierte Einwilligung vorgeordnet. Hierfür muss ärztlicherseits sichergestellt sein, dass die zu behandelnde Person tatsächlich selbstbestimmungsfähig ist und nicht von krankheitsbedingten oder anderen Einflussfaktoren in ihrer Entscheidung beeinflusst wird. Diese rechtsverbindliche Verpflichtung auf Autonomieermöglichung und selbstbestimmte Partizipation der Patientinnen und Patienten vor Behandlungsentscheidungen kontrastiert in der ärztlichen Handlungswirklichkeit vielfach mit Situationen, in denen Patientinnen und Patienten trotz konstatierter Einwilligungsfähigkeit dem im *informed consent* enthaltenen Autonomieideal des unabhängig, frei und rational entscheidenden Menschen auf unterschiedliche Weise nicht entsprechen oder auch nicht entsprechen wollen. Nicht nur angesichts dieser Erfahrung wird der seit den 1970er Jahren fortgesetzte »Triumphzug des Autonomie-Prinzips«[3] innerhalb von Medizin und Medizinethik seit seinem Beginn aus verschiedenen Blickrichtungen kritisch begleitet und die damit kolportierten Autonomievorstellungen infrage gestellt.[4] Es stellt sich unter anderem die Frage nach den Realisierungsbedingungen von Autonomie bei Individuen, die durch eine Erkrankung in ihrer Integrität verletzt, hilfsbedürftig und auf andere angewiesen sind. Dieser Frage soll im Folgenden aus dem Blickwinkel von Verletzlichkeit nachgegangen werden: Wie verhalten sich im Kontext von Medizin und Gesundheit menschliches Autonomiestreben und durch Krankheit realisierte Vulnerabilität zueinander?

---

[3] Ach, J. S. / Schöne-Seifert, B. (2013), 42.
[4] Vgl. z. B. Ach, J. S. / Schöne-Seifert, B. (2013), Duttge, G. (2013), Vollmann, J. (2000), Stoljar, N. (2021), Wiesemann, C. (2013).

»Was würden Sie Ihrer Großmutter raten in meiner Situation?«

## 2. Vulnerabilität in zwei Konzeptionen

Der Begriff der Vulnerabilität begegnet in unterschiedlichen Konzeptionen,[5] von denen in diesem Beitrag folgende zwei Berücksichtigung finden: Zum einen beschreibt der Begriff eine alle Menschen konstitutionell betreffende Disposition der Anfälligkeit für diverse Formen von Beeinträchtigung, Schädigung oder Störung; zum anderen dient er zur Definition und Identifikation von Personen oder Menschengruppen im Blick auf einen in bestimmter Hinsicht bestehenden Mangel und dadurch bestehenden Schutzbedarf.

### 2.1 Vulnerabilität als anthropologische Grundkonstante

Das erstgenannte Konzept von Vulnerabilität benennt die konstitutionell bedingte lebenslängliche wie unauslöschliche Möglichkeit des Menschen, in seiner physischen, psychischen oder auch sozialen Integrität verletzt zu werden – und in dieser Situation auf Hilfe und Unterstützung durch andere Menschen angewiesen zu sein. Aufgrund seiner körperlich-leiblichen Existenzweise kann kein Mensch sicher ausschließen, irgendwann im Laufe des Lebens durch Krankheit oder Unfall verletzt zu werden. In dieser Konzeption kennzeichnet Vulnerabilität eine anthropologische Grundkonstante.[6] Beschreibt der Begriff der Vulnerabilität im medizinischen Kontext die grundsätzliche Disposition der An-

---

[5] Vgl. z. B. ten Have, H. / Gordijn, B. (2021), Zagorac, I. (2017), Martin, A.K. (2023), Fineman, M. (2008), 8ff., Callahan, D. (2000), Breyer, T. (2017).

[6] Vgl. z. B. Fineman, M. (2008), Callahan D. (2000).

## 2. Vulnerabilität in zwei Konzeptionen

fälligkeit, so bedeutet das tatsächliche Auftreten von Erkrankung oder Unfall die konkrete Verletzung, das heißt Vulnerabilität in ihrer Realisierung. Entsprechend dem biopsychosozialen Modell von Krankheit besteht die Vulnerabilität in den drei Formen der physischen, psychischen und sozialen Dimension der körperlich-leiblichen Existenzweise des Menschen.[7]

Drei Charakteristika finden sich regelmäßig in der inhaltlichen Bestimmung der Konzeption von Vulnerabilität als anthropologischer Grundkonstante. Sie seien daher den folgenden Überlegungen vorangestellt.

1. Die Unwägbarkeit der Vulnerabilität: Ob, wann oder in welcher Weise Vulnerabilität sich bei einem Individuum in konkreter Verletzung wie Krankheit oder Störung realisiert, entzieht sich weitgehend der menschlichen Kontrolle. Zwar kann jeder Mensch sich durch vorsichtig-präventive Lebensweise zu einem gewissen Grad vor Erkrankungen oder Unfällen schützen, doch gibt es in keinem Fall eine Garantie, während des gesamten Lebensverlaufs vollständig gesund und unbeschadet zu bleiben. In dieser Unwägbarkeit hat Vulnerabilität kontroll- bzw. autonomiekritische, das heißt relativierende Implikationen gegenüber Bestrebungen der Absicherung und Verfügbarmachung von Gesundheit.
2. Die Dynamik von Vulnerabilität innerhalb ihrer verschiedenen Dimensionen:[8] Die einzelnen Dimensionen der Vulnerabilität bedingen einander. So kann beispielsweise eine physische Vulnerabilität eine psychische hervorrufen oder

---

[7] Vgl. z. B. Springhart, H. (2017), 25ff., oder Martin, A. K. (2023), 13–22.
[8] Miksch, A. (2017).

eine psychische Vulnerabilität eine soziale nach sich ziehen. Vulnerabilität kann im Sinne einer Kaskade neue, weitere Vulnerabilitäten hervorbringen, ebenso kann das Auftreten von konkreter Erkrankung neue Vulnerabilität hervorbringen. Als Beispiel sei eine typische Situation von Personen mit positiver Familienanamnese für Chorea Huntington angeführt: Das Ergebnis einer prädiktiven genetischen Diagnostik mit Bestätigung der Mutation im Huntington-Gen kann über die Angst und Sorge vor dem Auftreten erster physischer Symptome die psychische Vulnerabilität vergrößern beziehungsweise psychische Symptomatik wie depressive Verstimmung befördern. Als weiteres Beispiel kann eine bestehende Veranlagung für psychische Erkrankung wie Angst- oder Panikstörung dienen: Diese Disposition kann sich durch Rückzugstendenzen auf das Sozialleben und die berufliche Belastbarkeit auswirken und darin die soziale Vulnerabilität befördern.

3. Aus diesen Bestimmungen der Unwägbarkeit und inneren Dynamik ergibt sich als Konsequenz ein drittes Charakteristikum: Unter den Prämissen, dass Menschen eine Progredienz von Vulnerabilität oder das Auftreten von konkreter Verletzung vermeiden wollen beziehungsweise dass sie bei eingetretener Verletzung wieder genesen wollen, ergibt sich Vulnerabilität als Konstitution in Angewiesenheit: In ihrer körperlich-leiblichen Verfasstheit als unabdingbar verletzliche Lebewesen benötigen Menschen hinreichenden Schutz vor den absehbaren wie nicht vorhersehbaren Verletzungen: So sind sie im menschlichen Miteinander auf gesundheitsverträgliche Lebensumstände und soziale Verhaltensnormen angewiesen, die verhindern, dass Verletzungen entstehen bezie-

## 2. Vulnerabilität in zwei Konzeptionen

hungsweise – im Fall bestehender Verletzung – eine Kaskade von Folgeverletzlichkeiten beginnt.

### 2.2 Vulnerabilität als gruppenidentifizierende Kategorie

Neben der Konzeption von Vulnerabilität als anthropologischer Grundkonstante begegnet in unterschiedlichen Zusammenhängen das Konzept von Vulnerabilität als Identifikationskategorie für eine spezifische Ausprägung der beschriebenen universellen Vulnerabilität: Hier werden bestimmte Einzelpersonen oder Gruppen aufgrund besonderer Merkmale im Blick auf damit verbundene Risiken als vulnerabel definiert und identifiziert. Diese Konzeption begegnet vielfach in bioethischen Bezügen:[9] In der Regel werden hier Personen einer besonderen Berücksichtigung unterstellt, die aufgrund von besonderen Voraussetzungen oder eingeschränkten Fähigkeiten darin limitiert sind, ihre Interessen ausreichend zu vertreten oder besondere Belastungen beziehungsweise Krisen allein zu bewältigen. Dadurch sind sie einem erhöhten Risiko ausgesetzt, in ihren Interessen nicht respektiert, in ihrer Selbstentfaltung limitiert zu werden und Ungerechtigkeiten zu erfahren. Aus dieser Situation resultiert eine besondere Angewiesenheit auf eine angemessene, ihre Einschränkungen kompensierende Berücksichtigung innerhalb der Gesellschaft. Das führt im menschlichen Miteinander zu dem moralischen Appell erhöhter Verantwortung und Schutzverpflichtung ihnen gegenüber. Im Kontext von medizinischer Forschung und Klinik

---

[9] Vgl. z. B. Rogers, W., Mackenzie, C., Dodds, S. (2012), Martin, A. K. (2023).

»Was würden Sie Ihrer Großmutter raten in meiner Situation?«

sind vulnerable Personen oder Gruppen beispielsweise dadurch bestimmt, dass sie Einschränkungen in bestimmten Fähig- oder Fertigkeiten aufweisen, wie zum Beispiel Mangel an hinreichender Selbstbestimmungs- oder Handlungsfähigkeit, die zu gesundheitlichen Benachteiligungen führen können. So sind zum Beispiel in der Forschung Demenzpatientinnen und -patienten gefährdet, mangels hinreichender Selbstbestimmungsfähigkeit für Forschungszwecke instrumentalisiert zu werden.

Aus diesen Ausführungen zur spezifischen, gruppenbezogenen Vulnerabilität wird ein Charakteristikum dieses Vulnerabilitätskonzepts als Identifikationskategorie ersichtlich. Vulnerabilität ist hier ein beurteilender, zuteilender und darin wertender Begriff. Dabei erfolgt die Bestimmung von vulnerablen Personen in vornehmlich defizitärer Perspektive: Es geht um die Identifikation von Einschränkungen und gesundheitlich limitierenden Eigenschaften, die im weiteren Sinne einer autonomen Lebensführung entgegenstehen und so ein erhöhtes Risiko für Benachteiligung, Ausnutzung oder Instrumentalisierung bedeuten. Das Defizit wird in Bezug auf Selbstbestimmungsfähigkeit und Selbstständigkeit wahrgenommen. Daher sind die als vulnerabel identifizierten Individuen darauf angewiesen, dass andere, in Bezug auf dieses Defizit Überlegene, sie in ihrer Selbstentfaltung unterstützen oder schützen.

Als Vergleichsschablone, vor deren Hintergrund dieses Defizit ermittelt wird, wird die Idee einer freien, unbeeinflussten Selbstentfaltung und Lebensgestaltung erkennbar, wie sie dem unsere Gesellschaft prägenden Autonomieideal entspricht. In diesem Abgleich bedeutet Vulnerabilität einen Mangel an Autonomiefähigkeit oder das Risiko von eingeschränktem Autonomierespekt. Damit scheint Vulnerabilität in einem antipodischen Wechselverhältnis zur Autonomie des Menschen zu stehen: Vulnerabel ist, wer sich nicht selbstbestimmt entfalten kann. Die Identifikation als vulnerabel lässt sich in diesem Verständnis als eine Art Warnhinweis vor der Schablone des Autonomieideals verstehen. Achtung: Hier ist selbstbestimmte Lebensentfaltung in Gefahr! Hier müssen andere kompensierend unterstützen. Diese Sichtweise lässt sich implizit als Ausdruck anthropologischer Vorstellungen verstehen, die sich primär an der Autonomie der Menschen orientieren. Eine andere, selbstverständlichere Sicht auf die beschriebene Form gruppenbezogener Vulnerabilität ergibt sich, wenn das Menschenbild von der Grundannahme seiner grundlegenden Verletzlichkeit und Angewiesenheit geprägt ist.[10]

## 3. Die Bedeutung und Bewertung von Krankheit in der Perspektive von Vulnerabilität

Im Auftreten von Krankheit realisiert sich das im Vulnerabilitätsbegriff beschriebene Potenzial in einer konkreten Form von Verletzung. Dabei ist Krankheit ein vielschichtiger Begriff, in dem unterschiedliche Sichtweisen und Erklärungsmodelle des Phänomens Erkrankung zusammengefasst sind. Hierin rücken, je nach Herangehensweise, die eher funktional-physiologischen oder die (er)lebensweltlichen Aspekte von Krankheit in den Fokus.[11]

Um Krankheit aus der Perspektive von Vulnerabilität zu beschreiben und dabei der Vielschichtigkeit dieses Begriffs gerecht zu werden, erscheint es daher sinnvoll, verschiedene Wahrneh-

---

[10] Vgl. Coors, M. (2022b), 93ff.
[11] Vgl. Lanzerath, D. (2021), Ullrich, C. (2012).

mungsebenen von Krankheit einzubeziehen, wie sie in der medizinischen Soziologie als *disease, illness* und *sickness* beschrieben werden.[12]

3.1 Krankheit als *disease*

*Disease* bezeichnet die Krankheitswahrnehmung aus der medizinisch-professionellen Perspektive des Fachpersonals. Unter Krankheit wird hier die messbare, objektivierbare Abweichung oder Störung von physischen oder psychischen Funktionen verstanden, die sich wiederum in Einbußen von Leistungsfähigkeit und Wohlbefinden auswirken. Dabei ist in der professionellen Sicht des medizinischen Fachpersonals das Auftreten von Krankheit – wenn auch immer in individueller Ausprägung und Varianz – Objekt beruflicher Routine: Mittels Anamnesegespräch und standardisierten, dem jeweiligen Forschungsstand entsprechenden Untersuchungsmethoden werden Normabweichungen und Funktionseinbußen diagnostiziert und behandelt.

*3.1.1 Krankheit als* disease *in der Perspektive von Vulnerabilität*
Als *disease* ist Krankheit das Tagesgeschäft von Ärztinnen und Ärzten. Der ärztliche Beruf lebt davon, dass Menschen krank werden. Medizin ist damit eine Antwort auf die Vulnerabilität des Menschen. Ohne die Krankheitsanfälligkeit der Menschen

---

[12] Im Folgenden orientiere ich mich weitgehend in dieser wenn auch nicht unumstrittenen Unterscheidung (vgl. z. B. Bueter, A. [2019]) pragmatisch an Fangerau, H. / Franzkowiak, P. (2022) in Rückgriff auf Hofmann, B. (2002).

bräuchte es keine Medizin.[13] Vulnerabilität stellt in diesem Zusammenhang gewissermaßen die Existenzgrundlage oder Daseinsberechtigung der Medizin dar: Präventivmaßnahmen zielen darauf, die mit der Vulnerabilität gegebenen Möglichkeiten von Unfall oder Krankheiten zu verhindern. Therapeutische Maßnahmen zielen darauf ab, dort, wo die Möglichkeit zur Krankheit real geworden ist, diese Verletzung einzudämmen, zu lindern oder zu heilen. Dabei ist die Bewertungsebene von Krankheit als *disease* eine externe, unbetroffene: Ärztinnen und Ärzte beziehen sich in ihrer bei Talcott Parson[14] nachhaltig beschriebenen professionellen Rolle ihren Patientinnen und Patienten gegenüber affektiv neutral wie funktional spezifisch in wertfreier Fremdwahrnehmung auf Krankheit als einer Konstellation aus objektivierbaren, klinischen und paraklinischen Befunden, die es differentialdiagnostisch einzuordnen und leitliniengerecht zu behandeln gilt.

3.2 Krankheit als *sickness*

*Sickness* bezeichnet die Wahrnehmung von Krankheit in Bezug auf die Gesellschaft in ihren wirtschaftlichen, politischen oder institutionellen Konsequenzen. Hier sind die Auswirkungen von Krankheit auf soziale Rollen und Interaktion der Betroffenen im Blick. Es geht um die Anerkennung des Krankheitszustandes durch die Gesellschaft,[15] wobei die krankheitsbedingten Abweichungen im Funktions- und Leistungsniveau zu der Notwendigkeit von Hilfeleistungen und Hilfsangeboten führen, die durch

---

[13] Vgl. Eichinger, T. (2017), 136.
[14] Parson, T. (1958).
[15] Ullrich, C. (2012).

andere Mitglieder der Gesellschaft beziehungsweise deren Institutionen zu leisten sind.

*3.2.1 Krankheit als* sickness *in der Perspektive von Vulnerabilität*
Hier wird die Angewiesenheit als Grundkonstante der sozialen Existenzweise des Menschen in Bezug auf Gesundheit und Krankheit thematisiert. In Bereichen oder Funktionen, die durch Krankheit erschwert oder verhindert werden, sind die Betroffenen in unterschiedlichster Weise auf Unterstützung beziehungsweise Kompensation und Solidarität ihrer Mitmenschen angewiesen. Gesunde sind in ihrer Existenz via Anerkennung des Status des Krankseins anderer und Betroffenheit durch dessen Folgen über ihre soziale Vernetzung eingebunden in die Erkrankungen anderer.

3.2 Krankheit als *illness*

Krankheit als *illness* beschreibt demgegenüber Krankheit in der subjektiven Wahrnehmung und Bewertung der Betroffenen.[16] Hier ist die Patientin oder der Patient das Subjekt, das Krankheit am eigenen Leib wahrnimmt und verarbeiten muss. Krankheit als *illness* beschreibt die individuelle Perspektive auf Symptome und Diagnose in ihrer je subjektiven Bedeutung für den Lebensvollzug. In dieser Wahrnehmungsebene ist Krankheit vornehmlich Widerfahrnis, etwas, das sich in der Regel unbeabsichtigt und unerwünscht, schicksalhaft ereignet. Patientinnen und Patienten

---

[16] Zur Gegenüberstellung der naturalistischen und lebensweltlichen Perspektive auf Krankheit vgl. z. B. auch Lanzerath, D. (2021).

## 3. Die Bedeutung und Bewertung von Krankheit

machen die Erfahrung von physischen Symptomen wie Schmerzen oder körperlichen Einschränkungen, von psychischen Symptomen wie Veränderungen von Affekt, Wahrnehmung, Verhalten oder Interaktion. Das bringt soziale Belastungen aufgrund krankheitsbedingter Veränderungen der Alltagsstruktur und Alltagslokalisation (z. B. Klinikaufenthalt) mit sich.

### 3.2.1 Krankheit als illness in der Perspektive von Vulnerabilität

Zwar ist Menschen in der Regel die grundlegende Möglichkeit bewusst, dass Krankheit auftreten kann und dass es keine Garantie für Gesundheit gibt, doch wenn Krankheit tatsächlich passiert, zwingt sie die Betroffenen in die Auseinandersetzung mit der Erfahrung, dass die grundsätzliche Möglichkeit zur Realität geworden ist. Krankheit wird subjektiv erfahren und bewertet.[17] Krankheit in ihrem unerwünschten und meist unvorhergesehenen Auftreten bedeutet eine Form von Kontrollverlust und Hemmnis im selbstbestimmten Lebensvollzug. Mit dem Wunsch nach Rückgewinn der vormaligen Normalität in Gesundheit wirft Krankheit die Frage nach geeigneter Unterstützung und Hilfe auf. In dieser Frage erleben Kranke sich als unselbstständig, da auf andere angewiesen. Menschen, die sich bis dahin als selbstständig agierende Individuen wahrgenommen haben, erleben sich nun als hilfsbedürftig und in vielerlei Hinsicht abhängig: Sie sind angewiesen darauf, dass jemand sie darin unterstützen kann, sich in der ungewohnten Situation zurechtzufinden, dass jemand Verschlechterung und die Kaskade von Vulnerabilisierung in weitere Dimensionen zu verhindern weiß, dass jemand so behandeln

---

[17] Lanzerath, D. (2003).

kann, dass die Symptome zurückgehen oder zumindest erträglich werden.

Wenn Autonomie die Handlungsfreiheit bedeutet, das eigene Leben unabhängig und entsprechend dem individuellen Lebenskonzept entfalten zu können, wird hier der autonomiebeschränkende Effekt von Krankheit deutlich. In Bezug auf Autonomieverwirklichung muss Krankheit eher als ein Störfaktor erscheinen, als etwas zu Vermeidendes, da sie Individuen in ihrer freien Lebensentfaltung hemmt und stattdessen Unselbstständigkeit und Abhängigkeiten mit sich bringt.[18]

Je nach Schwere und Belastungsgrad kann Krankheit tiefgreifende Zäsur und Krise bedeuten[19] und gerade in ihrer Schicksalhaftigkeit weitergehende, bis ins Spirituelle reichende Fragen aufrufen: so die Fragen nach dem Grund (Warum kam es dazu? Warum ich? Warum jetzt?), nach dem Zweck (Wozu soll ich leiden?) oder nach dem Sinn (Welchen Sinn hat diese Erfahrung im Leben?).[20]

Zusammenfassend lässt sich für den Zusammenhang von Krankheit in der Perspektive von Vulnerabilität festhalten: Krankheit per se führt zu Vulnerabilität. Kranke bilden eine vulnerable Gruppe. Die Vulnerabilität von Kranken besteht darin, dass sie aufgrund einer Erkrankung zu Hilfsbedürftigen werden

---

[18] Maio, G. (2014) zeichnet kritisch nach, wie im Selbstverständnis der heutigen Medizin die Wahrnehmung und Akzeptanz von Krankheit als etwas Schicksalhaftem durch Vorstellungen von Eigenverantwortlichkeit und Herstellbarkeit von Gesundheit zunehmend zurückgedrängt werden, was im Falle des Auftretens von Krankheit Deutungszuschreibungen von Versagen, Makel bzw. Schuld und somit eine Moralisierung von Krankheit befördert.
[19] Kattermann, V. (2009).
[20] Lanzerath, D. (2021).

und sich als dem Risiko ausgesetzt erleben, unzureichende oder keine Hilfe zu finden. Hier erfahren sie sich als Angewiesene, und genau diese Angewiesenheit auf Unterstützung und Besserung macht sie zusätzlich vulnerabel und lässt sie die innere Dynamik progredienter Vulnerabilität erleben. Krankheit vulnerabilisiert.

Anhand dieser Ausführungen wird zudem sichtbar, inwiefern erkrankte Personen beide anfangs genannten Konzeptionen von Vulnerabilität repräsentieren: Zum einen erleben sie unleugbar am eigenen Leib das grundlegende Potenzial, dass Menschen krank werden können. Zum anderen werden sie in dieser Erfahrung als vulnerable Gruppe bestimmbar, da sie in dem Zustand der Angewiesenheit auf Linderung oder Heilung angewiesen sind auf Unterstützung anderer, im engeren Sinne medizinische Hilfe, im weiteren Kontext soziale Unterstützung durch die Gesellschaft und ihre Institutionen. In dieser Wahrnehmung erleben Kranke als auf Hilfe Angewiesene bewusst eine Form von erhöhter, verdichteter, konkret erlebter Vulnerabilität.

## 4. Medizin als Adresse der Angewiesenheit

Medizin ist die Adressatin der von Erkrankten gesuchten Hilfeleistung. In der Rolle von Patientinnen und Patienten wird die besondere Vulnerabilität Kranker besonders greifbar: Sie zeigen sich in ihrer Verunsicherung und Krise als essenziell – da hierzu selber nicht in der Lage – darauf angewiesen, dass ihnen von extern durch eine Ärztin oder einen Arzt professionelle Hilfe geboten wird. Auf ärztlicher Seite besteht die Aufgabe darin, diese in der Form wirksame Hilfeleistung zu finden, dass sie für die jeweilige Person passt, dass für sie nach Möglichkeit alles subjektiv tatsächlich »wieder gut wird«. Die Angewiesenheit auf der einen, der Kompetenzvorsprung auf der anderen Seite führt zur das Arzt-Patienten-Verhältnis grundsätzlich kennzeichnenden Asymmetrie. Dieser Asymmetrie entgegnet das Konzept des *informed consent* mit dem Auftrag zur Respektierung der Autonomie der Patientinnen und Patienten als zentralem Bezugspunkt ärztlichen Handelns.[21] Von den vielen Facetten des Autonomiebegriffes beschreibt das hier verwendete Verständnis von Autonomie anders als in philosophischen, begründungstheoretischen Ansätzen eine eher pragmatische, juridische Auffassung von Autonomie. Hiernach sind Patientinnen und Patienten durch Aufklärung und Information zunächst zur Autonomie im Sinne einer empirisch graduierbaren Kompetenz der Handlungs- und Entscheidungsfreiheit zu befähigen und dann berechtigt, unabhängig von ärztlicher Empfehlung oder anderen Einflüssen in einen medizinisch indizierten Eingriff einzuwilligen beziehungsweise diesen abzulehnen. Ebenso dem Autonomieideal verpflichtet ist in der Regel das Therapieziel. Therapie soll den weitestgehenden Erhalt beziehungsweise die Wiedererlangung von selbstständiger Lebensführung bewirken.

Vor dem Hintergrund der bisherigen Ausführungen ergibt sich also folgende Konstellation: Im Arzt-Patienten-Verhältnis trifft ein Individuum, das durch seine Erkrankung als in seiner Selbstständigkeit und selbstbestimmten Lebensführung limitiert, verunsichert und hilfsbedürftig erscheint, seitens der Ärztin oder des Arztes auf das unhintergehbare Autonomiegebot, wonach Patientinnen und Patienten die freie, unabhängige Entscheidung

---

[21] Vgl. z. B. Duttge, G. (2013), Wiesemann, C. (2013), Butz, U. (2014).

in Bezug auf ihre Krankheit beziehungsweise Gesundheit zu ermöglichen ist. Hier stellt sich die Frage, wie die beschriebenen Charakterisierungen der Situation und Rolle von Patientinnen und Patienten zusammenpassen: auf der einen Seite aufgrund von Krankheit existenziell angewiesen und vulnerabel, auf der anderen Seite in der Rolle des beziehungsweise der autonom Entscheidenden. Wie sind Vulnerabilität und Autonomie im Kontext der Medizin am kranken Menschen zu vereinbaren? Wie autonomiefähig beziehungsweise autonomiebedürftig kann oder will vor dieser Anforderung ein durch Krankheit verunsicherter und auf Hilfe angewiesener Mensch sein? Anhand von Erfahrungen und Untersuchungen aus der ärztlichen Handlungswirklichkeit soll im Folgenden verdeutlicht werden, welche Schwierigkeiten bei der Umsetzung des Ideals von autonom agierenden Patientinnen und Patienten in individuellen Entscheidungssituationen bestehen.

## 4.1 Zum Verhältnis von Vulnerabilität und Autonomiefähigkeit in vulnerabler Situation: Eine Sache der Haltung?

Den Überlegungen zum Verhältnis von Vulnerabilität und Autonomie(-fähigkeit) im Kontext der Medizin, das heißt am kranken Menschen, werden zunächst drei Narrative von Patientinnen und Patienten aus der ärztlichen Praxis vorgestellt. In allen drei Beispielen stellen sich die Ausgangssituationen vergleichbar dar: Sie beschreiben Reaktionen von Patientinnen beziehungsweise Patienten in der Entscheidungssituation vor möglichem Behandlungsbeginn jeweils kurz nach dem Zeitpunkt der Diagnosestellung der neurodegenerativen Erkrankung Parkinson-Krankheit

»Was würden Sie Ihrer Großmutter raten in meiner Situation?«

(PD). Die Erkrankung ist nicht heilbar, es existiert allerdings ein breites und effektives Spektrum an symptomsupprimierenden Behandlungsmöglichkeiten. Alle drei Personen wurden zum Zeitpunkt früher klinischer Symptommanifestation umfänglich über ihre Diagnose und die bestehenden Handlungsoptionen aufgeklärt, zu denen sie sich dann im Rahmen des *informed consent* selbstbestimmt entscheiden sollten. Erstens: Einnahme etablierter Medikation mit symptomatischem Effekt; zweitens: Teilnahme an einer placebokontrollierten Studie mit 50-prozentiger Wahrscheinlichkeit, einen Wirkstoff zu erhalten, der nach den bisherigen Studienergebnissen den Verlauf der Erkrankung verzögern kann, und drittens: abwartendes Verhalten mit Verzicht auf Medikation und Verlaufsbeobachtung bis zu einem Zeitpunkt, an dem die Patientin beziehungsweise der Patient eine Behandlung wünscht.

*Fallbeispiele*
*Patientin A*
- *61-jährige Patientin, beruflich als Kinderärztin tätig, verheiratet, keine Kinder*
- *Symptome: intermittierender diskreter Ruhetremor und Feinmotorikstörung der rechten Hand*
- *Diagnose: Parkinson-Krankheit, Hoehn & Yahr I*
- *Spontane Reaktion auf die Diagnose und Behandlungsoptionen:* »Eine Ärztin darf nicht krank werden.« *Sie möchte sofort alle verfügbaren Maßnahmen ergreifen, die die Symptome vermindern. Das von ihr erklärte Ziel ist, so lange wie möglich zu vermeiden, dass jemand von ihrer Erkrankung erfährt.*
- *Entscheidung: sofortiger Beginn mit der Einnahme von symptomlindernder Medikation*

## 4. Medizin als Adresse der Angewiesenheit

*Patient B*
- 63-jähriger Patient, beruflich als Immobilienkaufmann tätig, verheiratet, zwei erwachsene Kinder
- *Symptome:* verändertes Gangbild bei Nachziehen des linken Beines und vermindertem Mitschwung des linken Arms, leichte Verlangsamung der Bewegungsabläufe (Bradykinese)
- *Diagnose:* Parkinson-Krankheit, Hoehn & Yahr I
- *Spontane Reaktion auf die Diagnose und Behandlungsoptionen:* »Mich selbst stören die Symptome ja bisher nicht. Ich nehme mir jetzt einfach mehr Zeit für alles, dann klappt das schon.«
- *Entscheidung:* Studienteilnahme

*Patientin C*
- 68-jährige Patientin, berentete Erzieherin, lebt in Lebenspartnerschaft, drei erwachsene Kinder
- *Symptome:* Feinmotorikstörung, intermittierende Schmerzen und diskrete Steifigkeit (Rigor) im linken Arm.
- *Diagnose:* Parkinson-Krankheit, Hoehn & Yahr I
- *Spontane Reaktion auf die Diagnose und Behandlungsoptionen:* Sie möchte zunächst vor allem verstehen, ob die bisher zugelassenen Medikamente den Krankheitsverlauf beeinflussen können. Auf die Information hin, dass es bisher keine wirksam verlaufsmodulierende Medikation gibt, folgert sie, dass sie ja eigentlich nichts verpasst, wenn sie erst ein Jahr später mit der Einnahme von einem der verfügbaren zugelassenen Medikamente beginnt. Sie agiert unentschlossen, da der Effekt des Studienmedikaments ja noch nicht sicher vorhersagbar und somit kein Vergleich möglich ist: »Ja, aber irgendwie will ich das gar nicht selber entscheiden. Sie sind doch die Ärztin. Sie haben doch die Erfahrung. Was würden Sie Ihrer Großmutter raten

»Was würden Sie Ihrer Großmutter raten in meiner Situation?«

*in meiner Situation? Sagen Sie mir das, und dann machen wir das so.«*
- *Entscheidung: Studienteilnahme*

Inhaltlich lassen sich die geschilderten Situationen wie folgt zusammenfassen: Die fachliche, medizinische Sicht auf Diagnose und Symptomlast kommt bei allen drei Personen zu ähnlichem Ergebnis: Es besteht eine jeweils geringfügige Symptomatik, die skalenbasierte Zuordnung von Krankheitsgrad und Symptomausprägung kommt zu vergleichbar niedrigen Zahlenwerten. Der individuelle Krankheitsverlauf ist noch nicht absehbar. Sie haben alle dieselben Wahlmöglichkeiten. So weit bestehen vergleichbare Ausgangsbedingungen. Was sich bei den Dreien nun allerdings unterscheidet, ist die Art und Weise, wie sie jeweils auf ihre Erkrankung reagieren und wie sie daraufhin das Autonomiegebot zur selbstständigen Entscheidung über Therapiebeginn oder Studienteilnahme wahrnehmen: von dem Bestreben, umfänglich informiert die Kontrolle über die Krankheit und deren Fortgang in der Hand zu behalten, bis hin zur Ablehnung einer eigenständigen Entscheidung.

Diese Reaktionen entsprechen nicht alle der Vorstellung von unbeeinflusst entscheidenden und entscheiden wollenden Patientinnen und Patienten. Dabei geht es hier nicht um Notfallsituationen oder Entscheidungssituationen mit nicht Einwilligungsfähigen, sondern um Individuen, die sich subjektiv in unterschiedlicher Weise als autonomiefähig beziehungsweise autonomiebereit oder autonomiebedürftig wahrnehmen und so verhalten. Auch in der Literatur finden sich Angaben zu ähnlichen Erfahrungen mit dem Autonomiegebot. Hierin werden unterschiedliche Bedingungen beziehungsweise Situationen beschrieben, die zeigen, wie Entscheidungen über und Umgangsweisen mit Erkrankung durch vielfältige Bezüge beeinflusst, unterstützt, geformt und eben nicht vollkommen unabhängig gefällt werden (wollen).[22]

Zusammengefasst handelt es sich um Situationen mit:

- Patientinnen und Patienten, denen mit dem Moment der Diagnosestellung die bisherige Vorstellung von ihrer Zukunft und damit ihr bisher geltendes Lebenskonzept genommen wird, was eine vollständige Neuorientierung erfordert und zugleich überfordert.
- Patientinnen und Patienten, die von ihrer Primärpersönlichkeit her weniger autonomieorientiert sind und dem Entscheidungs- und Mitspracherecht geringere Bedeutung beimessen als dem Anspruch auf ärztliche Fürsorge.
- Patientinnen und Patienten, die ihre Entscheidung bewusst an die Meinung und den Willen Angehöriger knüpfen.
- Patientinnen und Patienten, die die Wahrnehmung ihres Rechts auf Autonomie dezidiert ablehnen.
- Patientinnen und Patienten, die angesichts der empfundenen Bedrohung und Determinierung durch die bestehende Prognose ihrer Erkrankung keine Wahl-, Entscheidungs- beziehungsweise Handlungsfreiheit sehen, sich somit in der Selbstwahrnehmung Autonomie absprechen.

In dieser Aufführung sind Patientinnen und Patienten mit ihren individuell unterschiedlichen Reaktionsweisen auf Diagnose

---

[22] Clarke, G. / Hall, R. T. / Rosencrance, G. (2004), Ho, A. (2008), Joffe, S. / Manocchia, M. / Weeks, J. C. / Cleary, P. D. (2003), SAMW (2018), 15, Solhdju, K. (2015), 109 ff., Woydack, L. / Inthorn, J. (2014).

»Was würden Sie Ihrer Großmutter raten in meiner Situation?«

und medizinische Behandlungsoptionen beschrieben: Sie zeigen ein ausgeprägtes oder geringes Autonomiebedürfnis, lehnen das Autonomiegebot bewusst ab oder beurteilen ihre Autonomiefähigkeit subjektiv anders, als es gemäß ärztlicher Einschätzung beurteilt wird. Dabei ist offensichtlich, dass unter anderem Faktoren wie Dauer und Schwere der Erkrankung für die Autonomiewahrnehmung eine Rolle spielen. Eine schwere, vital bedrohliche Diagnose bedeutet eine größere Zäsur als eine gut behandelbare Erkrankung mit Symptomen, die den Alltag nur gering oder kurzfristig verändern. Eine Ansage chronischer Erkrankung beeinflusst die Lebensentfaltung nachhaltiger als eine temporäre, überwindbare Symptomatik. Aber in der Summe wird deutlich, dass Ärztinnen und Ärzte verschiedentlich mit formal einwilligungsfähigen Patientinnen und Patienten konfrontiert sind, die dem im *informed consent* enthaltenen Autonomieideal des unabhängig, frei und rational entscheidenden und entscheiden wollenden Individuums nicht entsprechen oder nicht entsprechen wollen.

Wie lässt sich diese interindividuelle Varianz in den Antworten auf das Autonomiegebot erklären? Welche Einsichten ergeben sich hieraus für die Frage nach dem Verhältnis von menschlichem Autonomiestreben und durch Krankheit realisierter Vulnerabilität? Zur Beantwortung der Fragen sollen noch einmal die Fallvignetten betrachtet werden: Bei so unterschiedlichen Reaktionen auf eine im Blick auf die objektivierbaren Faktoren vergleichbare Ausgangslage, wie es bei den Personen A bis C der Fall ist, scheint es sinnvoll, den Fokus auf die subjektiven Faktoren zu lenken, die das Antwortverhalten mitbestimmen. Hier kommt Krankheit als *illness* ins Spiel. Es stellt sich die Frage, welche Bedeutung die Krankheit im Leben und Selbstkonzept des jeweiligen Individuums hat und welche Haltung dahinter sichtbar wird.

## 4. Medizin als Adresse der Angewiesenheit

Patientin A ist ganz identifiziert mit ihrem Beruf als Ärztin, deren Bestimmung sie darin sieht, Krankheit zu kontrollieren, zu behandeln und zu verhindern. Die Ausübung dieser Tätigkeit und damit ihr Selbstbild scheinen durch die Diagnose Parkinson-Krankheit gefährdet. Dementsprechend reagiert sie innerhalb ihres bisherigen Lebenskonzeptes, kontroll- bzw. autonomieorientiert, wonach sie als Ärztin Krankheit eindämmen muss und selbst nicht krank werden darf. In ihrem Selbstbild zweifach irritiert, muss sie alles ihr Mögliche gegen den drohenden Kontrollverlust tun und hofft auf weitestgehende medikamentöse Minderung der Symptome. Patient B reagiert im Vergleich hierzu gelassener: Sein Selbstkonzept erscheint im Vergleich zu Patientin A nicht infrage gestellt, sein Autonomiebedürfnis scheint nicht irritiert zu werden. Die Erkrankung bedeutet – noch – keine wirkliche Störung. Der Patient kann weiter seiner beruflichen Tätigkeit nachgehen und findet einen im Wortsinn selbstverständlichen Umgang mit der Diagnose. Er reagiert flexibel und kann die durch die Parkinson-Krankheit hervorgerufenen Veränderungen zu dem Zeitpunkt offenbar gut in seinen Lebensvollzug integrieren, indem er ihn den Symptomen Bradykinese und Gangstörung anpasst und sich in allem mehr Zeit zugesteht. Patientin C wiederum bezieht fürsorgeorientiert die Ärztin in die Verantwortung für die richtige Entscheidung mit ein. Sie beansprucht fürsorgliches Mitdenken und Entscheiden durch die fachlich kompetentere Instanz, wobei zwei Interpretationen möglich sind: Delegierung der Verantwortung aufgrund von Überforderung und subjektiv mangelnder Autonomiefähigkeit oder bewusste, autonome Entscheidung zur Inanspruchnahme eines Rechtes auf Empathie und Fürsorge. Sie zeigt, dass eine Person, die selbstbestimmt Hilfe in Anspruch nimmt, nicht zwingend unselbstständig agiert.

Anhand dieser Überlegungen wird erkennbar: Krankheit vulnerabilisiert – und zwar in individuell unterschiedlicher Weise und unterschiedlichem Ausmaß. Bei vergleichbarer Ausprägung der objektivierbaren Faktoren wie Schwere und Ausprägung von Krankheit und Symptomlast wird in der individuellen Deutungszuschreibung und der zugrunde liegenden Lebenseinstellung sichtbar, inwiefern Patientinnen und Patienten sich subjektiv in unterschiedlichem Ausmaß durch Krankheit verletzt erleben und gegebenenfalls weiter verletzlich werden. Dem subjektiv empfundenen Ausmaß und der inneren Dynamik von Verletztheit durch Erkrankung korrespondieren dann unterschiedliche Grade an kommuniziertem Autonomie- beziehungsweise Hilfebedürfnis.

## 4.2 Verhältnisbestimmung zwischen Autonomie und Vulnerabilität von Kranken als Ausdruck ihrer Grundhaltung

Aus der Sicht des Autonomieideals bedeutet Krankheit ein Hindernis und einen Störfaktor einer selbstbestimmten Lebensentfaltung. Die subjektive Bewertung und Wahrnehmung von Autonomie sind verschränkt mit der Haltung gegenüber der eigenen Vulnerabilität. Je nachdem, welche Bedeutung Autonomie und deren Verwirklichung im Leben haben, muss die Einschränkung der Selbstentfaltung durch Krankheit ein kleineres oder größeres Hindernis darstellen: Ein Individuum, das vorrangig einem

Autonomiestreben und Selbstverwirklichungsideal verpflichtet lebt, worin der Gedanke an die konstitutionelle Vulnerabilität zugunsten von Vorstellungen über Unabhängigkeit im Lebensentwurf und weitgehende Kontrollier- und Machbarkeit der eigenen Gesundheit ausgeblendet ist, nimmt die Veränderungen durch Krankheit gegebenenfalls in sehr viel stärkerem Kontrast und Entfremdungserleben auf als ein Individuum, das dem grundsätzlichen Verletzungspotenzial im Leben mehr Raum zugesteht und damit Gesundheit als weniger selbstverständlich wahrnimmt. Wenn Autonomieverwirklichung als Unabhängigkeit zentrales Lebenskonzept ist und das Selbstbild prägt, erscheinen durch Krankheit ausgelöste Hilflosigkeit und Angewiesenheit eher als Kontrollverlust und Defizit. Das Selbstkonzept wird irritiert, es resultieren Störgefühle und Entfremdungserleben. Mit den Worten von Thomas Fuchs in Bezug auf Plessners Spannung von »Leib-Sein und Körper-Haben«:

»Etwas an meinem leiblichen Sein entzieht sich meiner Verfügung, schränkt meine Freiheit ein und hindert mich am Lebensvollzug. Mein bis dahin unbemerkter Leib stellt sich mir in den Weg und wird zu dem Körper, den ich habe. [...] in der Erfahrung des *Krankseins (tritt)* eine Entfremdung auf.«[23]

Ein Individuum, das demgegenüber in Lebenseinstellung und Selbstkonzept dem Gedanken der generellen Vulnerabilität eher Raum und Wirkung zugesteht, wird Krankheit in ihrem Hindernischarakter gegebenenfalls anders – vielleicht gelassener – im

---

[23] Fuchs, T. (2015), 144.

wahrsten Sinne des Wortes »selbstverständlicher« wahrnehmen. Aus einem geringeren Kontrollbedürfnis resultieren weniger Entfremdung und ein größerer Spielraum, sich auf eine Wegänderung im Lebensverlauf einzustellen.

Es ist also die Haltung gegenüber der konstitutionellen Verletzlichkeit, die nicht unwesentlich die Einstellung gegenüber Krankheit prägt und darin das subjektive Vermögen, diese in den weiteren Lebensverlauf zu integrieren.[24] Der gemeinsame Nenner zur Erklärung der oben genannten unterschiedlichen Auffassungen des Autonomiegebots aufseiten der Patientinnen A und C sowie des Patienten B könnte also die Grundeinstellung gegenüber der generellen wie individuellen Vulnerabilität sein. In dieser Perspektive wird deutlich, dass Autonomie und Vulnerabilität weniger antipodisch als vielmehr aufeinander bezogen zu verstehen sind. Aus der Akzeptanz der konstitutionellen Vulnerabilität und der damit verbundenen Unwägbarkeit und Unverfügbarkeit von Gesundheit und Krankheit resultiert ein relationales Autonomie- und Selbstverständnis, das grundsätzlich auf Sozialität ausgelegt ist und den Menschen in aller Angewiesenheit als autonom anerkennt.

Diese Überlegungen führen in die kritische konzeptuelle Diskussion über die sogenannte Patientenautonomie, wie sie im *informed consent* begegnet: Das hiermit verbundene Autonomiekonzept mit seinen vornehmlich kognitiven und damit test- und messbaren Voraussetzungen wird für viele Situationen der menschlich-medizinischen Alltagsrealität als nicht hinreichend

---

[24] Vgl. Maio, M. (2008), 195ff.: »Das Glück liegt in unserer Einstellung zur Welt«

beziehungsweise unangemessen kritisiert.[25] An diesem Kritikpunkt setzen unter anderem fürsorgezentrierte Ansätze wie die der Care-Ethik an, die für die Fähigkeit zur Selbstbestimmung in Entscheidungssituationen emotional-affektiven und voluntativen Einflussfaktoren sowie den relationalen Bedingungen der menschlichen Existenz größere bis grundlegende Bedeutung beimessen.[26] Diese grundsätzliche theoretische Diskussion soll hier nicht weiter vertieft werden. Ausgangspunkt dieser Überlegungen waren Beobachtungen aus der ärztlichen Handlungswirklichkeit. Dementsprechend sollen praktische Erwägungen den Abschluss bilden: Welche Konsequenzen ergeben sich aus den voranstehenden Überlegungen für den ärztlichen Alltag im Umgang mit dem Autonomiegebot?

## 5. Fazit: Konsequenzen für den ärztlichen Alltag

Mit dem Spannungsfeld von Autonomie und Fürsorge korrespondiert das Ausmaß der ärztlichen Fürsorgeverantwortung der Autonomiefähigkeit der Patientinnen und Patienten. Diese kann,

---

[25] Vgl. Duttge, G. (2013), Vollmann, J. (2000), Wiesemann, C. (2013). An dieser Stelle sei darauf verwiesen, dass in der klinischen Praxis bisher keine standardisierten Konzepte zur Prüfung von Einwilligungsfähigkeit verwendet werden, was zu der problematischen Konsequenz untersucherabhängiger Ergebnisse führt. Die bestehende Uneinigkeit über valide Kriterien zur Evaluation von Einwilligungsfähigkeit bestimmt eine eigene Debatte innerhalb der medizinischen Ethik, die hier als ein weiterer Hinweis auf die Schwierigkeit eines praxis- wie realitätsnahen Autonomiekonzeptes gemäß den Erfordernissen des *informed consent* eingeordnet werden. Vgl. z. B. Haberstroh, J. / Müller, T. (2017), Trachsel, M. / Hürlimann, D. / Hermann, H. / Biller, N. (2015), Vollmann, J. (2008).

[26] Ach, J. S. / Schöne-Seifert, B. (2013), Stoljar, N. (2021).

»Was würden Sie Ihrer Großmutter raten in meiner Situation?«

wie gezeigt, in der subjektiven Wahrnehmung seitens der Patientinnen und Patienten von der ärztlichen Einschätzung abweichen. Grund hierfür kann ein interindividuell verschiedenes Autonomiebedürfnis sein, das mit der jeweiligen Lebenseinstellung zusammenhängt. Um als Ärztin oder Arzt inhaltlich wie fürsorglich individuell angemessen auf das Hilfsanliegen einer Patientin oder eines Patienten reagieren zu können, ist somit ein realistisches Verständnis dieses Anliegens notwendig, das nicht nur die Aspekte von sorgfältiger symptombezogener Anamnese und Diagnostik erfasst, sondern auch die subjektiv empfundene Ausprägung der krankheitsbedingten Vulnerabilisierung, das heißt den individuellen Vulnerabilisierungsgrad von Patientinnen und Patienten.[27] Von ärztlicher Seite ist das individuelle Verletzungsmuster aufgrund von *disease* wie auch von *illness* zu berücksichtigen. Sei es, dass Patientinnen und Patienten im Erleben der krankheitsbedingten Hindernisse in der Selbstentfaltung sehr bewusst die Kontrolle über die Erkrankung und Behandlung behalten wollen, sei es, dass sie ihre selbstbestimmte Handlungsfreiheit durch die Auswirkungen der Krankheit als eingeschränkt oder aufgehoben erleben und damit hadern, sei es, dass sie in ihrer Hilfsbedürftigkeit bewusst den Wunsch nach stellvertretender Handlung äu-

---

[27] An dieser Stelle liegt es nahe, mit Blick auf das individuell richtige Maß an Fürsorge auf die Bedeutung des Vertrauens im Arzt-Patienten-Kontakt einzugehen, vgl. z. B. Hansen, L. / Meier, E. (2006), A 2532: »Ein Plädoyer für einen größeren Einfluss des Patienten sowohl auf der Systemebene als auch bei der Behandlung seiner Erkrankung steht nicht im Widerspruch zu dem Faktum, dass Patienten nach wie vor auf ärztliche Professionalität und Fürsorge vertrauen. Konstitutives Merkmal der ärztlichen Profession und der für sie gültigen Normen ist und bleibt die unmittelbare, vertrauensvolle Begegnung mit dem Patienten. Dieses Vertrauensverhältnis gilt es zu wahren.«

ßern: Es gilt, autonome Selbstsorge im Umgang mit der eigenen Krankheit zu ermöglichen, das heißt gegebenenfalls zwischen der durch Krankheit entstandenen Verletzung und dem eigenen Selbstkonzept zu vermitteln. Dabei ist ärztlicherseits bei der Thematisierung des Vulnerabilisierungsgrades durch Erkrankung zu berücksichtigen, dass jeder Arzt und jede Ärztin eine eigene persönliche und/oder professionelle Haltung gegenüber Vulnerabilität mitbringen. Diese bestimmt ihre Perspektive auf menschliches Leben und Leiden und prägt darin ihr ärztliches Handeln. Ärztinnen und Ärzte beurteilen die Situationen ihrer Patientinnen und Patienten nicht vollkommen neutral und gegebenenfalls anders als diese. Das gilt es bewusst zu halten und im jeweiligen Arzt-Patienten-Kontakt zu reflektieren. Voraussetzung hierfür ist sicherlich eine der Vulnerabilitätsperspektive gegenüber offene Grundhaltung, die Reflexion der eigenen Einstellung gegenüber Vulnerabilität ist dazu ein wichtiger Schritt. Patientinnen und Patientinnen mit chronischen Erkrankungen leben diese Auseinandersetzung täglich und in oft eindrücklicher Weise vor.

## Literatur

Ach, Johann S. / Schöne-Seifert, Bettina (2013): »Relationale Autonomie«. Eine kritische Analyse. In: C. Wiesemann / A. Simon (Hg.): Patientenautonomie. DOI: org/10.30965/9783897859661_005, 42–60

Breyer, Thiemo (2017): Selbstsorge und Fürsorge zwischen Vulnerabilität und Resilienz. In: C. Richter (Hg.): Ohnmacht und Angst aushalten. Kritik der Resilienz in Theologie und Philosophie. Stuttgart: Kohlhammer, 119–132.

Bueter, Anke (2019): On illness, disease, and priority: a framework for more fruitful debates. In: Medicine, Health Care and Philosophy 22, 463–474.

Butz, Ulrike (2014): »Vertrauen Sie mir, ich bin Arzt!« Der Zusammenhang von Vertrauen und Macht in der Arzt-Patienten-Beziehung. In: R. Anselm et al. (Hg.): Autonomie und Macht. Interdisziplinäre Perspektiven auf medizinethische Entscheidungen. Göttingen: Edition Ruprecht, 51–65.

Callahan, Daniel (2000): The Vulnerability of the Human Condition. In: Bioethics and Biolaw 2, 115–122.

Clarke, Greg / Hall, Robert T. / Rosencrance, Greg (2004): Physician-patient relations: no more models. In: The American Journal of Bioethics 2004 4(2): 16–19.

Coors, Michael (2022a): Einleitung: Menschliche Verletzlichkeit, »vulnerable Gruppen« und die Moral. Fragestellungen eines Diskursprojektes. In: M. Coors (Hg.): Moralische Dimensionen der Verletzlichkeit des Menschen. Berlin/Boston: De Gruyter, 85–103.

Coors, Michael (2022b): Verletzlichkeit und Autonomie leiblicher Personen. In: M. Coors (Hg.): Moralische Dimensionen der Verletzlichkeit des Menschen. Berlin/Boston: De Gruyter, 1–23.

Duttge, Gunnar (2013): Patientenautonomie und Einwilligungsfähigkeit. In: C. Wiesemann / A. Simon (Hg.): Patientenautonomie. Theoretische Grundlagen, praktische Anwendungen. Münster: mentis, 77–90.

Eichinger, Tobias (2017): Die Geburt der Medizin aus dem Geiste der Verwundbarkeit. In: Hermeneutische Blätter (1): 133–143.

Fangerau, Heiner / Franzkowiak, Peter (2022): Krankheit. In: Bundeszentrale für gesundheitliche Aufklärung (BZgA) (Hg.): Leitbegriffe der Gesundheitsförderung und Prävention. Glossar zu Konzepten, Strategien und Methoden. DOI: 10.17623/BZGA:Q4-i069-2.0

Fineman, Martha (2008): The Vulnerable Subject: Anchoring Equality in the Human Condition. In: Yale Journal of Law & Feminism 20(1), 8–40.

Fineman, Martha (2021): Universality, Vulnerability, and Collective Responsibility for Les ateliers de l'éthique/The Ethics Forum. Special Issue: »After Covid«: ethical, political, economic and social issues in a post-pandemic world 16(1). Emory Legal Studies Research Paper No. 21-13.

Fuchs, Thomas (2015): Körper haben oder Leib sein. In: Gesprächspsychotherapie und Personzentrierte Beratung 15(3), 144–150.

Haberstroh, Julia / Müller, Tanja (2017): Einwilligungsfähigkeit bei Demenz. Interdisziplinäre Perspektiven. In: Zeitschrift für Gerontologie und Geriatrie 50(4): 298–303.

Hansen, Leonhard / Meier, Edith (2006): Arzt-Patient-Verhältnis. Professionelle Fürsorge. In: Deutsches Ärzteblatt 103(39), A-2530 / B-2190 / C-2111.

ten Have, Henk / Gordijn, Bert (2021): Vulnerability in light of the COVID-19 crisis. In: Medicine, Health Care and Philosophy 24, 153–154. https://doi.org/10.1007/s11019-021-10013-8

Ho, Anita (2008): Relational autonomy or undue pressure? Family's role in medical decision-making. Scandinavian Journal of Caring Sciences 22(1), 128–135.

Hofmann, Bjorn (2002): On the triad disease, illness and sickness. In: The Journal of Medicine and Philosophy 27(6), 651–673.

Joffe, Steven et al. (2003): What do patients value in their hospital care? An empirical perspective on autonomy centred bioethics. In: Journal of Medical Ethics 29(2), 103–108.
Kattermann, Vera (2009): Chronische Erkrankungen. Eine seelische Herausforderung. In: Deutsches Ärzteblatt (12), 548–550.
Lanzerath, Dirk (2003): Krankheitsbegriff und Zielsetzungen der modernen Medizin. Vom Heilungsauftrag zur Antiaging-Dienstleistung? In: GGW 3, 14–22.
Lanzerath, Dirk (2021): Die normative Praxis von Gesundheit und Krankheit. In: P. van der Eijk / D. Ganten / R. Marek (Hg.): Was ist Gesundheit? Interdisziplinäre Perspektiven aus Medizin, Geschichte und Kultur. Berlin/Boston: De Gruyter (2021), 54–69.
Maio, Giovanni (2008): Medizin ohne Maß? Vom Diktat des Machbaren zu einer Ethik der Besonnenheit. Stuttgart: Trias.
Maio, Giovanni (32014): Gefangen im Übermaß an Ansprüchen und Verheißungen. Zur Bedeutung des Schicksals für das Denken der modernen Medizin. In: G. Maio (Hg.): Abschaffung des Schicksals? Menschsein zwischen Gegebenheit des Lebens und medizinisch-technischer Gestaltbarkeit. Freiburg: Herder, 10–48.
Martin, Angela K. (2023): The Moral Implications of Human and Animal Vulnerability. Cham: Palgrave Macmillan.
Miksch, Antje (2017): Vulnerabilty ad Health. In: H. Springhart / G. Thomas (Hg.): Exploring Vulnerability. Göttingen: Vandenhoeck & Ruprecht, 207–214.
Parsons, Talcott (1958): Struktur und Funktion der Modernen Medizin. Eine soziologische Analyse. In: R. König / M. Tönnesmann (Hg.): Probleme der Medizin-Soziologie. Wiesbaden: VS Verlag für Sozialwissenschaften (Kölner Zeitschrift für Soziologie und Sozialpsychologie: Sonderheft 3), 10–57. DOI: 10.1007/978-3-663-02851-2_2, 10-57
Rogers, Wendy / Mackenzie, Catriona / Dodds, Susan (2012): Why bioethics needs a concept of vulnerability. In: International Journal of Feminist Approaches to Bioethics. 5, 11–38.
Schweizerische Akademie der Medizinischen Wissenschaften (SAMW) (2018): Autonomie und Fürsorge. Urteilsunfähigkeit verlangt Entscheide – von wem und nach welchen Kriterien? Bericht zur Tagung vom 30. Juni 2017 des Veranstaltungszyklus »Autonomie in der Medizin«, Swiss Academies Communications 13 (2), 1–60.
Solhdju, Katrin (2015): Die Versuchung des Wissens. Vorschläge für einen gemeinschaftlichen Umgang mit prädiktiver Gen-Diagnostik. Bielefeld: transcript.

Springhart, Heike (2017): Exploring Life's Vulnerability: Vulnerability in Vitality. In: H. Springhart / G. Thomas (Hg.): Exploring Vulnerability. Göttingen: Vandenhoeck & Ruprecht, 13–33.

Stoljar, Natalie (2021): Informierte Einwilligung und relationale Autonomie. In: N. Biller-Adorno et al. (Hg.) Medizinethik. Wiesbaden: Springer VS, 175–187.

Trachsel, Manuel et al. (2015): Umgang mit besonderen Herausforderungen bei der ärztlichen Beurteilung von Urteilsfähigkeit. Bioethica Forum 8(2), 56–60.

Ullrich, Charlotte (2012): Die soziale Konstruktion von Krankheit und Gesundheit. In: Medikalisierte Hoffnung? Eine ethnographische Studie zur reproduktionsmedizinischen Praxis. Bielefeld: transcript, 31–58.

Vollmann, Jochen (2000): Ethische Probleme des Informed Consent-Konzeptes. In: J. Vollmann (Hg.): Aufklärung und Einwilligung in der Psychiatrie. Monographien aus dem Gesamtgebiete der Psychiatrie 96. Heidelberg: Steinkopff. DOI 10.1007/978-3-642-53783-7_4

Vollmann, Jochen (2008): Patientenselbstbestimmung und Selbstbestimmungsfähigkeit. Beiträge zur Klinischen Ethik. Stuttgart: Kohlhammer.

Wiesemann, Claudia (2013): Die Autonomie des Patienten in der modernen Medizin. In: C. Wiesemann / A. Simon (Hg.): Patientenautonomie. Theoretische Grundlagen, praktische Anwendungen. Münster: Mentis, 13–26.

Woydack, Lena / Inthorn, Julia (2014): Das Autonomieprinzip in der Palliativmedizin in Theorie und Praxis. In: R. Anselm et al. (Hg.), Autonomie und Macht. Interdisziplinäre Perspektiven auf medizinethische Entscheidungen. Göttingen: Edition Ruprecht, 171–181.

Zagorac, Ivana (2017): What vulnerability? Whose vulnerability? Conflict of understandings in the debate on vulnerability. In: Facta Universitatis, Series: Law and Politics 15(2), 157–169.

# Zur Verletzlichkeit des Menschen als Patient und Angehöriger in der neurologischen Frührehabilitation – mit einem Blick auch auf die Intensivmedizin

Friedrich Edelhäuser

»Jeder Mensch ist verletzlich. Jeder auf eine besondere Weise«, hieß es in der Einführung zu diesem Symposium, und der Gastgeber und Veranstalter, Professor Giovanni Maio, stellte die Frage: »Welche Antworten muss die Medizin auf die Verletzlichkeit des Menschen geben?« – Dem so skizzierten Ausgangspunkt und den damit verbundenen Fragen bin ich im mündlichen Beitrag beim Symposium als praktisch tätiger Arzt (in meiner Funktion als Leiter einer Abteilung für neurologische Frührehabilitation am Gemeinschaftskrankenhaus Herdecke) nachgegangen, und aus diesem Erfahrungsfeld ist auch der folgende Aufsatz gestaltet.

Vor einer weiteren Schilderung medizinischer Belange möchte ich aber zunächst die Überlegungen und Bilder teilen, die sich mir beim Nachdenken über die Anfrage eines Beitrags zu diesem Symposion ergaben. »Verletzlichkeit« hatte ich vorher noch nicht als eine zentrale Kategorie menschlichen Seins, insbesondere menschlichen Seins im Umfeld medizinischer Tätigkeit und im Spannungsfeld zwischen Gesundheit und Krankheit reflektiert. So versuchte ich zunächst entlang einer lebensweltlichen Betrachtung und eigener Erfahrungen und Bilder, einen Zugang und eine Übersicht zum Begriff der Verletzlichkeit zu erlangen, bevor ich zum Lesen von Literatur und der Aufnahme bereits fertig gedachter Gedanken zu diesem Thema voranschritt. Davon werde ich zunächst kurz berichten.

Beim Durchgehen durch die Stufenfolge der umgebenden Welt und des Lebendigen hin zum Menschen[1, 2] ergaben sich mir folgende Bilder und Überlegungen: Im Bereich der mineralischen, toten und anorganischen Welt (dem Erdeelement der naturbetrachtenden griechischen Philosophen) scheint der Begriff der Verletzlichkeit nicht wirklich angebracht. Eher würde man hier von einer »Störung«, von einer »Unterbrechung« oder einer Aufhebung der Regelmäßigkeit zum Beispiel im Kristallgitter, von einer gestörten Ordnung oder von einer fehlenden Symmetrie statt von einer Verletzung sprechen. Ein zerbrochener Stein ist nicht verletzt.

Bei den Pflanzen und im Reich des Lebendigen wird die Störung zur »Wunde«. Als zutreffendes Bild fand sich das allmähliche Schließen der Rinde um einen abgebrochenen Ast, also das aktive Bemühen des lebendigen Organismus, in einer gewissen Zeit die zugefügte Verletzung durch einen Prozess der Heilung und der »Wieder-gut-Machung«, einer »Wieder-Herstellung« eines vorher guten Zustands, zu beantworten. In diesem letztgenannten Fall scheint es passend, erstmals adäquat von Verletzlichkeit zu sprechen. Verletzung korrespondiert mit dem in die Zukunft gerichteten Prozess der Heilung.

Wie lässt sich die Verletzung im Tierreich weiter verfolgen? – Zur Wunde des lebendigen Organismus kommt der erlebte Schmerz hinzu. Vergleichbar den lautlichen und gestischen Äußerungen zum Beispiel im Ernährungs- und Paarungsverhalten

---

[1] Plessner, H. (2003).
[2] Steiner, R.; Wegman, I. (2014).

oder in den Rivalenkämpfen, zeigt sich hier neben der organischen Verletzung der seelische Schmerz und wird im Ausdruck, in der Geste ansichtig und im Laut hörbar. Der Schmerz bedingt Leiden, er erhält Signalcharakter und weckt und lenkt das Bewusstsein und ein entsprechendes Verhalten.

Wie ist es nun bei Menschen? Zur Störung der Struktur, zur Wunde im Organismus, zum Schmerz im Seelischen – kommt hier nochmals eine spezifische Ebene der Verletzlichkeit hinzu? Es ist die Erschütterung des eigenen Seins, die Gefährdung des Selbst, die existenzielle Betroffenheit, die den verletzten Leib, den schmerzgebundenen Affekt und das eingeengte Bewusstsein zur Bedrohung des Selbsterlebens und des »Selbstdarlebens« werden lassen. Diese erlebte oder befürchtete Anfälligkeit, Schutzlosigkeit und Gefährdung wird zum Begriff der Verletzlichkeit menschlichen Seins. In der Erkrankung werden Wunde, Schmerz und existenzielle Betroffenheit zum individuellen Kranksein.

Ausgehend von dieser vorläufigen Selbstvergewisserung zum Begriff der »Verletzlichkeit«, möchte ich nun kurz unsere Abteilung für neurologische Frührehabilitation vorstellen. Wir behandeln dort in der Regel schwer betroffene, neurologisch kranke Patienten, die meist von der Schlaganfalleinheit oder von der Intensivstation übernommen werden. Dort waren sie wegen einer Hirnblutung, eines Schädel-Hirn-Traumas, eines Hirninfarkts, eines Hirntumors mit nachfolgender Operation, einer Entzündung des Gehirns, einer Schädigung des Gehirns durch Sauerstoffmangel nach Reanimation oder mit anderen schweren neurologischen und neurochirurgischen Erkrankungen zur Akutbehandlung. Häufig kommt es während der Intensivzeit noch zu weiteren Komplikationen wie Lungenentzündungen, Nierenversagen oder anderen Organkomplikationen. Oft sind die Patienten bei der

Übernahme in die Rehabilitation mit einer Luftröhreneröffnung (Tracheostoma) am Hals versorgt und atmen über eine Trachealkanüle von der Luftröhre direkt nach draußen. Sehr häufig sind sie bewusstseinsgestört, schläfrig und nur schwer erweckbar oder gänzlich komatös. Sie werden dann wie auf der Intensivstation mit Monitor überwacht, und meist erfolgt die Ernährung über eine Magensonde durch die Bauchdecke (PEG) und mit Sondenkost.

Im Mittelpunkt der Rehabilitation steht neben der medizinischen Versorgung und Überwachung die aktivierende therapeutische Pflege, die durch Ergotherapie, Physiotherapie (Krankengymnastik), Logopädie ergänzt und in unserem Fall durch rhythmische Massage, Musiktherapie, künstlerische Therapien und Eurythmie-Therapie erweitert wird. Aus diesen Elementen entwickeln wir für jeden Patienten ein individuelles Therapiekonzept, das in wöchentlichen Therapiebesprechungen überprüft und angepasst wird.

## Geschichte einer Patientin

Im Folgenden soll nun von einer jungen Patientin berichtet werden, die uns vor einigen Jahren auf Betreiben der Angehörigen zur Rehabilitation überwiesen wurde. Ich habe diese Krankengeschichte ausgewählt, weil sie exemplarisch für die Vielschichtigkeit in der Anwendung des Begriffs der Verletzlichkeit bei der Patientin selbst und bei allen Beteiligten stehen kann. Sie kam mir beim Suchen nach einer geeigneten Fallgeschichte zunächst nur teilweise in Erinnerung. Um sie vor dem inneren Auge wieder besser präsent zu haben und in ihrer Komplexität zu erfassen, habe ich mit meiner damaligen ärztlichen Kollegin – sie ist jetzt als Allgemeinärztin tätig – erneut Kontakt aufgenommen, und wir haben in einem intensiven Telefonat die damaligen Geschehnisse wieder aufleben lassen.

Die Patientin hatte als aus Deutschland kommende Mathematikstudentin in Rom während einer Gehirnoperation eine schwere Gehirnblutung erlitten. Vorausgehend wurde als Grund für Kopfschmerzen und Doppelbilder der Patientin eine Aussackung einer der das Gehirn versorgenden Arterien festgestellt. Diese Aussackung (ein sog. Aneurysma) sollte im Rahmen der Operation ausgeschaltet werden. Dies glückte jedoch nicht, und es kam während der Operation zu einer intensiven Blutung, die sowohl das Gehirnwasser (den Liquor) intensiv mit Blut durchsetzte als auch umgebende Gehirnteile zerstörte. In der folgenden Intensivbehandlung kamen zusätzlich Gehirninfarkte (Schlaganfälle) durch Spasmen der benachbarten Arterien aufgrund der vorherigen Blutung hinzu. Auch kam es im Verlauf zu einer Entzündung und einer Abszessbildung im Bereich der operierten rechten Hirnhälfte. Daher wurde in der rechten Kopfseite ein Teil des Schädelknochens entfernt, um der Schwellung des Gehirns eine Ausdehnungsmöglichkeit zu verschaffen. Nach Abheilung der Entzündung wurde versucht, den Knochendeckel wieder einzusetzen, was jedoch wegen erneuter Entzündungen nicht gelang. Ebenso gelang es nicht, einen künstlichen Knochendeckel einzusetzen, weil sich darüber ausgedehnte Zonen mit Mangeldurchblutung und Nekrosen der Kopfhaut entwickelten. Der von multiplen Infektkomplikationen gekennzeichnete weitere klinische Verlauf zog sich über ein Jahr hin, anschließend wurde die Patientin mit einer Trachealkanüle in eine Rehaeinrichtung in der Nähe von Rom verlegt. Nach wenigen Monaten wurde sie durch ihre ebenfalls in Italien lebende Mutter dann – noch mit der Trachealkanüle versorgt – nach Hause geholt, um dort statt in einer Heimeinrichtung betreut und individuell therapiert werden zu können. Im Folgejahr erfolgte die Rückübersiedlung nach Deutschland. Durch intensives Bemühen der Angehörigen kam es zu einer Aufnahme in die Abteilung für klinische Frührehabilitation im Gemeinschaftskrankenhaus Herdecke mit dem Ziel einer intensivierten Rehabilitationstherapie.

Bei der Aufnahme sahen wir eine schwer betroffene Patientin mit linksseitig betonter spastischer Lähmung aller vier Gliedmaßen und einem großen Hirnsubstanzdefekt an der rechten Kopfhälfte, über welchem die Haut bei fehlendem Knochendeckel tief eingesunken war und wo sich in der Tiefe eine ca. zwei mal vier Zentimeter große, nässende und zum Teil schorfig belegte Wunde befand. Die Patientin zeigte einfache Spontanbewegungen beider Beine sowie des linken Armes, der rechte Arm war bei deutlicher Beugespastik durch eine Armschiene gehalten. Die Patientin war wach, fixierte und verfolgte das Gegenüber mit dem linken Auge. Die Sprache war durch einen linkshirnigen Infarkt auf Satz- und Wortebene stark eingeschränkt und die Lautbildung durch das Tracheostoma und eine Störung der Lautbildung zusätzlich erschwert. Die Patientin äußerte sich über lautes Schreien. Während der Untersuchung und in den ersten Tagen befolgte sie keine Aufforderungen. Von der Mutter wurde jedoch berichtet, dass zu Hause eine Kommunikation über Augenschließen (für »Ja«) und Mundspitzen (für »Nein«) in Zusammenarbeit mit einer Logopädin erreicht werden konnte. Auch habe die Patientin in den seit der Blutung vergangenen zwei Jahren gelegentlich lautiert und selten einzelne angedeutete Worte gesprochen.

Für die Patientin wurde ein tägliches multimodales Therapiekonzept, bestehend aus aktivierender Pflege, Physiotherapie (Krankengymnastik), Ergotherapie und Logopädie, ergänzt durch rhythmische Massage, Sprachgestaltung, Eurythmie- und Musiktherapie, vorgesehen.

In der Physiotherapie wurde an einer Verbesserung der Rumpfaufrichtung und der Kopfkontrolle gearbeitet. Dabei war im Verlauf von ca. sechs Wochen intensiver Übungsbehandlung eine deutliche Verbesserung zu beobachten. Ein weiterer Schwerpunkt war die Behandlung der Beugespastik des rechten Armes, verbunden mit der Anpassung einer neuen Armschiene, mit der die spontan eingenommene maximale Beugestellung gelöst werden konnte. Auch wurde durch die Schiene verhindert, dass die Patientin die oben erwähnte Kopfwunde in zwanghafter Weise mit der rechten Hand immer wieder aufkratzte. Aus diesem Grunde wurde die Schiene bald rund um die Uhr angelegt und nur während der Therapien entfernt.

Die Behandlung der Wunde wurde durch die bereits erwähnte ärztliche Kollegin persönlich übernommen und täglich fortgeführt. Dabei konnte von ihr eine zunehmend intensive Beziehung entwickelt werden, die Schritt für Schritt eine immer mehr einfühlende und differenzierende Wahrnehmung der Situation der Patientin ermöglichte. Über dieses »Tor« wurde in den Therapiebesprechungen dann ein immer mehr sich konturierendes Bild der besonderen Persönlichkeit der Patientin als einer jungen Frau mit einem hohen Autonomiebedürfnis und leichter Kränkbarkeit zugänglich, die jetzt zusätzlich mit all den einschränkenden Gegebenheiten der Erkrankung zu ringen hatte. Und für alle diese Erfahrungen standen ihr kaum sprachliche Äußerungsmöglichkeiten zur Verfügung.

Von ergotherapeutischer Seite wurde zunächst die Hilfsmittelversorgung optimiert und der mitgebrachte Rollstuhl in seinen Einstellungen verbessert. Dann wurde zur Kontaktanbahnung die tiergestützte Therapie mit einem Therapiehund eingesetzt. Es erfolgte eine passive Mobilisation der oberen Extremitäten, und es wurden Übungen zur Wahrnehmungsförderung durchgeführt.

Bald zeigte sich, dass das zentrale Thema für alle Therapeutinnen und Therapeuten sowie für das ärztlich-pflegerische Team die Kommunikation mit der Patientin war. Während des bisherigen Krankheitsverlaufes hatte sich zwischen der Patientin und der pflegenden Mutter die Gewohnheit etabliert, dass alle Bedürfnisse der Patientin über schrilles Schreien geäußert wurden. Dies stellte einen erheblichen Belastungsfaktor für alle Beteiligten dar. Andererseits kam hierdurch der starke Äußerungswille der Patientin zum Ausdruck, welcher aufgrund der maximalen Bewegungseinschränkungen, der Trachealkanüle, die das Lautieren erschwerte, und der Sprachstörung (Aphasie), die eine adäquate Wortfindung und Satzbildung behinderte, keine angemessene Äußerungsmöglichkeit fand. Die bereits ambulant im Vorfeld etablierte minimale Kommunikation durch Zeichensprache mit Lidschluss und Mundspitzen für Ja und Nein konnte zwar gefestigt werden, und die Häufigkeit des Schreiens nahm ab. Es war aber dennoch angezeigt, nach weiteren alltagstauglichen Kommunikationsmöglichkeiten zu suchen. Vereinzelt wurde jetzt über sprachliche Äußerungen vonseiten der Patientin berichtet. Pflegepersonen wurden, beginnend mit ihrem Namen, von der Patientin während der Pflegemaßnahmen angesprochen. Die Lautbildung war dabei rau und verwaschen. Die beginnenden Sprachäußerungen wurden von mehreren Beteiligten unabhängig voneinander berichtet.

Um der Patientin eine Möglichkeit zu geben, sich direkt zu melden im Sinne einer Patientenklingel, wurden verschiedene Hilfsmittel erprobt, so eine Pusteklingel und eine Touch-Klingel mit Fuß- oder Handbedienung, aber alle ließen sich nicht erfolgreich umsetzen. Schließlich gelang es mit einer Hupe, welche durch Zusammendrücken eines Ballons auszulösen war. Möglicherweise spielte auch die damit erzielbare große Lautstärke für die Patientin eine Rolle. Sie konnte die Hupe mit ihren motorischen Möglichkeiten bedienen. Es gelang jedoch auch darüber nicht, eine verlässliche Verständigung zu etablieren. Anhand der minimalen Kommunikation durch »Ja« und »Nein« und durch aufmerksames Beobachten der Gestik wurde aber deutlich, dass die Patientin in der Lage war, komplexe verbal kommunizierte Sachverhalte zu verstehen. Sie konnte zum Beispiel der Lektüre des *Kleinen Prinzen* im Rahmen der Sprachgestaltung folgen oder bei den Aufklärungsgesprächen zur Blasenkatheteranlage differenzierte Entscheidungen treffen und diese durch Augenschließen, Mundspitzen und gelegentlich Lautieren kommunizieren.

Vor diesem Hintergrund beauftragten wir eine Firma für Kommunikationshilfen, eine entsprechende Geräteerprobung durchzuführen. Die Patientin zeigte sich bei den Testungen sehr interessiert und arbeitete engagiert mit. Die Bedienung eines Touchscreens oder einer optimierten Tastatur waren aufgrund der motorischen Einschränkungen nicht möglich. Mithilfe eines mit dem linken Auge gesteuerten Kommunikationsgerätes konnte die Patientin jedoch nach Optimierung von Sitzposition und Kopfhaltung noch in der Erprobungsphase erste kurze Dialoge führen, was sie sichtlich erfreute und eine grundlegend neue Erfahrung seit Beginn der Erkrankung für sie darstellte. Angesichts dieser ersten Erfolge äußerte die Patientin den ausdrücklichen

Wunsch, die Kommunikation mit diesem Gerät weiter zu üben und auszubauen. Ein entsprechender Hilfsmittelantrag wurde der zuständigen Krankenkasse zugeleitet.

Völlig unerwartet wurde der Verlauf dann durch ein einschneidendes Ereignis verändert: Ohne wahrnehmbare Vorankündigung wurde die Patientin eines Nachts von der Nachtschwester blau angelaufen (zyanotisch) und pulslos in Bauchlage vorgefunden, nachdem sie noch 30 Minuten vorher ruhig schlafend in Rückenlage gesehen worden war. Das unmittelbar verständigte Reanimationsteam führte eine Herzdruckmassage durch, woraufhin sich nach kurzer Zeit spontan wieder ein regelmäßiger Herzschlag einstellte. Nach Intubation und Beatmung mit Übernahme auf die Intensivstation fielen bald ausgeprägte Muskelzuckungen auf, sodass sich der Verdacht auf einen epileptischen Anfallsstatus ergab und eine antikonvulsive Behandlung und eine Narkose eingeleitet wurden.

Nach der erfolgreichen Stabilisierung von Kreislauf und Atmung und der Beendigung der Sedierung zeichnete sich jedoch ab, dass sich der neurologische Zustand der Patientin gravierend verschlechtert hatte. Die Patientin war wach, jedoch mit jetzt beidseits weiten, wenig lichtreagiblen Pupillen, erloschenen Schutzreflexen und schlaffem Muskeltonus aller Extremitäten. Es ergab sich das Bild eines zusätzlichen hypoxischen Hirnschadens in der Frühphase mit noch ungewisser Besserungstendenz.

An dieser Stelle wurde das Gespräch mit allen Angehörigen und Beteiligten gesucht, und dabei prallten dann unterschiedlichste Gesichtspunkte aufeinander. Der sehr tatkräftige und impulsive Leiter der Intensivstation konnte nicht verstehen, warum man sich bei so einer schwer betroffenen Patientin und einer zusätzlichen Schädigung im Rahmen des erneuten Notfalls nicht sofort für eine Beendigung der Beatmung und eine terminale Sedierung entschließen könne. Bei den Angehörigen herrschte ein sehr unterschiedliches Bild. Die Mutter, die die meiste Begleitung und Betreuung in der Vorgeschichte getragen hatte, plädierte nach ausführlicher Information für eine weitere Behandlung, solange noch ein begründeter Rest von Hoffnung auf erneute Besserung bestünde, andere Angehörige und Geschwister äußerten diesbezüglich eine gegenteilige Meinung und ließen erkennen, dass schon die vorherige Behandlung mit der schier endlosen Kette von Komplikationen aus ihrer Sicht nicht im Sinne der Patientin gewesen sei, jedenfalls sie für sich einen solchen Weg nicht wollen würden. Sie hätten aber in der Zwischenzeit auch nur noch wenig oder kaum Kontakt zur Patientin gehabt. Speziell war die Situation beim Vater, der mit der Mutter in Scheidung lebte und selbst Neurologe war. Zwischen Vater und Mutter gab es keinerlei Kontakt mehr. Die rechtliche Betreuung für die Patientin lag alleine bei der Mutter, und der Vater durfte oder konnte die Tochter nur wenige Male besuchen. Wir im Team hatten vereinzelt Kontakt zu ihm, und er schrieb mir bis zum neuen Ereignis wiederholt Briefe und erkundigte sich nach dem Verlauf der Behandlung. Für uns als Rehabilitationsteam und als die Patientin ärztlich Betreuende war deutlich, dass der uns mögliche intime Kontakt mit der Persönlichkeit der Erkrankten trotz aller Einschränkungen, die Kommunikation und die Erfahrung eines ichhaften Gegenübers für die Intensivmediziner und auch die Verwandten nicht oder nur teilweise zugänglich und damit für diese auch nicht nachvollziehbar waren. Wir hatten das vorher Erreichte im Blick und hofften auf eine Besserung der erneuten Schädigung. In jedem Fall plädierten wir dafür, die Situation für alle Beteiligten – vor allem aber auch für die Patientin selbst – zu beruhigen, ehe endgültige Entscheidungen zu treffen waren.

Eine Lösung der Situation brachte schließlich der Gedanke, dass die Bewertung einer Schädigung und der Wert eines Lebens nicht absolut bestimmbar seien, sondern auch von der Möglichkeit der umgebenden und betreuenden Menschen abhänge, in dem Gegenüber das spezifisch Persönliche, das Selbst in all seinen Einschränkungen der Äußerung entdecken und erfahren zu können und eine Beziehung zu ihm zu entwickeln. Somit sei die Frage nach dem weiteren Vorgehen nicht absolut zu beantworten, sondern hänge auch von der Möglichkeit einzelner Beteiligten ab, einen weiteren Weg zu sehen und zu realisieren. Die Frage nach dem weiteren Vorgehen sei damit nicht eine grundsätzliche, sondern eine im konkreten Austausch und in den realisierbaren Beziehungen, auch im Blick auf künftige Möglichkeiten zu beantwortende und zu lösende Gestaltungsaufgabe.

Nach diesen intensiven Gesprächen mit den Angehörigen und den Beteiligten wurde die Entscheidung zum Versuch einer Weiterführung der Rehabilitation mit der Hoffnung auf eine erneute Besserung getroffen. Es erfolgte daher die erneute Anlage einer Trachealkanüle.

Danach wurde die Patientin wieder in die Abteilung für Frührehabilitation übernommen. Mit der Mutter wurde eine Therapiebeschränkung (keine Reanimation, keine weitere intensivmedizinische Behandlung) im Falle einer erneuten Zuspitzung des Gesundheitszustandes verabredet. Eine abschließende Klärung, was zu dem reanimationspflichtigen Zustand in der Nacht geführt hatte, war nicht möglich. Angesichts der Tatsache, dass sich die Patientin mithilfe der ihr möglichen Willkürmotorik nicht aus der Rückenlage in die Bauchlage drehen konnte und dass nach der Reanimation ein epileptischer Status vorlag, lag die Vermutung nahe, dass es sich auch initial um einen epileptischen Anfall gehandelt haben könnte, der durch die krampfende Muskelaktivität zur Umlagerung in die Bauchlage geführt hatte.

Nach der Rückübernahme in die Abteilung für Frührehabilitation zeigte sich die Patientin in einem wachkomatösen Zustand. Sie atmete spontan und ausreichend über das Tracheostoma, anfangs gab es zeitweise noch eine auffällige Atmung mit stotternder Inspiration, die sich im weiteren Verlauf normalisierte. Wiederholt kam es zu wenige Sekunden andauernden Krampfanfällen mit tonisch-klonischen Zuckungen der Arme und einem Anstieg der Herzfrequenz, woraufhin wiederholt die Medikation angepasst wurde.

Trotz erneuter intensiver rehabilitativer Therapie änderte sich der Zustand der Patientin innerhalb der nächsten Wochen nur wenig. Sie zeigte keine unmittelbaren Reaktionen mehr auf Ansprache, jedoch führten alle pflegerischen und therapeutischen Maßnahmen zu einer Veränderung der Herz- und Atemfrequenz. Der Muskeltonus blieb weiterhin deutlich reduziert gegenüber dem Vorzustand, was sich auf Lagerung und Sitzposition zunächst positiv auswirkte. Im Verlauf war erneut eine leichte Tonuserhöhung zu beobachten. Gegen Ende des stationären Aufenthaltes war durch tieferes Absaugen wieder ein leichter Hustenreiz auszulösen. Lautlich-sprachliche Äußerungen gab die Patientin seit dem Reanimationsereignis nicht mehr von sich.

In der Ergotherapie wurden nach der Rückübernahme in die Abteilung für Frührehabilitation Anwendungen nach Affolter durchgeführt, was die Patientin sichtlich entspannte, jedoch zeigten sich auch hier keine Zeichen direkter Kontaktierbarkeit mehr.

Über den gesamten Verlauf problematisch blieb die schon bei initialer Aufnahme bestehende nässende Wunde über dem Substanzdefekt am Kopf. Während der ersten Aufenthaltswochen hatte die Patientin durch Kratzen mit der rechten Hand wiederholt einen zunächst positiven Heilungsverlauf behindert. Seitdem Hypoxieereignis war jedoch ein solches selbstverletzendes Verhalten nicht mehr möglich, dennoch kam es nicht zu einem Abheilen der Wunde. Wiederholt kam es zu spontanen venösen Sickerblutungen.

Wir entließen die Patientin in eine gemeinsam mit den Angehörigen ausgesuchte spezielle Pflegeeinrichtung für schwerstbetroffene Menschen. Dort wurde sie von den Angehörigen regelmäßig besucht und begleitet. Sie starb dort nach einem Dreivierteljahr an einer Lungenentzündung.

Im Nachgang erhielten wir sowohl von der Mutter als auch vom Vater getrennt Nachricht, dass sie die weitere Zeit in der Pflegeeinrichtung und den dort erfolgten Kontakt mit der Tochter nicht hätten missen wollen, und bedankten sich für die Gestaltung des Aufenthalts im Gemeinschaftskrankenhaus und die gemeinsam getroffenen Entscheidungen.

## Reflexion

In der Erörterung des gesamten Geschehens mit der damals behandelnden Stationsärztin wurde deutlich, dass auch für die Kollegin diese durch die Pflege der Wunde möglich gewordene besondere Beziehungsaufnahme eine sehr berührende Situation darstellte. Über ihre Beziehung konnte das restliche Rehateam mehr als sonst eine Ahnung der hinter aller Behinderung und Einschränkung verborgenen Persönlichkeit der Patientin mit ihren Besonderheiten, Eigenheiten und Anliegen erhalten und damit auch die jeweils persönlichen Beziehungen anders gestalten. –

Ausgangspunkt war die Wundversorgung der Kopfwunde durch die Ärztin, die die Patientin sonst immer wieder aufgekratzt hat.

In der Rückbesinnung wurden auch die verschiedenen Ebenen der Einschränkung deutlich, durch die hindurch die Kommunikation mit der Patientin gehen musste, um sie zu erreichen:

- Da war die Aphasie als Sprachstörung durch einen linkshirnigen Infarkt aus der Erstbehandlung;
- da war die sicher auch vorhandene kognitive Störung der Patientin;
- da war in wechselnder Ausprägung eine Störung der Aufmerksamkeit und der Vigilanz;
- da war die mangelnde Sprechmöglichkeit der Patientin durch die Trachealkanüle und eine Störung bei der Lautbildung;
- und schließlich gab es die Störung der Bewegungsfähigkeit mit den vorhandenen Lähmungen.

Aber durch all diese Einschränkungen hindurch war für die Kollegin ein Gegenüber erfahrbar. Sogar die Besonderheiten mit teils autistisch anmutenden Zügen waren zu erspüren, eine Persönlichkeit mit der Anlage zu tic-haftem Verhalten (in Bezug auf das Aufkratzen der Wunde, aber auch vor der Erkrankung hatte es wohl fixierte und tic-hafte Verhaltensweisen gegeben). Ebenfalls wurde für die Kollegin durch alle Hinderung hindurch eine Persönlichkeit zugänglich, die zu unerwarteten Kontaktabbrüchen neigte und einer besonderen Fürsorge im Umgang bedurfte, aber auch eine Persönlichkeit mit einem kraftvollen Willen zu leben, sich zu äußern und an der sozialen Umwelt teilzuhaben.

Ebenfalls wurde in dem erinnernden Gespräch deutlich, dass Verletzlichkeit nicht nur bei der Patientin, sondern auch bei den

Angehörigen und ebenfalls bei den Mitarbeiterinnen und Mitarbeitern im Krankenhaus in jeweils ganz unterschiedlicher Weise vorlag. Der Blick der Mitglieder des Rehabilitationsteams mit ihren besonderen Vorerfahrungen auf die Patientin war ein ganz anderer als der der Mitarbeiterinnen der Intensivstation. Ein jeder dieser spezifischen Blickwinkel und der damit einhergehenden spezifischen Verletzbarkeiten war vom jeweiligen Kontext geprägt und darüber hinaus auch von Persönlichkeit, Charakter und Erfahrung der Handelnden beeinflusst.

So ist die Verletzlichkeit des Einzelnen in einer konkreten Situation von ganz unterschiedlichen und vielschichtigen Verletzungen und Verletzungsmöglichkeiten geprägt, und im gemeinsamen Handeln der Menschen zeigt sich, dass jeder Einzelne in je spezifischer Weise im sozialen Geschehen verletzlich ist.

Am Ende des langen Telefonats kamen wir auf eher Persönliches zu sprechen, und die Kollegin berichtete, dass sie zwei Jahren zuvor ihren Kassensitz in der Allgemeinmedizin zurückgegeben habe, weil ihr in diesem Setting unter den gegenwärtigen Bedingungen eine wirklich patientenzugewandte und nachhaltige Medizin nicht möglich gewesen sei. Sie arbeite jetzt privatärztlich, versorge weniger Patienten, aber diese mit mehr Zeit und aus ihrer Sicht auch mit einem deutlichen nachhaltigeren Behandlungsergebnis, was sie zum Beispiel an relevant weniger Krankenhauseinweisungen der von ihr betreuten Patienten festmachte oder an weniger Noteinweisungen der von ihr mitversorgten Alten- und Pflegeheimpatienten. Insofern sei vielleicht auch unser gegenwärtiges System der Leistungserbringung »verletzt« und behandlungsbedürftig.

## Intensivmedizin

Von hier aus soll ein Blick auf die Intensivmedizin geworfen werden, eine Form von Medizin, die mit Beatmung, der Unterstützung der Herz-Kreislauf-Tätigkeit und bedarfsweise aller anderen Organfunktionen das Überstehen von schweren und schwersten medizinischen Krisen ermöglicht in einer Art und Weise, die es vor 1950 schlicht nicht gab. Sie setzt uns mit diesen Möglichkeiten aber auch ganz neue Aufgaben und Herausforderungen des Verstehens der Person des erkrankten Menschen in dieser intensiven Versorgung.

Mit Studierenden der Medizin veranstalte ich regelhaft am Beginn des ersten Semesters ein Wahrnehmungspraktikum, in dem sie intensiv die Kunst der Patientenbeobachtung erfahren und die Gestaltung von Begegnungen einüben können. Dabei gehört auch für einige eine Erfahrung in kleinen Gruppen auf der Intensivstation dazu, wo sie in einer nicht störenden Position in einer Ecke der Intensivstation sitzen und für eine halbe Stunde mit geschlossenen Augen einfach nur zuhören. Sie berichten dann anschließend regelhaft von dem hohen Lärm, der auf der Intensivstation herrsche, von lauten Stimmen mit klaren Ansagen, aber auch, dass viel über Patienten und kaum mit Patienten gesprochen werde. Die assoziierten Bilder sind häufig die eines belebten Bahnhofs, einer viel befahrenen Straßenkreuzung oder eines turbulenten Treibens, ja sogar Kampf- oder Kriegsszenen werden geschildert. Die Patienten selbst liegen in der Intensivstation häufig in erhöhter Position in Rückenlage auf dem Bett, sind von allen Seiten zugänglich, am Kopfende mit einer großen Anzahl von Infusomaten und Überwachungsgeräten ausgestattet und von Alarmen und blinkenden Monitoren umgeben.

Mit diesen Erlebnissen korrespondieren die Schilderungen von Patientinnen und Patienten, die im Nachgang über ihre intensivmedizinische Behandlungszeit berichten, in der sie in der Regel aufgrund ihrer Erkrankung und durch medikamentöse Maßnahmen für sediert und bewusstlos gehalten werden. Häufig – aber oft nur in den ersten wenigen Tagen nach dem Aufenthalt auf der Intensivstation – können sie bei geeigneter Befragung von ihren Erlebnissen berichten und schildern Bilder und Situationen, in denen sie sich, wie oben geschildert, zum Beispiel auf einer Straßenkreuzung, an einer Rennbahn, in einem Unfall, im Bahnhof oder gar mitten im Krieg gewähnt haben.

Eindrucksvoll erinnere ich in diesem Zusammenhang die Erzählung einer Patientin mit einer kleinen Gehirnblutung, die bereits nach wenigen Tagen in der Frührehabilitation wieder umfänglich sprachfähig wurde und von ihren Erlebnissen vor der Übernahme in die Rehabilitation berichtete. Sie wähnte sich in einem geschäftigen Bahnhof, umgeben von hin und her eilenden Passanten und von ständig in blauer Uniform anwesenden Beamten, die sie immer wieder besuchten und einen Ausweis von ihr wollten, den sie nicht bei sich hatte. Solange ihr Mann bei ihr war, konnte sie diese Besuche ertragen, aber wenn es am Abend ruhiger und der »Bahnhof« leerer geworden sei, nur noch wenige Passanten anwesend gewesen seien, ihr Mann nach Hause gegangen sei und immer mehr der blau gekleideten Beamtinnen um sie herum gewesen seien, sei es immer gefährlicher geworden für sie. Schließlich sei eine der Beamtinnen ganz nah zu ihr hingekommen, habe den Ausweis von ihr verlangt, den sie ja nicht gehabt habe, und habe versucht, sie zu umarmen. Da habe sie sich gewehrt und nach der Beamtin geschlagen. – Nun sei ihr aber klar geworden, dass das kein Traum gewesen sei, sondern dass sie auf der Intensivstation gewesen war und die ganze Situation fälschlich interpretiert habe. Sie müsse nun dringend zur Intensivstation und sich bei der Pflegekraft, die sie geschlagen habe, entschuldigen.

Vergleichbare Erzählungen sind von vielen Patienten nach intensivmedizinischen Aufenthalten zu erfahren, wenn man nur frühzeitig und nachhaltig genug danach fragt. Bereits nach wenigen Tagen verblassen diese Erinnerungen und sind dann oftmals nicht mehr greifbar für die Erinnerung. Wichtig und interessant ist in diesem Zusammenhang die Selbstschilderung einer amerikanischen Neurowissenschaftlerin,[3] die im mittleren Lebensalter in der linken Gehirnhälfte eine Gehirnblutung erlitten hatte und die dabei erfahrenen Erlebnisse im Nachgang ihrer Erkrankung eindrücklich schildern konnte. Sie beschreibt das veränderte Zeiterleben, ihre Orientierungslosigkeit in Bezug auf sich selbst, zu ihrer Umgebung und ein verändertes Zeiterleben und Verlorenheitsgefühle. Aber auch Gefühle und lange Phasen unerwarteten Glücks und ein Erleben von Schwerelosigkeit, Geborgenheit und Ruhe. Vor allem aber schildert sie die für ihr Erleben immer wieder viel, viel zu schnell ablaufenden Kommunikationsversuche der sie betreuenden Personen. Alles ging für sie zu schnell und war viel zu hektisch, und sie sehnte sich nach der Ruhe und dem Schwebezustand, in dem sie war, wenn sie mit sich alleine war. – Ich vermute mittlerweile, dass eine Vielzahl unserer Schädel-Hirn-Verletzten und der Patientinnen und Patienten auf Schlaganfalleinheiten (Stroke Units) oder Intensivstationen Ähnliches erleben: einen Zustand »zwischen Himmel und Erde«. Aktuelle Studien weisen in diese Richtung.[4] Für dieses besondere

---

[3] Taylor, J. B. (2010).
[4] Bodien, Y. G. et al. (2024).

Erleben und für einen diesem Erleben entsprechenden Umgang haben wir aber in der Medizin allgemein noch ein viel zu geringes Bewusstsein und entsprechend wenig Praxis.

Um die Stroke Unit im Gemeinschaftskrankenhaus stressärmer, patientengerechter und salutogen ausgerichtet zu gestalten, haben wir mit einer Studie dazu begonnen und befragen aktuell Angehörige, Patientinnen und Patienten sowie Mitarbeiterinnen und Mitarbeiter zu ihrem Erleben während der Erkrankung und im intensiven Behandlungszusammenhang. In einer zur Vorbereitung angefertigten Übersichtsarbeit zur Stressbelastung von Patienten auf Intensivstationen ergab sich aus der Literatur, dass 25 Prozent der Patienten nach einer zehntägigen Beatmung auf der Intensivstation alle Kriterien einer posttraumatischen Belastungsstörung nach den aktuellen Internationalen Kriterien für Erkrankungen (ICD 10) erfüllen. Dabei ist zu beachten, dass die 25 Prozent nur die Patienten beinhalten, die alle Kriterien erfüllen; es lässt sich leicht vermuten, dass ein Großteil der anderen Patienten eine ähnliche Stressbelastung erleidet und auf dem Weg zu einer posttraumatischen Belastungsstörung ist, auch wenn sie noch nicht alle Kriterien für die Diagnose erfüllen.

Unter diesem Blickwinkel steht die Lebensarbeit des Neurochirurgen Professor Dr. Andreas Zieger, eines zentralen Mitbegründers der modernen neurologisch-neurochirurgischen Frührehabilitation in Deutschland. Er schildert in einem diesbezüglich zentralen Aufsatz die neurologisch schwerstgeschädigten Patienten im Spannungsfeld zwischen »Bio- und Beziehungsmedizin«, wie er es nennt. Der lesenswerte Aufsatz mit diesem Titel erschien 2002 in der Zeitschrift *Intensiv*.

Zieger versucht darin, ein Mitempfinden mit der Lage neurologisch schwer geschädigter Patienten im Koma oder im Wachkoma zu ermöglichen. Dazu stellt er dar, wie eine genaue Wahrnehmung und Beobachtung der Schwerstgeschädigten eine ethisch-moralische Beziehung zu diesen

> »›Schwächsten aller Schwachen‹ ermöglich[en] und auf diesem Weg lehrreiche Erkenntnisse ermöglich[en], die für eine neue soziale Wahrnehmung und Aufmerksamkeit, ein neues soziales Gewissen und eine solidarische Haltung mit beziehungsethischen Handlungsgrundsätzen genutzt werden können«.[5]

Er macht insbesondere geltend, dass die Körperhaltung und die Körpersprache von Intensivpatientinnen und -patienten nicht nur – wie üblicherweise gehandhabt – als medizinische Symptome von neurologischen Defekten verstanden werden können, sondern dass Körperhaltung und Gestik auch als Ausdruck des inneren Befindens und der psychischen Grundsituation der Betroffenen gelesen werden können, ja gelesen werden müssen. Eine zusammengekauerte Haltung sei eben nicht nur Symptom einer Schädigung, sondern auch Ausdruck des inneren Bedürfnisses, eine embryonale und damit schutzgebende Haltung einzunehmen. Wird man auf dieses Feld erst einmal aufmerksam, so ergeben sich eine Vielzahl von Beobachtungs- und Kommunikationsmöglichkeiten. Nicht nur Haltung, Mimik, Gestik und Bewegung der betroffenen Patienten, sondern auch die Veränderung der Atmung, des Blutdrucks und des Herzschlags und anderer Körperfunktionen werden dann Ausdrucksmittel und Kommunikationsebenen zum Befinden des Betroffenen.

---

[5] Zieger, A. (2022), 261.

Ich erinnere mich in diesem Zusammenhang an einen 16-jährigen tadschikischen Patienten, der mit seinem Bruder allein in Deutschland weilte und dem von einer Gang das Handy gestohlen worden war. Nachdem er den Code dafür nicht preisgeben wollte, wurde er von den Überfallenden mit Faust- und Fußtritten fast totgeschlagen und überstand mit schwersten Unterleibs-, Thorax- und Kopfverletzungen eine lange Phase der Intensivbehandlung. Danach kam er zu uns in die neurologische Rehabilitation. In den ersten Monaten lag er nur in maximaler Zusammenkrümmung und mit eingezogenem Kopf und vor Leib und Kopf verschränkten und zusammengezogenen Händen und Armen im Bett. Der Puls war die meiste Zeit bei über 140 Schlägen pro Minute und stieg bei jeder Berührung und Ansprache schnell auf 160 und mehr Schläge pro Minute weiter an. Häufig lag der Junge schweißgebadet und schnell atmend im Bett als Zeichen für eine Erregung, die auch durch hoch dosierte Beruhigungsmittel nicht einzudämmen war. Lange hielten wir den erhöhten Tonus der Arme für den Ausdruck einer starken Spastik durch die Gehirnschädigung, aber allmählich, ganz zögerlich und mit jeder gelungenen Kontaktname mehr öffnete sich der Patient, gab seinen Brust- und Innenraum Stück für Stück frei – und damit ergaben sich Ansatzpunkte für die Krankengymnastik, die Ergotherapie und die vorsichtige rhythmische Massage, ergänzt um Einreibungen und Wickel. Stück für Stück gelang eine Besserung, und aus den ehemals in übermäßigem Tonus erstarrten Extremitäten wurden selbstständig bewegungsfähige Arme und Hände, und nach einem Jahr war der Patient – zwar noch mit Unterstützungsbedarf an beiden Seiten – auf eigenen Beinen stehend und aus eigenem Antrieb gehfähig und verließ aufrecht und mit nicht allzu großer Unterstützung die Station. Wir haben ihm am Ende des Flures einen mit Blumen geschmückten

Torbogen gebaut, den er durchschritten hat in den nächsten Abschnitt seines wiedergewonnenen Lebens.

Zuwendung, fantasievoll realisierte Empathie, Innerlichkeit und – ich möchte auch sagen –Nächstenliebe müssen übend erlernt und in der praktischen Umsetzung erworben werden. Die erforderlichen Erfahrungen und Einübungen sollten zu den Ausbildungsberufen im Feld der Gesundheitsversorgung und im Medizinstudium dazugehören. Sie sind nicht naturgegeben und nicht theoretisch erlernbar.

## Zum Anfang zurück

Kehren wir von hier aus noch einmal zum Anfang zurück, zur Orientierung zum Begriff der »Verletzlichkeit« des Menschen in der Medizin. Ich fasse aus meiner Sicht zusammen:

»Verletzlichkeit« ist kein naturgegebener Begriff.

»Verletzlichkeit« als Wahrnehmung und Orientierung für entsprechende Handlungsmöglichkeiten entsteht im kulturellen Raum des Menschen als spezifische Sichtweise einer zuwendenden Begegnung.

Die Wahrnehmung und der Umgang mit »Verletzlichkeit« müssen wie alle kulturellen Errungenschaften eingeübt werden.

Die Wahrnehmung von »Verletzlichkeit« ist korrespondierend mit Mitmenschlichkeit, Innerlichkeit und letztlich praktizierter Nächstenliebe. Die Wahrnehmung und Erfahrung von Verletzlichkeit kann und muss im Zusammenhang gesehen werden mit dem Willen zur Hilfeleistung.

Die »Verletzlichkeit des Menschen in der Medizin« ist die der Medizin im kulturellen Raum gestellte Aufgabe, Zuwendung,

Verständnis und die daraus erwachsende individuelle Hilfeleistung zu entwickeln und sozial und gesellschaftlich zu gestalten.

An dieser Stelle möchte ich ein Zitat anfügen, das aus einem Aufsatz der zentralen Gründungspersönlichkeit des Gemeinschaftskrankenhauses Herdecke und der Universität Witten/Herdecke, Herrn Privatdozent Dr. med. Gerhard Kienle, stammt und seit vielen Jahren als zentrale Orientierung zum Leitbild des Krankenhauses gehört:

> Unterstütze den kranken Menschen darin,
> seine individuellen Möglichkeiten zu verwirklichen
> und in der Auseinandersetzung mit seinem
> kranken Leib, seinem Schicksal und der Umwelt
> neue Verwirklichungsmöglichkeiten zu erlangen.[6]

Diese Zeilen werden nicht selbstgefällig hier erwähnt, schon weil es längst nicht immer gelingt, entsprechend zu handeln. Ich führe sie hier an, weil sie aus meiner Sicht ein Leitmotiv ärztlichen, therapeutischen und pflegenden Handelns im Sinne einer auf das Individuum zentrierten Versorgung im Gesundheitswesen darstellen können.

---

[6] Kienle, G. (1975), zit. nach Selg, P. (2003), 377.

## Zusammenfassung (»... in mir das Wesen des Anderen aufzunehmen ...«)

Das Gewahrwerden der Verletzlichkeit des Menschen als Grundbegriff und Herausforderung des Menschseins – und damit auch als zentraler Begriff einer dem individuellen Menschen zugewandten Medizin – steht in Korrespondenz mit einer zu entwickelnden Qualität der Fürsorge und der Suche nach Verstehen. Es ermöglicht die Entwicklung der Fähigkeit spezifischer Zuwendung und einer Mitmenschlichkeit, die sich an das Hilfe suchende Individuum in medizinischer Notlage wenden kann, und damit ein Samaritertum, also eine Handlungsorientierung, die sich nicht nach dem geltenden Gesetz und dem allgemein Üblichen, sondern nach dem in der individuellen Situation Erforderlichen und Notwendigen ausrichten kann und will. Der Kinder- und Jugendpsychiater Professor Dr. med. Peter Selg schreibt:

> »Der Mensch ist keinesfalls ›perfekt‹, sondern verletzlich oder ›vulnerabel‹, von seiner Geburt bis zum Tod, und auf Mitmenschlichkeit angelegt und angewiesen. Er steht wesenhaft in Beziehungen, die zum Wichtigsten seines Lebens gehören, ja dieses Leben recht eigentlich sind. Die Beziehungsfähigkeit und -bedürftigkeit des Menschen zeigt sich auch in seiner Schwäche, seiner weitgehenden Hilflosigkeit am Lebensbeginn, seinen Krisen, seinen Möglichkeiten des Erkrankens und Alterns.«[7]

Somit lässt sich zusammenfassend formulieren:

---
[7] Selg. P. (2017), 57.

- Der Mensch ist von Grund aus verletzlich – aber nicht jeder in gleicher Weise;
- jede Krankheit hat vermutlich ihre eigenen besonderen Aspekte von Verletzlichkeit, die es zu erfahren, zu erkennen und in die Behandlung umsetzen zu lernen gilt. Die Verletzlichkeit von zum Beispiel an Multiple Sklerose erkrankten Patienten, Parkinson- oder Psychiatriepatienten ist jeweils in spezifischer Weise krankheitsbezogen anders. Daneben existiert noch eine individuelle Färbung;
- jede Form von Verletzlichkeit sucht und ermöglicht somit eine neue und besondere Form der Zuwendungsfähigkeit;
- hinter jeder »Schale« oder »Sphäre« von Verletzlichkeit (Wunde) eröffnet sich neu das Autonomiestreben einer Individualität.

Ich möchte diesen Beitrag abschließen mit zwei längeren Zitaten, zunächst von Viktor von Weizsäcker, dem Begründer der anthropologischen Medizin in Deutschland, also einer am Logos des Anthropos, an einer Wissenschaft von den zentralen Aspekten des Menschseins orientierten Medizin – mithin also einer Medizin, die sich nicht nur aus naturwissenschaftlichen Quellen speisen kann, sondern einen geisteswissenschaftlichen, kulturellen und philosophischen Beitrag notwendigerweise braucht, um zu einer zutreffenden Bestimmung des Menschen zu gelangen:

»Ihm [Viktor von Weizsäcker, Anm. FE] wurde deutlich, wie unendlich arm, reduziert und abstrakt, am eigentlich Menschlichen des Menschen vorbeigehend, die Ausbildung und ärztliche Praxis gewesen war, die er an Universitäten und an Universitätskliniken bis dahin kennengelernt hatte. Er begann, eine ganz andere Art von Medizin zu suchen, und hatte dabei wichtige Erlebnisse.«[8]

So war Viktor von Weizsäcker im Sommer 1918 bei der Untersuchung eines Soldaten durch Professor Albrecht Fraenkel zugegen, der während des Ersten Weltkriegs Chefarzt des Beobachtungslazaretts Heidelberg war, und berichtet darüber später:

»Es war sein spielend-fühlendes Eingehen auf den jungen Soldaten mit Gallenblasenbeschwerden. Vom zarten Abtasten der Bauchdecke glitt er unmerklich zur Erkundung der Art seiner Schmerzen, zu seinen beruflichen Wünschen, zu seiner persönlichen Problematik über und gelangte so zur einfühlenden Intuition eines ihm zuvor fremd gewesenen Menschen. [...] Fraenkel maß und beurteilte überhaupt nichts, sondern empfing ein Bild. So lebte auch in mir die Sehnsucht, in mir das Wesen des Anderen aufzunehmen, und von diesem Geschehen erwartete ich auch die Entdeckung der richtigen Form der Therapie. Ein Vorgang zwischenmenschlicher Art wäre damit eine eigentliche Substanz der Therapie. Es war kein weiter Weg, nun auch zu erkennen, dass diese ärztliche Haltung aus dem Wesen des Christentums fließen müsste, dessen gegen Heiden und Griechen unterscheidender Charakter die *Innerlichkeit* des Menschseins ist. Die Innerlichkeit aber, als Liebe begriffen, muss das Ich im Du, nicht in sich selbst erfahren. So bekam das Wort ›Innere‹ Medizin einen Sinn, der in keinem Hörsaal oder Lehrbuch ausgesprochen wurde.«[9]

---

[8] Selg, P. (2017), 32.
[9] Weizsäcker, V. von (1986), 50.

## Zur Verletzlichkeit des Menschen

Der schwer an Tuberkulose erkrankte Christian Morgenstern schrieb kurz vor seinem Tod an eine Frau, die ihm einen »Mitleidsbrief« zugesandt hatte:

»Gewiss, ich bin seit 20 Jahren leidend, wie sich ja nun neuerdings in einem öffentlichen Almanach nachlesen lässt, aber so paradox es klingen mag, es sträubt sich alles in mir, von irgend jemandem als – krank empfunden zu werden. Denn ein Gefühl wirklichen Krankseins ist bisher meiner noch nicht Herr geworden, trotz allem, und natürliche Depressionen abgerechnet, und wird es hoffentlich auch nie werden. ›Leiden‹ kann man an allem, aber um ›krank‹ zu sein, muss einen ein fremdes Etwas besitzen, muss man der Sklave seiner Krankheit geworden sein. Ich möchte den Satz aufstellen: Kein wahrhaft freier Mensch kann krank sein. Und was mich betrifft, so mögens meine Werke von der ersten bis zur letzten Zeile bezeugen. Sie werden vielleicht lächeln, aber es wäre schade, wenn Sie etwa als Wortklauberei empfinden, was tiefster Wahrheitsernst ist. Oder als Schönfärberei, Schönrednerei und dergleichen. (Ich erinnere mich jugendlicher Überschwangzeiten, wo *mir*, umgekehrt, die ganze Welt krank schien; wenn ich sie damals an Nietzsche, Lagarde, an irgendeinem entscheidenden Geiste maß. Nun bin ich milder geworden, mitleidender, aber nicht mit-krank. Im Innersten mit-leidend, aber wahrhaftig nicht mit-krank).«[10]

Mögen wir in der Medizin und in der Heilkunst hinter allem Leiden, hinter aller Verletzlichkeit des Menschen auch immer die

---
[10] Morgenstern, C. (1952), 485.

Instanz entdecken können, die sich daraus und darüber erhebt, und ihr helfen, ihre Würde zu bewahren auf ihrem Weg zwischen Krankheit, Gesundheit und Heilung.

## Literatur

Bodien, Yelena G. et al. (2024): Cognitive Motor Dissociation in Disorders of Consciousness. In: New England Journal of Medicine 391(7), 598–608.

Kienle, Gerhard (1975): Die Struktur des Gemeinnützigen Gemeinschaftskrankenhauses Herdecke [unveröffentlichtes Manuskript].

Morgenstern, Christian (1952): Brief vom 22.1.1914. In: M. Morgenstern (Hg.): Christian Morgenstern. Ein Leben in Briefen. Wiesbaden: Piper.

Plessner, Helmuth (2003): Die Stufen des Organischen und der Mensch. Einleitung in die philosophische Anthropologie. Frankfurt am Main: Suhrkamp.

Selg, Peter (2003): Gerhard Kienle – Leben und Werk. Bd. 1 und 2. Dornach: Verlag am Goetheanum.

Selg, Peter (2017): Was heißt und zu welchem Ende studiert man Anthroposophische Medizin? Arlesheim: Verlag des Ita Wegman Instituts.

Steiner, Rudolf; Wegman, Ita (2014): Grundlegendes für eine Erweiterung der Heilkunst nach geisteswissenschaftlichen Erkenntnissen. Dornach: Rudolf Steiner Nachlassverwaltung.

Taylor, Jill B. (2010): Mit einem Schlag. München: Knaur MensSana.

Weizsäcker, Viktor von (1986): Natur und Geist. Erinnerungen eines Arztes [1954]. In: ders.: Natur und Geist. Begegnungen und Entscheidungen. Gesammelte Schriften Bd. 1. Frankfurt am Main: Suhrkamp.

Zieger, Andreas (2002): Der neurologisch schwerstgeschädigte Patient im Spannungsfeld zwischen Bio- und Beziehungsmedizin. In: Intensiv 10, 261–274.

# Eine kleine Philosophie des Kindes unter der Perspektive seiner Verletzlichkeit

Giovanni Maio

Das verletzliche Kind ist Thema dieses Beitrages. Doch um die Grundverletzlichkeit des Kindes zu verstehen, ist es wichtig zu fragen, was das Kindsein überhaupt ausmacht.

Was ist Kindsein? Diese Frage zu vertiefen ist verheißungsvoll, denn erst wenn wir dieser Frage nachgegangen sind, können wir uns fragen, was wir dem Kind schuldig sind. Es ist geradezu erstaunlich, dass man über diese Frage viel weniger nachgedacht hat als über die Frage nach den Kinderrechten, gehören doch beide Fragen untrennbar zusammen, ja mehr noch, fundiert doch die Erstgenannte Letztere. Was also ist das Kind? Vielleicht mag es ganz instruktiv sein, sich vorzustellen, es gäbe ein Mittel, mit dem man das Stadium des Kindseins zu überspringen vermöchte, um so mit seinem Leben gleich als Erwachsener starten zu können, ohne sozusagen Zeit für das Kindsein zu verlieren. Die allermeisten Menschen würden einem solchen Ansinnen wohl eher nicht folgen wollen, und genau das sagt schon sehr viel aus über das Kindsein und auch darüber, was das Kindsein genau nicht ist.

Lange Zeit hat man das Kindsein damit zu definieren versucht, dass man es als eine Vorstufe des Erwachsenseins betrachtet hat oder gar als dessen Vorbereitungsstadium. Das Kindsein also als vorübergehendes Durchgangsstadium, das linear in das definitive Erwachsenenstadium übergeht; diese Konzeption erschien vielen Menschen als plausibel. Unser Gedankenexperiment macht jedoch deutlich, dass ein solches Konzept das Kindsein nicht adäquat erfasst, denn wäre das Kindsein einfach nur eine Vorstufe zur eigentlichen – erwachsenen – Stufe, so müsste es als erstrebenswert erscheinen, gleich mit dem Erwachsensein zu starten. Da dies aber weitestgehend so nicht mehr gesehen wird, spricht vieles dafür, das Kindsein gerade nicht nur als die Stufe des unvollständigen Erwachsenseins und damit als eigentlich defiziente Stufe zu sehen, sondern als eine Lebensphase von intrinsischem Wert. Das Kindsein wäre demnach eben keine Vorstufe, sondern eine eigene Stufe und damit eine in sich wertvolle Lebensphase. So haben wir einen Ausgangspunkt, den es weiter zu vertiefen gilt. Wenn wir also sagen, dass das Kindsein einen Wert an sich hat, der sich eben nicht vom Wert des Erwachsenseins ableitet, so wird die Frage, was das Kindsein eigentlich ist, umso virulenter. Dieser Frage soll im Folgenden nun in fünf Schritten nachgegangen werden.

## 1. Das Kindsein als ein Sein mit besonderen Fähigkeiten

Wenn wir von der Kindheit als einer ureigenen Lebensphase und von dem Kind als einer Person aus eigenem Recht sprechen, so unterstellen wir innerhalb dieses Konzeptes des Kindseins automatisch, dass das Kind eben nicht nur ein Noch-nicht-Könner ist – wie dies der Fall wäre, fassten wir das Kind als defiziente Vorstufe des Erwachsenen –, sondern etwas in sich Wertvolles. Mit dem Kind wird etwas Spezifisches verbunden und damit zuallererst ein spezifisches Können, spezifische Fähigkeiten. Was also kann das Kind in besonderer Weise? Diese Frage führt uns zu dem ersten Spezifikum des Kindes. Zunächst einmal ist es die Vitalität des Anfangs, die das Kind auszeichnet; es ist seine innere Lebendigkeit, die das Kind zunächst einmal ausmacht, und immer mehr zeigt sich, dass es den Erwachsenen so viel voraushat. Voraus hat es ihnen nämlich seine mitreißende Begeisterungsfähigkeit. Das Kind kann sich erwärmen für das, was es erlebt, und in diese Begeisterungsfähigkeit mischt sich zugleich die Fähigkeit zur Sorglosigkeit. Das Kind, das einfach vertraut und sich vollkommen unbeschwert der Welt überlässt, erfährt sich in seiner ureigenen Fähigkeit, die das Kindsein zu etwas Ausgezeichnetem macht. Mit dieser Sorglosigkeit und der damit verbundenen Grundfreude am Dasein ist oft eine weitere Fähigkeit verknüpft, und das ist die Fähigkeit zum kindlichen Optimismus; das Kind kann sich so leicht vorstellen, dass es auch anders sein könnte. Dieser kindliche Optimismus ist wiederum Ausdruck einer weiteren Fähigkeit des Kindes, und das ist die starke Vorstellungskraft, die Imaginationsfähigkeit des Kindes. Das Kind ist Weltmeister in der Fähigkeit zu geistiger Flexibilität; es ist einfach von einer Grundbereitschaft getragen, neu zu denken und neu zu sehen. Begierig ist das Kind, Neues zu sehen, Neues zu erleben, und damit hat das Kind eine Fähigkeit, mit der es den Erwachsenen einfach haushoch überlegen ist: die Fähigkeit zu lernen, die Fähigkeit, sich zu verändern, die Fähigkeit zu antworten auf das, was es erlebt, und aus dieser enormen Fähigkeit heraus entwickelt das Kind die Fähigkeit zum Eigensinn.

Dies führt uns zum zweiten Spezifikum des Kindes, denn das Kind ist nicht nur dadurch etwas Besonderes, dass es besondere Fähigkeiten hat, sondern es ist vor allen Dingen dadurch etwas Besonderes, dass es einen besonderen Weltzugang hat.

## 2. Das Kind als ein Sein mit einem besonderen Weltzugang

Worin liegt dieser besondere Weltzugang des Kindes begründet? Zunächst ist dieser Weltzugang des Kindes durch eine Grunddisposition charakterisiert, die das Kind den Erwachsenen ganz voraushat, und das ist die Grunddisposition der Unvoreingenommenheit. Das Kind begegnet der Welt in seiner grenzenlosen Grundoffenheit und Vorbehaltlosigkeit und lässt die Welt einfach auf sich wirken. Darin ist es den Erwachsenen so sehr überlegen, dass man sagen kann, dass das Kind schlichtweg einen privilegierten Zugang zur Welt hat. Das Kindsein ist insofern schon nicht etwa lediglich als Vorstufe des Erwachsenseins zu fassen, denn das Kind ist eben in vielerlei Hinsicht schlichtweg weiter als die Erwachsenen und gerade nicht deren defiziente Vorstufe. Mit dieser Unvoreingenommenheit geht eine besonders kostbare Grundbereitschaft einher, und das ist die Fähigkeit zu staunen. Auch und gerade in seiner Disposition zu staunen ist das Kind den Erwachsenen meilenweit voraus. Wenn Kinder manchmal als große Philosophen bezeichnet werden, dann liegt das nicht zuletzt an dieser Grunddisposition des staunenden Weltzugangs. Diese verbindet sich mit einem weiteren privilegierten Zugang zur Welt, und das ist die Fähigkeit des Kindes, die Dinge mit frischem Blick so zu sehen, wie sie sein könnten. Das Kind verbindet in jedem Moment Grundneugier mit kreativer Neuschöpfung. Das macht den Weltzugang des Kindes zu einem Zugang, von dem alle viel lernen können. Das Kind kann sich so sehr an neuen Dingen erfreuen, dass es sich neue Dinge einfach vorzustellen vermag. Das erklärt den enormen Erfindungsreichtum der Kinder, der eben Kreativität mit Willensstärke verknüpft. Das Kind kann sich den

Dingen so hingeben, dass es in dieser Hingabe in imaginativer Weite Neues entwirft und Freude am Neuen entwickelt. Deutlich wird dadurch, dass das Kind sich in seinem Zugang zu der Welt radikal vom Zugang der Erwachsenen unterscheidet, und zwar in der Hinsicht, dass das Kind gerade nicht primär strategisch-zweckrational auf die Welt zugeht, sondern vielmehr explorativ. Das Kind erkundet die Welt in einem offenen Zugang, ohne die Welt auf das festzulegen, was man aus ihr herausholen könnte. Zunächst einmal ist der kindliche Zugang ein zweckfreier Zugang, ja ein spielerischer Zugang, der von dem ziellosen Handeln lebt. Das Kind begegnet der Welt in dem Ansinnen, sie frei zu erkunden und sie eben nicht auf das Nützliche zu reduzieren. Man kann es im Grunde so sehen, dass das Kind der Welt primär als *Homo ludens* begegnet und nicht als *Homo faber*. Es ist die Fähigkeit des Kindes, sich spielerisch auf die Welt einzulassen, in der es den Erwachsenen haushoch überlegen ist. Die Fähigkeit zur Zeitlosigkeit macht aus dem kindlichen Zugang zur Welt einen ausgezeichneten Zugang, worin die Kinder schlichtweg die Lehrer der Erwachsenen werden. Sie leben in einer gefühlten Einheit des eigenen Seins und der Zeit, sie können sich in einer Sache so verlieren, wie es die Erwachsenen schon längst verlernt haben, und durch dieses sich Verlierenkönnen sind sie der Hingabe fähig. Kinder nehmen einen Zugang zur Welt ein, durch den sie den Primat des Zweckrationalen außer Kraft setzen. Der kindliche Zugang zur Welt ist ein Zugang des Weggegebenseins an den Augenblick, eine Selbstvergessenheit, mit der Kinder eine Grundhaltung zur Welt vorleben, die etwas von tiefer Lebenskunst in sich birgt. Von hier aus können wir nun zum dritten Spezifikum des Kindes übergehen.

## 3. Das Kind in einer Grundverfasstheit des Werdens

Ein herausragendes Spezifikum des Kindes ist seine ihm innewohnende Grundbereitschaft zur Entwicklung. Kindsein ist nicht weniger als ein Sein mit Entwicklungsperspektive. So vollziehen sich im Kind die dynamischsten und auch radikalsten Entwicklungsprozesse, die einem Menschenleben eignen können. Wenn das Kindsein etwas Besonderes ist, dann in entscheidender Hinsicht genau deswegen, weil das Kind einen dynamischen Entwicklungsprozess durchlaufen kann, sofern die Bedingungen und auch die Erfahrungen günstig sind. So lässt sich sagen, dass jedes Kind mit einem enormen Potenzial zur Entwicklung versehen ist, aber die Art und das Ausmaß der Entwicklung sind nicht einfach vorgegeben wie ein automatischer linearer Prozess. Die Entwicklung des Kindes kann nicht einfach evolutionistisch als etwas Vorbestimmtes angenommen werden, sondern wird in entscheidendem Maße kontextuell mitbestimmt und vor allen Dingen vom Kind selbst mitbestimmt. Es lässt sich also sagen, dass die Entwicklung weniger evolutionistisch denn vielmehr interaktionistisch zu verstehen ist. Es sind die Interaktionen des Kindes, die den wesentlichen Ausschlag für die Art und das Ausmaß der Entwicklung geben. Jedes Kind entwickelt sich zwar aus den eigenen Anlagen heraus, aber seine Entwicklung ist nun einmal nicht ein Prozess von innen heraus, sondern ein prozessual und interaktiv zu fassender Austausch des Kindes mit seiner Umwelt. Im Grunde lebt das Kind in einem Modus der steten Anverwandlung seiner Seinsbedingungen. Das Kind und seine Umwelt machen aus dem gegebenen Anfang eine individuell ausgestaltete Entwicklung. Im Vordergrund steht beim Kind daher die besondere Plastizität seiner Entwicklungsmöglichkeiten, sodass sich sagen lässt, dass kein Kind in seiner weiteren Entwicklung schon festgelegt ist. Kein Kind ist definitiv, denn aus jedem Kind kann so viel werden, und dieses Werden hängt in entscheidender Weise von den Umgebungsbedingungen und den das Kind begleitenden Interaktionspartnern ab. Das Kind wird daher mit einer Vielfalt von Entwicklungsbedingungen in die Welt geworfen, und seine Weiterentwicklung bleibt in jedem Moment angewiesen auf entsprechende Ermöglichungsbedingungen. Das führt uns nun zum vierten Spezifikum des Kindes, nämlich seiner Grundangewiesenheit.

## 4. Das Kindsein als Zustand radikaler Angewiesenheit

So wesensbestimmend die Entwicklungsperspektive des Kindes sein mag, am Ende wird das Potenzial der Entwicklung nur dann in Entwicklungsprozesse umgesetzt werden können, wenn das Kind das Glück hat, in guten Beziehungen zu seinen Bezugspersonen zu leben. Das Kind ist geradezu das Symbol für die Angewiesenheit auf andere, denn das Kind braucht andere, um seine Bedürfnisse zu erfüllen, es braucht andere, um *ich* sagen zu lernen, es braucht andere, um Selbstvertrauen zu entwickeln. Das Kindsein ist dadurch charakterisiert, dass das Kind die Bezugspersonen braucht, um sich zu entwickeln. Die im Kind schlummernden Entwicklungspotenziale können sich zu sprudelnden Entfaltungsquellen ausbilden, sofern das Kind Bezugspersonen hat, die sich um es kümmern. So lässt sich Kindsein als ein Sein im Bezogensein auf andere bezeichnen, denn von den anderen kann sich das Kind nicht einfach nur abwenden; das Kind sucht die anderen immer und immer wieder, weil es nicht nur in einer physischen, sondern vor allem in einer psychischen Abhängigkeit von den anderen lebt. Daher bewegt sich das Kind immer im Spannungsfeld zwischen Eigensinn und Angewiesenheit, wobei es die Angewiesenheit ist, die die ganze Existenz des Kindes wesentlich bestimmt. So wird eben die Individualität des Kindes erst durch Sozialisation möglich; es sind die Beziehungen zu anderen, die dem Kind eine Chance zur Identitätsentwicklung geben. Entscheidend für das im Kind enthaltene Entfaltungspotenzial sind somit die Ermöglichungsbedingungen, auf die das Kind unabdingbar angewiesen bleibt. Im Grunde ist das Kind diesen Bedingungen geradezu ausgeliefert. Das macht die Existenz des Kindes zu einer in sich verletzlichen Existenz, was uns nunmehr in einem letzten Schritt zu der bereits zu Beginn aufgeworfenen Frage nach der Wesensbestimmung des Kindes zurückführt, und das ist die (Frage nach der) Grundverletzlichkeit des Kindes.

## 5. Das Kindsein als Zustand elementarer Verletzlichkeit

Alle bis hierhin entfalteten Grundcharakteristika verweisen auf das fünfte und entscheidende Wesensmerkmal des Kindseins, und das ist seine elementare Verletzlichkeit. Diese ergibt sich geradezu logisch aus dem bisher Gesagten. So ergibt sich die Verletzlichkeit des Kindes gerade aus seinen Potenzialen. Weil das Kind so viel Entwicklungspotenzial in sich trägt, ist es besonders verletzlich, und gerade weil es in grundlegender Weise abhängig ist von der Sorge der anderen, wird seine Verletzlichkeit besonders virulent. So ließe sich sagen, dass das Kind geradezu Prototyp der Verletzlichkeit des Menschen ist. Die israelische Philosophin Sigal R. Ben-Porath hat die Verletzlichkeit in einer breit rezipierten Publikation als das relevanteste Wesensmerkmal des Kindes beschrieben.[1] Das Kind kann gar als Symbol für die Verletzlichkeit des Menschen gelten. Ben-Porath hat zu Recht darauf hingewiesen, dass die einseitige Konzentration auf die Rechte des Kindes Gefahr läuft, die Grundverletzlichkeit des Kindes aus den Augen zu verlieren.[2] Vor diesem Hintergrund erscheint es umso wichtiger, die Verletzlichkeitsstruktur des Kindes in den Vordergrund zu rücken.

Warum ist das Kind verletzlich? Hier gibt es zwei Antworten. Zunächst ist es verletzlich, weil es seiner Natur nach – wie wir gesehen haben – radikal angewiesen ist auf Hilfe Dritter; es ist verletzlich, weil es ohne Hilfe Dritter nicht überleben kann; es ist überdies deswegen besonders verletzlich, weil in dem Kind so viel Potenzial steckt, mehr als in allen anderen Menschen. So paradox es klingen mag, das Potenzial des Kindes ist es, das es so verletzlich macht, denn das, was im Kind steckt, kann sich eben nur dann entfalten, wenn das Kind Unterstützung erhält, wenn es das Glück hat, eingebettet zu sein in eine Kultur der Sorge. Dort, wo diese Sorge fehlt, bleiben alle Potenziale des Kindes unentfaltet. Die Entwicklung des Kindes stagniert; das Kind kann nicht wirklich reifen, ja es kann Schaden nehmen, wenn man sich nicht um das Kind kümmert. Schaden nimmt das Kind durch Vernachlässigung, durch Nichtbeachtung, durch fehlende Förderung, durch das widrigen Verhältnissen Ausgesetztsein. Das Kind ist also schon seiner Natur nach verletzlich, weil es seine Natur ist, angewiesen zu sein. Deutlich wird aber auch, dass das Ausmaß seiner Verletzlichkeit wiederum weniger von seiner Natur als von der Kultur abhängt, in der das Kind lebt. Das Kind ist deswegen verletzlich, weil es angewiesen ist auf

---

[1] Ben-Porath, S. R. (2003), 127–145.
[2] Vgl. Ben-Porath, S. R. (2003), 128.

eine Kultur der Sorge und zugleich auf gute Lebensbedingungen. Wir sehen also, dass die Verletzlichkeit des Kindes zwei Ausgangspunkte hat; es sind zum einen die beschriebenen Wesensmerkmale des Kindes, von seiner Entfaltungspotenzialität bis hin zu seiner radikalen Angewiesenheit, die es grundsätzlich verletzlich machen, und zum anderen sind es die Umgebungsbedingungen, die die Verletzlichkeit des Kindes virulent werden lassen. Lebt das Kind unter guten Bedingungen, kann es geradezu unverletzt bleiben und aufblühen; wird es von den äußeren Bedingungen her der Gefahr einer Vernachlässigung ausgesetzt, so wird seine in ihm wohnende Verletzlichkeit zur realen Verletzung. Die Verletzlichkeit des Kindes ist insofern gebunden an Natur und Kultur, sie basiert auf den Wesensmerkmalen des Kindes, aber sie wird nur dann manifest, wenn die Lebensbedingungen des Kindes widrig sind. Die Verletzlichkeit des Kindes ist insofern nicht weniger als eine Disposition, die das Kind quasi als Schwebezustand mit einer drohenden Gefahr der Verletzung versieht, ihm zugleich aber die Chance gibt, dass seine Existenz im Zustand verdichteter Verletzlichkeit auch umgemünzt werden kann in das Erschließen vielfältiger Entfaltungsquellen. Sofern das Kind in Verhältnissen leben kann, die Rücksicht auf seine Verletzlichkeit nehmen, kann es aus seiner Verletzlichkeit eine Ressource machen. Unter günstigen Bedingungen können somit aus der so verletzlichen Potenzialität des Kindes aufblühende Fähigkeiten werden. Alles hängt davon ab, wie man mit dem Kind umgeht. Es hängt eben von den Kulturen der Sorge ab, ob das Kind in die Verletzung stürzt oder ob es in die aufblühende Wachstumsentfaltung springt. Die Verletzlichkeit des Kindes ist von daher wie eine Schwebe zwischen Sturz und Sprung.[3]

---

[3] Maio, G. (2024).

## Fazit: Das Kind als Ursprung von Verantwortung

An dieser Stelle sehen wir, dass der Umgang mit dem Kind nicht treffender beschrieben werden kann als mit dem Begriff der Verantwortung, denn angesichts der dargelegten Wesensmerkmale des Kindes, die in das Grundmoment der elementaren Verletzlichkeit münden, erkennen wir, dass das Kind per se nach Verantwortung ruft. Allein die Existenz dieses Kindes ruft zur Verantwortung auf; das Kind birgt in sich einen Aufforderungscharakter, der genau auf seine Verletzlichkeit zurückzuführen ist, und dies ist der Aufruf zur Verantwortung. Verantwortung heißt hier nichts anderes, als – wie der Name schon sagt – eine Antwort zu finden auf die Bedürfnisse dieses Kindes in seiner grenzenlosen Offenheit zur Welt. Die Bedürfnisse des Kindes sind es also, die uns einen Auftrag erteilen. Die Bedürfnisse wiederum sind auf verschiedenen Ebenen festzumachen; da ist zum einen die rein physische Ebene, die es eben notwendig macht, das Kind mit dem Elementaren zu versorgen, denn seine in ihm schlummernde Entwicklungsfähigkeit ist sehr fragil und kann leicht gestört, ja behindert werden durch Vernachlässigung. Die Entwicklungsperspektive ist deswegen so sensibel, weil es für jede Entwicklung besondere Entwicklungsfenster gibt. Werden diese Fenster verpasst, ist das Nachholen der verpassten Entwicklung umso schwieriger. Neben der physischen Ebene sind es insbesondere die Bedürfnisse auf der psychischen Ebene, die die Zukunft des Kindes bestimmen. Das Kind kann sich nur dann auf den Weg zur Entwicklung des Selbst machen, wenn es Bindungssicherheit hat, wenn es emotionale Kompetenzen entwickeln kann, wenn es Liebe, Sicherheit, Geborgenheit erfährt und wenn es Lob und Anerkennung, Ermutigung und Bestärkung erleben darf. Niemand anderes bedarf eines solchen Schutzes vor psychischer Obdachlosigkeit mehr als die Kinder. Ihr Bedürfnis nach Nähe ist unermesslich und ihr Bezogensein auf andere so wesensbestimmend, dass Kinder in ganz besonderer Weise auf Ansprache und Anerkennung angewiesen bleiben. Kinder sind mehr als alle anderen von sozialen Faktoren abhängig. Sie brauchen Schutzräume, um sich auszuprobieren und sich entwickeln zu können; sie brauchen sozial akzeptierte Orte, an denen sie Kinder sein dürfen, sie brauchen spezifische Anerkennungsmuster, um gut gedeihen zu können, und sie brauchen soziale Strukturen, die sie frühestmöglich auffangen, wenn sich Lebensprobleme oder Gesundheitsprobleme abzeichnen.

Zusammengefasst lässt sich sagen, dass das Kind von seinen Wesensmerkmalen her das grundsätzlich offene Wesen darstellt, das enormes Entwicklungspotenzial in sich birgt; doch damit all das, was dem Kind an Entwicklungsmöglichkeit innewohnt, sich auch tatsächlich entfalten kann, bedarf es eines Bewusstseins der gesamten Gesellschaft, nämlich des Bewusstseins, dass wir alle die Bedingung für das Werden der Kinder sind.

## Literatur

Ben-Porath, Sigal R. (2003): Autonomy and vulnerability: On just relations between adults and children. In: Journal of Philosophy of Education 37 (1): 127–145.
Maio, Giovanni (2024): Ethik der Verletzlichkeit. Freiburg: Herder.

# Begegnungen mit alten Menschen in Grenzsituationen der Verletzlichkeit

Andreas Kruse

## Grundlegung

In der Begegnung mit einem anderen Menschen erfahren wir etwas vom Reichtum, der Fülle seines Erlebens: Denn nur jene Interaktion lässt sich als Begegnung charakterisieren, in der wir uns gegenseitig in unser Erleben einschwingen, unser Denken teilen,[1] uns vom Antlitz des Anderen berühren lassen.[2] In einem solchen Falle tiefer, erfüllender Interaktion nehmen wir Teil am Leben des Anderen, erfahren wir eine gemeinsame geistige Sphäre, in der etwas Neues entstehen kann, spüren wir auch etwas von der Verletzlichkeit des Anderen, welche die Solidarität mit ihm anstößt;[3] diese Solidarität ist dabei Ausdruck einer grundlegenden humanen Sorgethematik: Ich möchte nicht nur Umsorgter, sondern zugleich Sorgender sein, der sich in schöpferischer Weise um den Anderen sorgt, für ihn sorgt.[4] Auch dann, wenn mir angesichts der im hohen Alter zunehmenden Verletzlichkeit und der tatsächlich eingetretenen Verletzungen das Leben als »absurd« erscheint, so bleibt mir doch die Sorge – um mich, um meinen Mitmenschen – als mögliche Antwort auf diese (vermeintliche)

---

[1] Buber, M. (1923).
[2] Lévinas, E. (1991); dt. (1995).
[3] Landauer, G. (1911).
[4] Arendt, H. (1949), 754–770.

Absurdität.⁵ Die Sorge um den verletzlichen, im hohen Alter stehenden, nicht nur mit der Endlichkeits-, sondern auch mit der Sterblichkeitsthematik befassten Menschen lässt sich in den Worten von Paul Celan wie folgt ausdrücken:

»Ich lotse dich hinter die Welt. Da bist du bei dir. Unbeirrbar und heiter – vermessen die Stare den Tod. Das Schilf winkt dem Stein ab. Du hast genug für heut Abend.«⁶

In der »Lotsenfunktion« drückt sich eindrucksvoll das Moment der mit der Begegnung assoziierten Sorge um und für den Anderen aus. Diese Sorge hat nichts Bestimmendes, Paternalistisches. Sie möchte den Menschen vielmehr begleiten, dabei bisweilen eine Lotsenfunktion in Zeiten innerer (emotionaler) Aufruhrs wahrnehmen, in der mein Gegenüber vielleicht jene möglichen Auswege aus einer Krise, jene möglichen seelisch-geistigen Entwicklungswege in dieser Krise nicht sieht, nicht sehen kann, die ich in ihm zu erkennen meine. Sorge ist hier ein aus einer freundschaftlichen Haltung erwachsendes Motiv.⁷ Sie will keinesfalls bestimmen. Sie kann helfen, zu den Quellen seelisch-geistigen (auch spirituellen) Wachstums zu finden, die vielleicht (noch) unbewusst sind (mithin »hinter der Welt« liegen) und erhellt werden müssen: nämlich in der Begegnung.

Der folgende Beitrag berichtet von Begegnungen des Verfassers mit fünf alten Menschen im Kontext seiner wissenschaftlichen Tätigkeit und seiner ehrenamtlichen Beratungstätigkeit am

---

[5] Camus, A. (1942); dt. (2000).
[6] Celan, P. (2011), 25.
[7] Ausführlich dazu mit Bezugnahme auf Gotthold Ephraim Lessing: Arendt, H. (1960).

Institut für Gerontologie der Universität Heidelberg. Er hat für diesen Beitrag fünf Personen ausgewählt, deren Lebenssituation in besonderer Weise Einblick in Grenzsituationen des hohen Alters – auch in deren Vielfalt – und in Versuche ihrer inneren Verarbeitung gibt. Zu Wort kommen (a) ein hochbetagter Mann mit einer weit fortgeschrittenen Parkinson-Erkrankung, der zu seinen seelisch-geistigen Ressourcen zu finden versuchte, (b) ein hochbetagter Mann, der sich an den von ihm in Zeiten des Nationalsozialismus begangenen Verrat an einem Freund erinnerte und an dieser – mit intensivem Schulderleben verbundenen – Erinnerung zu zerbrechen drohte, (c) der Ehemann einer an einer schweren neurokognitiven Erkrankung leidenden Frau, der von dem Gedanken bestimmt war, seine Frau und sich selbst im Angesicht der Erkrankung seiner Frau zu töten, (d) eine hochbetagte Überlebende des Holocaust, die sich intensiv mit den frühen Phasen ihrer Biografie wie auch mit ihrer Sterblichkeit beschäftigte, (e) schließlich eine hochbetagte Teilnehmerin der Bonner Längsschnittstudie des Alters, bei der eine ausgeprägte, in hohem Maße schmerzassoziierte körperliche Polysymptomatologie vorlag. Wir finden hier inhaltlich unterschiedliche Grenzsituationen mit unterschiedlichen Formen der (physischen, kognitiven, emotionalen und sozialen) Verletzlichkeit.

Vor der Darstellung der fünf Schicksale (»Fallvignetten«) seien die Konstrukte der Begegnung, der Solidarität, der Verletzlichkeit (einschließlich der Introversion mit Introspektion als Antwort auf Verletzlichkeit und Verletzung), der Grenzsituation sowie des *Homo patiens* erörtert. Dies geschieht auch in der Absicht, dafür zu sensibilisieren, welche seelisch-geistigen Potenziale Begegnung und Solidarität in der Interaktion mit alten Menschen besitzen und welche (nicht fremdbestimmende) »Lotsenfunktion« in Richtung auf die Entdeckung seelisch-geistiger Kräfte in der Begegnung und Solidarität wahrgenommen werden kann.

## Begegnung

Begegnung ist eines der leitenden Konstrukte in der Philosophie Martin Bubers.[8] In der Begegnung verwirklicht sich Menschsein; in der Begegnung zwischen zwei Menschen entfaltet sich eine neue, dritte Wesenheit: das Wir; in dieser neuen Wesenheit wird Geistiges erfahrbar, welches über unsere Existenz hinausweist; dieses Geistige kann eine göttliche Qualität annehmen: Das Göttliche wird zumindest, so möchte ich es hier nennen, in Chiffren erfahrbar. In seiner Schrift *Pfade in Utopia* (1950)[9] geht Martin Buber – hier zutiefst beeinflusst von seinem kontinuierlichen Austausch mit Gustav Landauer über den wahren, auf tiefe Solidarität zielenden Anarchismus[10] – noch einen Schritt weiter. Er betont die Begegnung zwischen Menschen »auf Augenhöhe«; zugleich hebt er diese Begegnung in »sorgenden Gemeinschaften« hervor. Letzteres ist in der Hinsicht wichtig, als der Aspekt der (auch gesellschaftlich gemeinten) Solidarität in das Zentrum gerückt wird. Es geht nicht nur um Begegnung zwischen Menschen in einem Gespräch unter vier Augen, sondern auch »im Kreis« anderer Menschen. »Im Kreis«: aufgehoben in der Mitte von Menschen, die sich gegebenenfalls die Sorgeleistungen teilen. In dem Kreis von Menschen, in sorgenden Gemeinschaften, die frei von hierarchischen Strukturen und ganz von Empfin-

---
[8] Buber, M. (1923).
[9] Buber, M. (1950).
[10] Landauer, G. (1911).

Begegnungen mit alten Menschen in Grenzsituationen der Verletzlichkeit

dungen der Solidarität bestimmt sind, zeigen sich Spontaneität und Kreativität des Menschen. (Hier übrigens wird der Einfluss Gustav Landauers auf Martin Buber sichtbar.)[11] Mit diesem Gedanken der sorgenden Gemeinschaften antworten Martin Buber und Gustav Landauer nicht nur auf die Verletzlichkeiten und Verletzungen des Menschen allgemein; mit diesen soll auch und im Besonderen der sozial (mit-)verursachten Vulnerabilität entgegengewirkt werden, wie sich diese in einem Mangel an sozialer, kultureller und politischer Teilhabe, in Ausschluss und ausgeprägter sozialer (materieller) Ungleichheit ausdrückt. Die Begegnung zwischen zwei Menschen setzt sich in einem solidarisch (hierarchiefrei) handelnden Kreis von Menschen fort; sie inspiriert diesen Kreis immer wieder aufs Neue, wie sie auch von ihm in besonderer Weise gefördert, wenn nicht sogar erst ermöglicht wird.[12] Die politische Kategorie von Begegnung und Solidarität, die Martin Buber und Gustav Landauer ebenfalls zusammenführte, ist unübersehbar.

Es entsteht in der Begegnung zwischen Menschen etwas Neues, vorher so nicht Dagewesenes. Hier ist eine gewisse Nähe zum Konzept der »wahrhaftigen Kommunikation« erkennbar, wie es von Karl Jaspers unter anderem in seinen Aussagen zu den Grenzsituationen menschlichen Lebens (siehe unten) entfaltet wird. Grenzsituationen können wir durch unsere Existenz zur Klarheit bringen, so wird Karl Jaspers in dem später folgenden Abschnitt über Grenzsituationen zitiert werden. »Zur Klarheit bringen« meint etwas anderes als die (abgeschlossene) Bewältigung und Verarbeitung. Gemeint ist hier, dass ich in einer Grenz-

---

[11] Siehe auch: Buber, M. (1929).
[12] Mit Blick auf das hohe Alter siehe den Begriff der »sorgenden Gemeinschaft« in: Kruse, A. et al. (2022), 139–175.

situation aus mir selbst heraustrete (siehe hier die Bedeutung des lateinischen Verbs »existere« = hervortreten), mich in meiner Verunsicherung (in Bezug auf wahrgenommene Kontingenz) und Erschütterung (in Bezug auf wahrgenommene Verluste, in Bezug auf meine Sterblichkeit) zeige. Verunsicherung und Erschütterung müssen sich ausdrücken können, damit eine Neuorientierung in der eingetretenen Grenzsituation gelingen kann. Und gerade dazu bedarf es der wahrhaftigen Kommunikation: In ihr kann ich mich in meiner Ratlosigkeit und Verzweiflung zeigen und darin als »natürlicher Mensch«, der das lebt und ausdrückt, was er ist, und nicht das, was er sein, was er »darstellen« soll, was von ihm »erwartet« wird. Dazu muss die Kommunikation wahrhaftig sein, frei von Zuschreibungen, Attributen, Stereotypen. In dieser müssen Menschen aus ihrer Mitte und Tiefe heraus in das Gespräch eintreten und dieses fortführen können. In diesem kann sich schließlich eine tiefe Solidarität ergeben. Hier kommen wir dem Begegnungsbegriff nahe.

Es besteht weiter eine gewisse Nähe des Konzepts der Begegnung zu jenem der »existenziellen Fühlung«, das der Verfasser – vor dem Hintergrund existenzpsychologischer Beiträge (vor allem von Rollo R. May[13] und Irwin D. Yalom[14]) – entfaltet hat.[15] In diesem Konzept geht es darum darzustellen, wie die großen Ideen – mithin die geistige Dimension – seelisch (psychisch) erlebbar und erfahrbar werden. Das abstrakte Denken großer Ideen – wie jene der Freundschaft, der Liebe, der Solidarität, aber auch der Endlichkeit, der Sterblichkeit, der Schuld – genügt nicht, um diese unmittelbar für unsere persönliche Lebensfüh-

---

[13] May, R. R. (1983).
[14] Yalom, Y. D. (1980).
[15] Kruse, A. (2024), 83–92. Siehe auch: Kruse, A. (2024), 453–474.

rung fruchtbar zu machen. Sie müssen sich auch seelisch »übersetzen« und verwirklichen können, also auch die innere Welt der Gefühle und Motive erreichen und in dieser eine formative Kraft annehmen. Hier spielt nun die wahrhaftige Begegnung eine überragende Rolle, in der diese Ideen zum Gegenstand persönlich tiefer – existenzieller – Auseinandersetzung werden: nämlich als tiefgreifend Hinterfragtes. Im biografischen Rückblick sind es gerade diese Begegnungen – im Sinne existenzieller Fühlungen –, die thematisch werden.

Die Gemeinsamkeiten und Unterschiede zwischen Emmanuel Lévinas und Martin Buber im Verständnis von »Begegnung« werden von Ersterem in einem Essay herausgestellt.[16] Mit Blick auf die Unterschiede konstatiert Lévinas, dass Buber in seiner Begegnungsphilosophie zu wenig berücksichtige, dass zwischen dem Ich und dem Anderen ein substanzieller Unterschied in der Stellung und in der Bedürftigkeit bestehe. Der Andere hat im Erleben des Subjekts eine – diesem gegenüber – hervorgehobene Stellung; zugleich weist er ein höheres Maß an Bedürftigkeit auf. Die hervorgehobene Stellung des Anderen in den Augen des Subjekts zeigt sich darin, dass sich das zum Mitfühlen fähige und bereite Subjekt durch das Leiden des Gegenübers noch stärker aufgerufen, angesprochen, aufgerüttelt fühlt als durch das eigene Leiden. Zugleich erkennt das Subjekt im Gegenüber eine grundlegende Bedürftigkeit, die über die eigene Bedürftigkeit noch einmal deutlich hinausgeht.

Die Bewusstwerdung eigener Bedürftigkeit und Verletzlichkeit muss nicht ein Hindernis auf dem Weg zur wahrhaftigen Kommunikation darstellen, sondern kann diese sogar in beson-

---

[16] Lévinas, E. (2014).

derer Weise fördern, führt sie doch zum Innewerden der Angewiesenheit auf den Anderen, ohne den ich im Kern nicht leben kann.[17]

Ist eine Begegnung mit Menschen möglich, bei denen weit fortgeschrittene neurokognitive Störungen vorliegen? Hier verlagert sich aufseiten des erkrankten Menschen die Interaktion vermehrt auf den nonverbalen Bereich, das heißt auf Mimik und Gestik. Die besonders anspruchsvolle Aufgabe der begleitenden Person ist darin zu sehen, das individuelle Ausdrucksskript zu verstehen und möglichst differenziert auf dieses zu antworten.[18] Dies erfordert von An- und Zugehörigen sowie auch von professionell Tätigen ein hohes Maß an Einfühlungsvermögen, gepaart mit innerer Ruhe, hoher Konzentration und Geduld.

Meine These lautet: Die Tatsache, dass nur wenige Menschen die Fähigkeit und Bereitschaft zeigen, sich in den nonverbalen Ausdruck eines Menschen mit ausgeprägten neurokognitiven Störungen »einzulesen« und sich in deren Erlebensfluss »einzuschwingen«,[19] ist mit dafür verantwortlich zu machen, dass wir Ressourcen von Menschen mit neurokognitiven Störungen nicht erkennen und ihnen mit Stereotypen begegnen.

## Verletzlichkeit

Ich begreife den Menschen zunächst von seiner Verletzlichkeit her: Diese bildet einen Teil der Conditio humana und ist zu-

---

[17] Pelluchon, C. (2019).
[18] Ausführlich in: Kruse, A. (2021). Siehe auch die Beiträge in: Kruse, A. (Hg.) (2010).
[19] Jaspers, K. (1913), 29.

nächst als besondere Herausforderung seiner eigenen Existenz zu begreifen: Wie kann er sich davor schützen, dass die Verletzlichkeit in Verletzungen »umschlägt«? Wie kann er dazu beitragen, dass einzelne Formen von Verletzlichkeit (zum Beispiel aufgrund von einschränkenden sozioökonomischen Lebensbedingungen, zu denen auch unzureichende Wohnbedingungen zu zählen sind) vermieden oder abgebaut werden können? Wie kann er seine Resilienz so weit stärken, dass ihm die äußere Bewältigung und innere Verarbeitung von Verletzlichkeit, vor allem von Verletzungen, gelingt? Solche Fragen gewinnen im hohen Alter an Gewicht, da körperliche, kognitive und soziale Verletzlichkeit noch deutlicher hervortreten und auch vermehrt in tatsächliche Verletzungen umschlagen. Die Bedeutung von Verletzlichkeit für das Lebensgefühl im hohen Alter darf nicht unterschätzt werden; sie prägt dieses entscheidend mit. Sie darf nicht durch öffentliche Diskurse verdeckt oder abgeschattet werden, in denen leichtfertig Termini wie »erfolgreiches Altern« oder Begriffe wie »Fitness im Alter« verwendet werden. Allerdings, und dies darf auch nicht übersehen werden, liegt in der äußeren Bewältigung und inneren Verarbeitung von Verletzlichkeit und Verletzung ein beträchtliches seelisch-geistiges Potenzial. Zum einen können und müssen wir schöpferisch in unserer Weltgestaltung sein, um spezifische Formen von Verletzlichkeit zu vermeiden oder abzubauen (zum Beispiel durch die Schaffung von sozial gerechten Lebensbedingungen, zu denen ausdrücklich die Sicherstellung von objektiv und subjektiv zufriedenstellenden Wohnbedingungen gehört). Zum anderen müssen wir schöpferisch in unserer Selbstgestaltung sein, um spezifische Formen von Verletzlichkeit zu vermeiden oder abzubauen (mit Blick auf unsere Gesundheit gewinnen hier Gesundheitsförderung, Prävention und Rehabilitation große

Bedeutung). Aber die Selbstgestaltung meint noch mehr: nämlich »inneres Wachstum« auch mit dem Ziel, mit Verletzlichkeit und eingetretenen, vor allem bleibenden Verletzungen besser umzugehen, trotz dieser zu einer bejahenden Lebenseinstellung zu finden beziehungsweise diese aufrechtzuerhalten. Mit Blick auf das hohe Alter habe ich die große Bedeutung eines Prozesses postuliert, den ich mit »Introversion mit Introspektion« umschreibe:[20] das Sich-Einschwingen in seelisch-geistige Prozesse (Introversion) und daraus hervorgehende Erkenntnisse über das Leben schlechthin, vor allem aber über das eigene Leben (Biografie, Gegenwart, Antizipation der Zukunft). Dieser Prozess der Introversion mit Introspektion ist auch an die grundlegende Offenheit der Person für Neues, an ihre schöpferischen Kräfte mit Blick auf den Ausdruck seelisch-geistiger Prozesse und mit Blick auf die Gewinnung von Erkenntnissen im Prozess der Selbstreflexion gebunden. Es fehlt aber noch ein zentrales Merkmal. Ich postuliere, dass die Introversion mit Introspektion – vor allem in Phasen erhöhter Verletzlichkeit – nur gelingt, wenn ich in *erfüllenden Sorgebeziehungen* stehe: in denen ich Sorge durch Andere erfahre, in denen ich Anderen Sorge schenke. Beide Sorgerichtungen (die erfahrene, die gegebene Sorge) sind im Sinne der äußeren, mithin praktischen, materiellen wie auch der *inneren* Sorge, mithin des schöpferischen Mitfühlens und Denkens an den jeweils Anderen zu interpretieren: Ich lasse mich vom Antlitz des Anderen berühren, wie ihn mein Antlitz berührt. Hier kommt mit Blick auf die Generationenbeziehungen aus Sicht der alten Menschen die Generativität, das heißt das schöpferische *Sich-Sorgen um*, die praktische Sorge für die junge Generation ins Spiel,

---

[20] Ausführlich in: Kruse, A. (2017).

deren Verwirklichung in besonderer Weise als »erfüllend« erlebt und gedeutet wird:[21] Ich kann etwas weitergeben (ohne dass dies als Oktroi erlebt wird), ich kann in nachfolgenden Generationen weiterleben (nicht im Sinne von Narzissmus oder Größenselbst, sondern im Sinne der von mir angestrebten Bereicherung ihres Lebens).[22] Die Verletzlichkeitserfahrung mündet somit nicht nur in Selbstgestaltung und erhöhter Selbstverantwortung (nämlich im Sinne der Kultivierung von Prozessen der Introversion mit Introspektion), sondern auch in Mitverantwortung (nämlich im Sinne der Sorge um und für andere Menschen).[23]

## Grenzsituationen

Grenzsituationen sind Grundsituationen unserer Existenz, die mit dem Leben selbst gegeben sind. Karl Jaspers geht in seiner Existenzphilosophie ausführlich dem Charakter von Grenzsituationen nach.[24] Unter Grenzsituationen versteht er Situationen, die durch unser Handeln nicht veränderbar sind, die wir mithin nicht auflösen können. Mit anderen Worten: Solche Situationen müssen wir aushalten, sie bewusst als Teil unseres Lebens annehmen. Diese Annahme gewinnt aber in der Diktion von Karl Jaspers eine besondere Qualität: Zum einen können wir diese Grenzsituationen durch unsere Existenz zur Klarheit bringen;

---

[21] Ausführlich in: Kruse, A. (2023).
[22] Erikson, E. H. (1998). Erikson, E. H. / Erikson, J. M. / Kivnick, H. Q. (1986).
[23] Kruse, A. (2023).
[24] Jaspers, K. (1919), 229–280. Jaspers, K. (1932), 201–254. Jaspers, K. (1953). Siehe auch: Hügli, A. (2020), 1–7. Siehe auch: Jaspers, K. (2019).

zum anderen können wir im »Scheitern« auf »Transzendenz hin durchsichtig« werden, das heißt, in dem drohenden Scheitern erfahren wir etwas über uns selbst Hinausgehendes. Dieses über uns Hinausgehende ist vielfach immer nur in einzelnen Momenten spürbar. Aber diese können schon ausreichen, um eine in Teilen veränderte Lebenshaltung auszubilden, die in den Worten von Viktor Frankl mit dem Begriff des *Homo patiens* umschrieben werden soll (siehe unten); einem Begriff, mit dem die Fähigkeit und Bereitschaft umschrieben wird, das eigene Schicksal anzunehmen, auch Leiden anzunehmen und durch die eigene Existenz zur Klarheit zu bringen, in diesem auch innerlich zu wachsen.

In Grenzsituationen sind wir möglicherweise auch offen für »Chiffren der Transzendenz«, das heißt für Zeichen, die auf eine über unsere materielle Existenz hinausgehende geistige Qualität (Dimension) verweisen. In einer sehr lesenswerten Diskussion mit dem Theologen und Publizisten Heinz Zahrnt (1963[25]) wendet sich Karl Jaspers – angestoßen durch kluge Fragen und Anmerkungen seines Gesprächspartners – Symbolen des Christentums zu und befragt diese auf ihren Charakter als mögliche Chiffren der Transzendenz.

## Homo patiens

In der auf Viktor Frankl zurückgehenden Konzeption der Existenzpsychologie finden sich grundlegende Aussagen zur Existenz,

---

[25] Jaspers, K. / Zahrnt, H. (1963).

denen besondere Bedeutung für unsere Thematik zukommt.[26]
Auf drei Aussagen sei nachfolgend eingegangen.

Die erste bezieht sich auf die Differenzierung dreier Wertformen. Die erste Wertform – der *Homo faber* – beschreibt den schöpferischen Menschen als den schaffenden, herstellenden, erzeugenden Menschen. Die zweite Wertform – der *Homo amans* – rückt den erlebenden, liebenden Menschen in das Zentrum: Im Erleben und Lieben zeigt sich die Offenheit, die Fähigkeit und Bereitschaft des Menschen, die Welt in ihrer Fülle, ihrem Reichtum, ihrer Vielfalt in sich aufzunehmen und wirken zu lassen. Die dritte Wertform – der *Homo patiens* – beschreibt das Vermögen und die Bereitschaft des Menschen, sein Schicksal anzunehmen, sein Leiden zu tragen, zu ertragen, als Teil seines Lebens zu verstehen und somit auch anzunehmen. Im Verständnis von Viktor Frankl bedeutet die zuletzt genannte Wertform – *Homo patiens* – die höchste, da sie auf intensiver seelisch-geistiger Arbeit, auf »innerer Arbeit« des Menschen an sich selbst beruht.

Eine weitere Aussage aus dem Werk Viktor Frankls ist für unsere Thematik wichtig: Es geht nicht darum, so Viktor Frankl, dass wir uns aktiv auf die Sinnsuche begeben, also unser Leben daraufhin befragen, wo dieses, in welcher Hinsicht dieses sinnvoll ist. Es geht vielmehr darum, dass wir uns »von der Welt fragen lassen«, inwieweit wir bereit sind, uns für sie einzusetzen. Ich bin »Gefragter«, und dies bedeutet, dass ich mich grundsätzlich der Welt gegenüber öffne. Die Konzentration auf die Frage, inwieweit und in welcher Hinsicht ich in meinem Leben Sinn finde, ist mit dem Risiko der Abwendung von der Welt, mithin des Solipsismus verbunden. Mit Blick auf die Begegnung bedeutet dies: Sie kann

---

[26] Frankl, V. (1946). Frankl, V. (1972). Frankl, V. (1975).

helfen, den Menschen wieder vermehrt für die Welt – in ihrer Schönheit, in ihrer Verletzlichkeit – zu öffnen, sie kann dazu beitragen, dass der Mensch aus sich heraustritt: in die Welt. Dies wiederum kann nicht nur helfen, die Verwirklichung der Wertform des *Homo amans* zu fördern, sondern auch jene des *Homo patiens*. Denn in dem Ausmaß, in dem ich eine von mir als bedeutsam erachtete Aufgabe (in meinem unmittelbaren Netzwerk oder aber in der Gemeinde, der Kommune und Gesellschaft) wahrnehme, in dem Maße, in dem ich mich als von anderen Menschen gebraucht, wahrgenommen und geschätzt erlebe, kann es mir auch eher gelingen, Einschränkungen und Verluste anzunehmen und in solchen Grenzsituationen eine positive Lebensperspektive zu bewahren oder zu entwickeln.[27]

Eine dritte Aussage Viktor Frankls sei hier angefügt, die mit der zweiten verwandt ist, aber den Akzent noch etwas anders setzt: Das Leben erscheint mir in dem Maße sinnvoll, in dem ich es in den Dienst von etwas stelle, was ich nicht selbst bin. Auch hier sind die oben genannten Bezüge zum *Homo amans* wie auch zum *Homo patiens* evident.

## Veranschaulichung

*Das erste Fallbeispiel: Begegnung in schwerer Krankheit*
Es sei mit der Schilderung einer persönlichen Begegnung begonnen, die vieles von dem vermittelt, was sich in jener Person vollzieht, die sich in einer gesundheitlichen Grenzsituation befindet,

---

[27] Mit Blick auf das hohe Alter siehe zahlreiche Beiträge in: Kruse, A. / Schmitt, E. (Hg.) (2022).

die zudem vieles von dem vermittelt, was in der Kommunikation mit dieser Person geschieht.

Es handelt sich hier um einen 78-jährigen Mann, verheiratet, drei Kinder, vier Enkelkinder, mit einem hohen Bildungsstand, der sich auf Empfehlung eines niedergelassenen Neurologen an mich wandte. Er litt an einem Morbus Parkinson in weit fortgeschrittenem Stadium. Stark ausgeprägte motorische Symptome (im Sinne von eingefrorenen Bewegungen und starrem Gesichtsausdruck) gingen einher mit depressiven Stimmungsschwankungen und zahlreichen vegetativen Symptomen. Die Stimme war leise, die Sprache wirkte verwaschen. Im Verlauf der Gespräche mit diesem Mann traten immer wieder längere Pausen auf, die vor allem dadurch bedingt waren, dass es ihm schwerfiel, die von ihm intendierten Mitteilungen zu artikulieren. Es war aber deutlich erkennbar, dass er großes Interesse an der Mitteilung persönlich bedeutsamer Inhalte und am Gespräch hatte.

In einer dieser Pausen, in der ich das »innere Oszillieren« zwischen Mut, Vorsatz, Bemühen einerseits, Niedergeschlagenheit, Tendenz zum Aufgeben andererseits deutlich spürte, fühlte ich mich quasi »innerlich gedrängt«, meinem Gegenüber nicht nur meine innere Anteilnahme, sondern auch meinen großen Respekt vor der »Lebensleistung« – als die mir seine Art der Bewältigung und Verarbeitung des Krankheitsgeschehens erschien – zu zeigen; und so traf ich folgende, authentische Aussage:

»Ich spüre im Gespräch mit Ihnen eine hohe Konzentration und Wahrhaftigkeit Ihrerseits. Aber nicht nur dies. Ich nehme bei Ihnen eine Geistigkeit wahr, die weit über das Denken, wie wir dies gemeinhin verstehen, hinausgeht. Ich meine Ihr Wesen, die ganze Art, in der Sie mit mir sprechen. Mich bewegt und berührt dies. Es zeigt etwas von Ihrer geistigen, existenziellen Größe.«

Wie antwortete der Mann – nach reiflichem Überlegen?

»So etwas hat mir noch niemand gesagt. Bislang ging es viel um Symptome. Das, was Sie sagen, ist etwas Neues. Das habe ich noch nicht gehört. Und es spricht mich so an, richtet mich fast ein bisschen auf.«

Mit dieser Zitation möchte ich – quasi als persönliches »Bekenntnis« – zunächst einen Hinweis darauf geben, wie ich Gespräche mit Ratsuchenden auch und zuerst verstehe: nämlich als Sich-berühren-Lassen vom Gegenüber. Mit dieser Zitation möchte ich zudem veranschaulichen, welche geistigen, emotionalen, existenziellen Qualitäten bei Menschen erfahrbar werden können, die nicht nur körperlich, sondern auch neurokognitiv an einer »auszehrenden« (konsumtiven) Erkrankung leiden. Sich vom Antlitz des Anderen berühren zu lassen, bedeutet auch, diese geistigen, emotionalen und existenziellen Qualitäten zu entdecken und auf sich wirken zu lassen. Schließlich soll diese Zitation dazu dienen, eine bedeutende »humane Dimension« von Therapie, Rehabilitation und Pflege zur Veranschaulichung zu bringen: nämlich jene der Begegnung.

Die angesprochenen Pausen eröffneten mir die Möglichkeit, mich vertieft mit den getroffenen Aussagen des Mannes, aber eben auch mit seiner Erscheinung auseinanderzusetzen, diese einmal mehr auf mich wirken zu lassen. Und in diesen Pausen spürte ich die Begegnung deutlich, spürte auch die Erwiderung von Vertrauen und wachsender Nähe. Bewegt hatten mich zunächst Verletzlichkeit und Verletzungen, aber sofort auch die Art und Weise, wie der Mann – trotz aller Schwäche – mit mir kommunizierte; und diesen tiefen Eindruck teilte ich mit. Bewegt hatte mich sodann das, was ich in der Kommunikation mit »Geistigkeit« umschrieb, die weit über das hinausgeht, was gemeinhin mit Intelligenz und Problemlösen umschrieben wird. So wichtig Intelligenz und Problemlösen sind: Geist und Geistigkeit gehen weit über diese wichtigen psychologischen Merkmale hinaus; und es ist gerade bei verletzlichen und verletzten Menschen wichtig, dieses erweiterte Verständnis von Geist und Geistigkeit zu betonen. Warum? Zum einen gehe ich, wie in der Grundlegung dieses Beitrags dargelegt, davon aus, dass wir gerade im Zustand erhöhter Verletzlichkeit und Verletzung immer wieder auf uns selbst zurückgeworfen sind und ein inneres Gleichgewicht nur gefunden werden kann, wenn wir zu einer umfassenden Deutung unserer Existenz gelangen; was bedeutet, dass wir über den »alltäglichen« Umgang mit uns selbst und der Welt hinausgehen, ja hinauswachsen. Damit wird uns auch etwas von unserem geistigen Wesen (nous; altgr.: νοῦς) bewusst, das sich uns nicht jederzeit wie selbstverständlich erschließt, sondern vor allem dann, wenn wir existenziell berührt oder getroffen sind. Zum anderen ist es einem von Krankheit gezeichneten Menschen eminent wichtig, nicht und nicht einmal primär von seiner Pathologie her verstanden und angesprochen zu werden, sondern von seinen Ressourcen, zu denen eben auch die geistigen Ressourcen (und zwar auch und vor allem im weiteren, umfassenderen Sinne) zu zählen sind.

Wie sehr den hier kurz vorgestellten Mann dieses Verständnis von Geist und Geistigkeit wie auch von Ressourcen schlechthin überzeugte und eben auch berührte (Begegnung!), zeigte mir sein Kommentar, wonach auf diese Art und Weise noch niemand mit ihm gesprochen habe, dass ihn gerade diese Art der Ansprache (und die in ihr aufscheinende Deutung seiner Existenz) angesprochen habe. Die in den Pausen besonders deutlich bewusst werdende Begegnung konnte sich in der verbalen Kommunikation fortsetzen, noch einmal vertiefen.

*Das zweite Fallbeispiel: Begegnung in Schulderleben*
Das Schuldeingeständnis vor sich selbst, vor Anderen, vor Gott ist Ausdruck von Selbstverantwortung – nämlich Selbstverantwortung in moralischer, in sittlich-normativer Hinsicht. In Interviews mit alten Menschen, in denen der persönliche Lebensrückblick (»Biografie«) im Zentrum steht, kann auch das Schulderleben zu einem bedeutenden Thema werden. Der Lebensrückblick ist ja nicht allein oder primär die bloße Nennung von Ereignissen, Handlungen und Verhaltensweisen, sondern immer auch deren rückblickende Deutung und Bewertung; und dies heißt, dass vielfach auch eine Deutung und Bewertung aus moralischer beziehungsweise sittlich-normativer Perspektive erfolgt.[28, 29] Aus dieser Perspektive kann – in der Begegnung, der wahrhaftigen Kommunikation – der Anstoß zu weiterer Entwicklung erwachsen, wie das nachfolgende Fallbeispiel zeigt. Dieses Beispiel ist sechs Beratungsgesprächen entnommen, um die ich von einem Mann (bereits im Jahre 1991) gebeten wurde.

Dieser 84-jährige Mann suchte mich auf, weil er sich von mir Rat in folgender »Notsituation« (wie er diese innere Situation beschrieb) erhoffte: Nach dem Tod seiner Ehefrau – drei Jahre vor

---

[28] Butler, R. N. (1963), 65–76. Butler, R. N. (1980), 35–38.
[29] Kruse, A. (2005), 1–38. Kruse, A. (2023).

dem Besuch bei mir – sei es um ihn und in seinem Haus sehr still geworden; er pflege kaum Kontakte und sei aus diesem Grunde die meiste Zeit allein. In diesem Alleinsein werde er immer mehr von Erinnerungen an seine Festnahme durch die Gestapo »gequält«, die dazu geführt habe, dass er permanent verhört worden sei; in diesen Verhören habe er einen Freund »verraten«, der zwei Tage nach ihm festgenommen worden sei. Dieser »Verrat« habe dazu geführt, dass der Freund gefoltert worden sei; die Folgen habe der Freund nicht überlebt. »Darüber komme ich nicht mehr hinweg. Diese Schuld kann mir keiner nehmen.« Im Verlaufe mehrerer Gespräche kristallisierte sich die Überzeugung heraus, dass er in der Tat mit dieser Schuld leben müsse, dass er jedoch – wie ich dies seinerzeit umschrieb – gleichzeitig versuchen könne, das eigene Schulderleben als Impuls für schöpferisches Handeln in unserer und für unsere Gesellschaft zu verstehen. Dies könne er zum Beispiel dadurch, dass er eine Stiftung gründe und aufbaue, die sich um das Schicksal politisch Verfolgter kümmere. Schließlich entschied er sich für eine Zustiftung, das heißt für die kontinuierliche finanzielle Unterstützung einer bereits existierenden Stiftung, zu deren Förderbereich unter anderem die Vermittlung von Beratungs-, gegebenenfalls von Therapieangeboten für Personen gehörte, die politischer Verfolgung ausgesetzt waren und bis in die Gegenwart unter den Erinnerungen an die Verfolgung litten; zum Teil wurden diese Personen bei der Inanspruchnahme solcher Angebote auch finanziell unterstützt, wenn diese Angebote nicht aus öffentlichen Mitteln gefördert wurden und auch nicht aus privaten Mitteln finanziert werden konnten. Zudem trat er in Kontakt mit Wissenschaftlerinnen und Wissenschaftlern, die sich mit Fragen der politischen Verfolgung befassten; er förderte junge Wissenschaftlerinnen und Wissenschaftler durch Stipendien.

Über die Ausbildung einer selbstverantwortlichen (und schließlich einer mitverantwortlichen) Haltung in dieser Grenzsituation hinaus (ein seelisch-geistiger Prozess, in dem sich schöpferische Kräfte widerspiegeln) sind hier die subjektiv erlebte Grenzsituation, die »zur Klarheit gebrachte Situation«, das potenzielle Scheitern in dieser, schließlich das Potenzial der wahrhaftigen Kommunikation im Hinblick auf vermehrte Orientierung in der Grenzsituation bedeutsam. Die subjektiv erlebte Grenzsituation ist eindeutig: Hier wurde eine schuldhafte Handlung begangen, die sich nicht mehr rückgängig machen ließ, die nicht mehr verziehen werden konnte, die sich in keiner Weise relativieren ließ. Natürlich kann man argumentieren, dass in einer solchen Bedrohung des eigenen Lebens der begangene Verrat vielleicht unausweichlich gewesen sei; und eine derartige Deutung wurde von mir auch eingebracht – doch zugleich von meinem Gegenüber verworfen. In diesem Verworfen-Werden wird die Grenzsituation in besonderer Weise zur Klarheit gebracht; sie kann im Erleben des Mannes nicht innerlich überwunden werden, denn sie steht in völligem Kontrast zu seiner Wertewelt. In dem Bemühen, »irgendwie« mit diesem Kontrast umzugehen, scheitert er seinem Empfinden nach immer wieder aufs Neue.

Verzweiflung und Verlassenheit standen dem Mann geradezu »ins Gesicht geschrieben«. Die stark ausgeprägte moralisch-emotionale Problem- und Konfliktsituation ließ auch seine Verletzlichkeit deutlich in den Vordergrund treten. Und es war auch offensichtlich, dass der Mann ohne eine tiefergreifende Kommunikation unter dem Selbstzweifel und den Selbstvorwürfen innerlich zusammenbrechen würde. Schon von daher erwies sich die Möglichkeit zu mehreren Gesprächen mit mir als eine bedeutende Unterstützung auf der Suche nach emotionaler (nicht: moralischer) Entlastung. In mir selbst entstanden rasch Mitgefühl und Solidarität angesichts der Verzweiflung und Verlassenheit. Und in mir reifte rasch die Überzeugung, dass mein Gegenüber mit einer moralisch und politisch großen Tat zu einem (nicht endgültigen, nicht völligen, aber) gewissen Frieden mit sich selbst gelangen würde. Der Mann hatte erhebliche finanzielle Rücklagen. Auf diese kam er häufiger zu sprechen. Da ich alle Gespräche ehrenamtlich führte, fasste ich den Mut, an den mitverantwortlichen Umgang mit den finanziellen Rücklagen zu appellieren. Dies tat ich in jenen Situationen, in denen wir uns langsam, fast »schleppend« der Frage zuwandten, ob nicht durch eine moralisch und politisch einwandfreie, vielleicht sogar weitherzige Tat ein Zeichen gesetzt werden könne – vor allem vor sich selbst – in der Bedeutung: Ich bekenne! Und genau dies geschah mit der Zustiftung, in die der Mann schon ein halbes Jahr nach Abschluss unserer Gesprächssequenz einen Großteil seines Vermögens fließen ließ. Sein Kommentar zum Abschluss dieser Gesprächssequenz lautete:

> »Wir haben dies gemeinsam hinbekommen, wir haben uns gemeinsam durchgearbeitet. Eine Erinnerung an meinen damaligen Freund ist nun geschaffen. Dies alles bedrückt mich immer noch sehr. Aber die jetzt erreichte Wendung lässt mich etwas leichter leben ... etwas.«

Eine kurze Verabschiedung, die dazu geeignet sein sollte, den klaren Entschluss – Zustiftung – zügig umzusetzen und nun vermehrt mitverantwortlich durch das Leben zu gehen: ohne Abschattung von Schuld, ohne Selbstmitleid, selbst- und mitverantwortlich.

## Veranschaulichung

*Begegnung in einer drohenden Katastrophe in einer ehemals erfüllten Ehe*

Eine 81-jährige Frau mit einer weit fortgeschrittenen Demenz vom Alzheimer-Typus, begleitet von ihrem 83-jährigen Ehemann, der um nochmalige Befundung seiner Frau bittet und sich auch eine Einschätzung der antizipierten Krankheitsentwicklung erhofft. Nach Befunderöffnung, die in Anwesenheit beider erfolgt, sowie einer vorsichtig vorgetragenen Prognose über den weiteren Krankheitsverlauf – in der ausdrücklich auf die Potenziale einer erfüllten Ehe (von der der Ehemann wiederholt gesprochen hatte) für die Erhaltung von Lebensqualität hingewiesen wird – äußert der Ehemann die Absicht, zunächst seine Frau und dann sich selbst umzubringen. Er wolle seiner Frau nicht länger diese Krankheit »zumuten«, und er selbst sehe keinen Sinn darin, ein Leben ohne seine Frau zu führen. – Das Ehepaar hat sich seit Jahren, nämlich mit dem Auftreten erster kognitiver Symptome, aus Nachbarschaft, Bekannten- und Freundeskreis zurückgezogen; die einzigen Kontakte bestehen zum ambulanten Pflegedienst sowie zu einer Hausärztin, die regelmäßig zum Hausbesuch kommt. Der Ehemann übernimmt alle Aufgaben im Haushalt und engagiert sich zudem intensiv in der Pflege und Betreuung seiner Frau. Das Verhältnis zwischen beiden erscheint eng, zugleich ist eine Dominanz des Ehemannes über seine Frau deutlich erkennbar. Der Ehemann wirkt körperlich wie auch seelisch erschöpft; er befürchtet eine zunehmende Entfremdung seiner Frau, und er befürchtet, in Zukunft Emotionen und Affekte nicht mehr kontrollieren zu können. Den Umzug seiner Frau in eine Pflegeeinrichtung lehnt er ab, weil das gegenseitige Versprechen bestehe, einen derartigen Umzug unter allen Umständen zu vermeiden; zudem wolle er seine Frau nicht in einer solchen Einrichtung allein lassen – für sich selbst komme der Umzug überhaupt nicht infrage. Die Intention, seine Frau und dann sich selbst zu töten, erweist sich in den weiteren Gesprächen als sehr prägnant und nicht korrigierbar. Die rechtlichen Konsequenzen, die mit der Tötung seiner Frau verbunden seien, wie auch die moralischen Probleme, die mit dieser Tötung verursacht würden, wies der Ehemann – freundlich – mit der Bemerkung zurück, dass hier »in den guten Zeiten« eine große Übereinstimmung mit seiner Frau bestanden habe, »in den schlechten Zeiten« entsprechend zu handeln. Da keine nahe Verwandtschaft existiere, sei man auch niemandem gegenüber zur Rechenschaft verpflichtet. – In einer weiteren Folge von Gesprächen, in denen sehr ausführlich über die Demenz, ihre Symptome, aber auch über bestehende Ressourcen gesprochen wurde, trat mehr und mehr die Verantwortung des Ehemannes für seine Frau auch in der Grenzsituation der schweren Erkrankung in das Zentrum. Der Ehemann begann, nach einer Einrichtung zu suchen, in der seine Frau wie auch er wohnen könnten. Eine solche Einrichtung wurde schließlich gefunden. Der Ehemann berichtete, dass er eigentlich schon alle Vorbereitungen für die Tötung seiner Frau und seiner selbst getroffen habe, dass er aber nun – durch »glückliche Umstände« – das Leben seiner Frau wie auch sein eigenes Leben bejahen könne.

Die hier beschriebene Interaktion mündete in eine zweifache Begegnung: zum einen in eine Begegnung mit dem Ehemann, die sich zunehmend auf wertbezogene Themen konzentrierte und schließlich den Einstellungswert des Ertragen-Könnens von Leiden sowie der Annahme des aufgegebenen Schicksals (im Sinne des von Viktor Frankl beschriebenen *Homo patiens*) in den Blick nahm. Zum anderen in eine Begegnung mit der Ehefrau, die ihr Berührt-, Bewegt- und Erschüttert-Sein nonverbal zum Ausdruck brachte und mir nach meiner verbalen Antwort – mit empathischer Rahmung – nonverbal zu verstehen gab, dass sie etwas in meiner Ansprache an den Ehemann (die selbstverständlich auch ihr galt) wahrgenommen hatte, was ihr in ihrer aktuellen Situation Hilfe bedeutete: nämlich meine unbedingte Solidarität mit ihr als einer – wirklich zutiefst – verletzten Frau, die den Emotionen, vor allem den Affekten ihres Ehemannes (zumindest in dieser gegebenen Situation) nichts entgegenzusetzen vermochte.

Natürlich lässt sich auf Grundlage von drei einstündigen Gesprächen nicht mit ausreichender Sicherheit beurteilen, inwiefern Begegnungen stattgefunden haben, die auch aufseiten des Gegenübers als solche erlebt wurden. Und doch können die tiefergreifenden Veränderungen in der Situationsdeutung, im Handeln, im nonverbalen Ausdruck durchaus im Sinne von möglichen Konsequenzen der Interaktion interpretiert werden; und noch weiter: Da die genannten Veränderungen als Ergebnis der Interaktion aufgetreten sind, muss diese so tief gewesen sein, dass sie das Innere (das Selbst) der beiden Gesprächspartner berührt hat. Und in mir selbst stieg im Verlauf der Interaktion die Empfindung auf, dass hier eine Begegnung stattfindet, die auch mich berührt und bewegt. Dass eine Begegnung mit weiterreichenden Folgen stattgefunden hat, zeigte sich in der Tatsache, dass ich in den drei den Gesprächen in Heidelberg folgenden Jahren jeweils zum »Jahrestag« dieser Gespräche eine Postkarte folgenden Inhalts erhielt:

»Dank dafür, dass Sie zwei Leben gerettet haben: das meiner Frau, mein eigenes. Meine Liebe zu meiner Frau ist wieder groß; wir führen ein schweres, aber erfülltes Leben.«

*Begegnung in den Erinnerungen an das persönliche Schicksal im Holocaust*

Nachfolgend soll eine Dame zu Wort kommen, die an einer Studie zu den Spätfolgen des Holocaust teilgenommen hatte.[30] Diese Dame war zum Zeitpunkt des Interviews 91 Jahre alt, sie war seit zwölf Jahren verwitwet, sie hatte eine Tochter, drei Enkelkinder, acht Urenkelkinder; sie selbst wohnte zum Zeitpunkt des Interviews seit sieben Jahren in einem Jüdischen Alten- und Pflegeheim in den USA; ihre deutsche Staatsbürgerschaft hatte sie nicht aufgegeben. Sie war kognitiv sehr wach, wirkte emotional dysthymisch; bei ihr bestanden eine stark ausgeprägte und als schmerzhaft beschriebene Osteoporose, zudem eine weit fortgeschrittene Herzinsuffizienz; die medizinische Diagnostik erbrachte zudem eindeutige Hinweise auf Frailty und Sarkopenie; zum Zeitpunkt des Interviews wog sie ihren Aussagen nach 38 kg. Sie war bis zu ihrem 63. Lebensjahr berufstätig (Orchestermusikerin), sie lebte in finanziell gesicherten Verhältnissen, das Alten- und Pflegeheim wies einen relativ hohen Standard und Komfort auf.

Das Interview erstreckte sich über einen Zeitraum von fünf Stunden; es wurden drei Pausen von jeweils 15 Minuten eingeschoben. Das Interview konzentrierte sich auf persönlich bedeutsame Stationen im Lebenslauf, vor allem auf das persönliche Schicksal im Nationalsozialismus, während der Internierung im Durchgangslager Theresienstadt und nach der Befreiung, sowie auf die Situation in der Gegenwart und die persönliche Zukunftsperspektive. Nachfolgend wende ich mich jenem Teil des Interviews zu, in dem die aktuelle innere Bindung an Deutschland sowie an die deutsche Sprache und deutschsprachige Literatur, die

---

[30] Überblick über diese Studie in: Kruse, A. / Schmitt, E. (2000).

aktuelle körperliche und seelische Gesundheit sowie die Sterblichkeit im Zentrum standen.

Mit Blick auf die innere Bindung an Deutschland, die deutsche Sprache und die deutschsprachige Literatur äußerte die Studienteilnehmerin:

»Ich lebe schon mehr als vier Jahrzehnte in den Vereinigten Staaten und bin dankbar dafür, dass ich hier eine neue Heimat gefunden habe. Das verdanke ich vor allem meinem Mann, der vor zwölf Jahren gestorben ist, wovon ich mich nicht mehr erholt habe. Einen solchen Verlust überstehen Sie nicht. Aber das Gefühl der Heimat und Sicherheit ist dann doch geblieben, auch wenn ich mich jetzt häufiger alleine fühle, manchmal zurückgelassen. Aber es geht mir noch gut. Ich denke viel an Deutschland, meine Familie, die Natur – ach, wie schön die vielen Wälder und Seen – und das angenehme Wetter. Vor allem aber an die Sprache, die mir so fehlt, die Stimmen in meiner Familie, in meinem Freundeskreis. ... Die Erinnerungen sind seit dem Tod meines Mannes stärker geworden, auch der Wunsch, noch einmal dieses Land zu besuchen. Ich träume viel von Deutschland. Im Traum bin ich immer öfter dort. Das behalte ich für mich; Sie sind seit Jahren der Erste, dem ich das erzähle. Also ja, die Menschen, meine Geschwister und Freundinnen, meine Eltern. Keiner kam mehr zurück. Sie sind alle umgekommen. Die Natur. Natürlich die Musik, wie gerne haben wir in der Familie Musik gehört und gespielt; ich die Geige, die mir ja zur Lebensbegleiterin, zur besten Freundin wurde. Und dann die so schöne Literatur, die Manns (meine Eltern sprachen immer von den Männern), Fontane, Lessing, Schiller, Herder; ach, ich könnte das beliebig fortsetzen. Das alles wirkt in mir bis heute nach.«

»Sie sprechen hier im Hause kein Deutsch, sondern Amerikanisch. Aber Sie erinnern sich gerade in letzter Zeit intensiv an Deutschland, an die früheren Wegbegleiter, an die Kultur, an die Natur. Ob ich Sie fragen darf: Träumen Sie manchmal auch in deutscher Sprache?«

»Was für eine Frage, die Sie da stellen. (Langes Schweigen.) Sie ahnen vielleicht gar nicht, was diese Frage für mich bedeutet. Sie trifft mein Inneres. (Langes Schweigen.) Aber ich weiß auch, wie sehr ich Ihnen vertrauen kann. Sie spiegeln ein Deutschland wider, das ich so geliebt habe. Und Sie sollen erfahren, was in mir vorgeht. Es ist so, dass ich seit dem Tod meines Mannes wieder sehr viel mehr Deutsch mit mir selbst spreche; Deutsch ist die Sprache des inneren Gesprächs, des Gesprächs mit mir selbst. In den letzten zwei, drei Jahren träume ich immer häufiger in deutscher Sprache. Ich erzähle Ihnen nun etwas ganz Persönliches: In den letzten Wochen sage ich mir im Traum deutsche Gedichte in deutscher Sprache auf und höre dabei die Stimme meiner Mutter. Es sind manchmal Gedichte dabei, die meine Mutter gerne aufgesagt hat. (Langes Schweigen.) ›Und meine Seele spannte weit ihre Flügel aus; flog durch die stillen Lande, als flöge sie nach Haus.‹ Sie wissen, Eichendorff. Ich spüre, dass ich bald nach Hause schwebe. Das Gedicht will mir das im Traum kundtun.«

»Darf ich fragen, wie es Ihnen körperlich, aber auch seelisch geht? Haben Sie den Eindruck, dass sich Ihre Kräfte – körperliche und seelische – in einer Art und Weise wandeln, dass Sie sich Ihrem Ende nähern?«

»Natürlich dürfen Sie mich dies fragen. Und ich bin dankbar dafür, dass ich mit einem verständigen, mitfühlenden Menschen darüber sprechen darf. (Langes Schweigen.) Sie sehen ja, ich wiege so wenig, dass ich unter den Türschlitz passe. Wenn ich nur gehen könnte! Ich bin zu schwach dafür, bekomme doch nur noch 38 kg auf die Waage. Ich fühle mich körperlich ziemlich schwach, aber nicht immer. Jetzt, wo wir beide so intensiv miteinander sprechen, fühle ich mich besser, habe ich mehr Kräfte. Und seelisch? Es gibt immer wieder Phasen des Niedergedrückt-Seins, der Trauer, der traurigen Erinnerungen an früher. Aber es gibt eben auch Schönes. Die Musik, die ich höre, auch in mir höre. Die Gedichte. Die Kontakte hier im Haus, die Feiertage.«

»Und wenn Sie in die Zukunft blicken?«

»Da kommt nicht mehr viel. Ich bin am Ende angekommen. Und ich vertraue Ihnen etwas an. Der Tod schreckt mich nicht mehr so wie früher. Vielleicht werde ich wirklich von meiner Mutter geholt und zu meinem Mann geführt. Ich denke viel an Bachs Engel-Arie, höre sie immer wieder in mir selbst. Die Engel werden bei mir bleiben und mich leiten, das spüre ich.«

Die Dame hatte im Verlaufe des Interviews immer wieder darauf hingewiesen, wie sehr sie sich innerlich auf das Gespräch vorbereitet, diesem quasi »entgegengefiebert« habe. Es liege darin die »Begegnung mit ihrer Geschichte«, und diese Begegnung sei für ihren »inneren Frieden« von großer Bedeutung. Hinzu kommt, dass sie über Grenzerfahrungen (in unterschiedlichen Inhalten) sprechen kann, die sonst nicht zu den Gesprächen im Alltag gehören. In diesen Mitteilungen kommt sie auf ihr Innerstes zu sprechen: die Sprache selbst, die frühen, warmherzigen Erinnerungen – in deutscher Sprache –, die innige Beziehung zur Mutter, die Hoffnung, dass diese sie in ein »gelobtes Land« führe. In diesen Mitteilungen präzisiert sich ihre Einstellung zur Sterblichkeit: die sie annehmen kann. Kurz vor Ende meines Besuchs hebt sie hervor, dass sie nun »noch klarer auf alles blicken« könne. Die Begegnung war hier vor allem ein Berührt-Werden vom Antlitz der Anderen, nämlich dieser eindrucksvollen Frau. Dieses Berührt-Werden teilte sich ihr mit – und gab neben allem Prozesshaften, aller Dynamik auch ein wenig Struktur und half auf diesem Wege dabei, Gefühle und Gedanken einmal mehr zu ordnen, um gefasst auf die eigene Sterblichkeit blicken zu können.

*Begegnung in der Beschäftigung mit der Frage, was von einem bleibt*
Es kommt eine Dame zu Wort, die Teilnehmerin der Bonner Gerontologischen Längsschnittstudie war, die unter der Leitung von Ursula Lehr und Hans Thomae durchgeführt wurde;[31] die Dame war 86 Jahre alt, sie war verheiratet, sie hatte zwei Kinder (80 beziehungsweise 220 Kilometer entfernt wohnend), vier Enkelkinder; sie hatte den Beruf einer Näherin erlernt und diesen Beruf 18 Jahre lang ausgeübt; das Ehepaar verfügte über eine mittlere Rente, lebte in einer kleineren Eigentumswohnung; die Frau litt an einer stark schmerzassoziierten Polyarthritis und war daher in ihrer Funktionalität erheblich beeinträchtigt; weiterhin bestanden stark ausgeprägte Seheinbußen aufgrund fortgeschrittener Makuladegeneration.

---

[31] Überblick in: Lehr, U. M. / Thomae, H. (Hg.) (1987).

# Veranschaulichung

Das drei Tageshälften dauernde Interview, in dem es in weiten Abschnitten um den Lebensrückblick, die Gegenwart und die Zukunftsperspektive sowie um positiv und negativ bewertete Erlebnisse in der Biografie und in der Gegenwart ging, schloss die mitfühlend, sensibel, hoch konzentriert, leise, langsam sprechende Frau mit folgenden Worten ab:

»Nun haben Sie mir immer so schön zugehört. Sie haben nicht viel nachgefragt, aber an für mich wichtigen Stellen nachgefragt. Ich habe Ihnen viel ganz Persönliches, Schweres und Schönes erzählt, was ich bisher Anderen nicht erzählt hatte. Manches musste einfach mal erzählt werden; darüber wollte ich immer schon einmal sprechen. Und mir hat es gutgetan, unser Gespräch, Ihr Fragen, Zuhören und Schweigen, aber auch Ihr Mitfühlen und freundliches, aufmunterndes Lachen. Nur frage ich mich jetzt: Was machen Sie denn mit dem, was Sie gehört haben? Ist das von irgendeinem Wert für Sie? Werden Sie in ein paar Wochen noch an mich denken, oder haben Sie mich dann wieder vergessen? Das würde mich traurig stimmen. Und in Ihrer Arbeit können Sie doch gar nicht so weit an Menschen zurückdenken ... oder?«

Meine Antwort lautete:

»Sie haben mir so vieles aus Ihrem Leben und Ihrer Gegenwart berichtet, in einer so dichten und klaren Art und Weise, Sie haben mir Zugang zu Ihrem Inneren eröffnet und mich in einer Weise an Ihrem Erleben, Ihren Gedanken teilhaben lassen, dass ich wirklich berührt bin. Dieses Gespräch werde ich nicht vergessen, an dieses noch in vielen Jahren zurückdenken. Sie haben mir neue Einsichten in den Rückblick auf das Leben, in den Umgang mit den Grenzen des Lebens geschenkt, sodass ich auch menschlich bereichert bin und Ihnen nur von Herzen Dank für Ihre Offenheit, für Ihr Vertrauen sagen kann.«

Was war in diesem Erzähl- und Gesprächsfluss geschehen? Zunächst war die gegenseitige Offenheit, war das gegenseitige Vertrauen spürbar. Sodann auf meiner Seite das Berührt-Sein von den konzentrierten und tiefgehenden Antworten, verbunden mit einem offenen, von Nähe und Vertrauen bestimmten Gesichtsausdruck, verbunden schließlich mit einer emotional warmen Melodik in der Sprache. Dieses Berührt-Sein vertiefte sich schließlich zu einem Ergriffen-Sein, auch zur allmählichen Ahnung dessen, was mich ergriff: die Verletzlichkeit, die Verletzungen einer seelisch-geistig hoch differenzierten Frau, die sich mir in ihrer Grenzsituation eindrucksvoll zeigte, wie auch in ihren Versuchen, in dieser Grenzsituation immer wieder Orientierung zu finden. Die von mir an sie, von ihr an mich gerichteten Fragen wie auch die wechselseitigen Antworten mochten vielleicht zu dieser Orientierung beitragen. Und schließlich spürte ich, wie ich von einem Fragenden zu einem Beschenkten wurde: wissenschaftlich, schließlich persönlich, weil existenziell.

Als ich mich verabschiedet hatte (wobei mir dieser Abschied schwergefallen war) und den Heimweg antrat, hörte ich im Radio eine Lesung aus den *Aufzeichnungen des Malte Laurids Brigge* von Rainer Maria Rilke:

»Ich lerne sehen. Ich spüre, wie alles tiefer fällt und nicht mehr dort stehen bleibt, wo es bislang stehen blieb. Ich habe ein Inneres, von dem ich nicht wusste. Alles geht jetzt dorthin.«

Treffender hätten die Folgen dieser Begegnung nicht ausgedrückt werden können ...

## Abschluss

Die hier getroffenen und an Fallbeispielen veranschaulichten Aussagen zur Begegnung sollen mit zwei Gedichten abgerundet werden, in denen der Prozess der Introversion mit Introspektion wie auch der Prozess der Begegnung thematisiert werden. In dem ersten, von Paul Fleming (1609–1640) verfassten Gedicht »An sich« [1640] steht der Prozess der Introversion mit Introspektion im Zentrum, im zweiten, von Simon Dach (1605–1659) verfassten Gedicht »Lied der Freundschaft« die Begegnung in ihrer schützenden und inspirierenden Bedeutung.

*An sich*
Sei dennoch unverzagt, gib dennoch unverloren
Weich keinem Glücke nicht, steh höher als der Neid
Erfreue dich an dir und acht es für kein Leid
Hat sich gleich wider dich Glück, Ort und Zeit verschworen.
Was dich betrübt und labt, halt alles für erkoren
Nimm dein Verhängnis an, lass alles unbereut
Tut was getan muss sein und eh man dir's gebeut
Was du noch hoffen kannst, das wird noch stets geboren.
Was lobt, was klagt man doch?
Sein Unglück und sein Glücke

Ist ihm ein jeder selbst. Schau alle Sachen an
Dies alles ist in dir. Lass deinen eitlen Wahn.
Und eh du fürder gehst, so geh in dich zurücke.
Wer sein selbst Meister ist und sich beherrschen kann
Dem ist die weite Welt und alles untertan.[32]

In diesem Gedicht wird zunächst eine bestimmte – man könnte sagen: gefasste und akzeptierende – Haltung der Person gegenüber der gegebenen Situation (auch gegenüber dem eigenen Schicksal) akzentuiert, in einem weiteren Schritt wird das innere Fundament dieser Haltung genannt. Der von mir vorgeschlagenen Konzeption folgend, kann hier von »Introversion mit Introspektion« gesprochen, mithin von einer Konzentration auf die innerseelischen Prozesse (»Introversion«), die ihrerseits mit einer Akkumulation von Lebenswissen (»Introspektion«) verbunden ist (und zwar sowohl in der Weite als auch in der Tiefe). Die im Gedicht angesprochene Lebenshaltung lässt sich im Sinne einer Selbstvergewisserung der Person, zudem im Sinne der Identitätsbildung im Lebenslauf beschreiben. Die Fähigkeit, auf sich selbst zu blicken, sich selbst zu erkennen und anzunehmen, das eigene Leben – ausdrücklich auch in seiner Begrenztheit – zu bejahen, anderen Menschen ihr Glück zu gönnen und damit fern vom Neid zu stehen, sich auf die eigenen seelischen und geistigen Kräfte zu besinnen, ohne sich dabei zu überhöhen: Dies sind zentrale Merkmale der Identität, wobei hier Identität nicht als ein einmal erreichter und sich nicht mehr differenzierender Entwicklungszustand im jüngeren Erwachsenenalter verstanden wird, sondern vielmehr als ein dynamisches Geschehen, das in seinem weiteren

---

[32] Fleming, P. (1965) [1640], 472.

Verlauf von den Erlebnissen und Erfahrungen des Individuums, von dessen ausgebildeten und im Alltag umgesetzten Ressourcen, von dessen Daseinsthemen (als zentralen Themen und Anliegen) sowie von dessen Lebensbedingungen beeinflusst ist. In dem von Paul Fleming verfassten Gedicht scheint die Identität an mehreren Stellen im thematischen Kontext der Integrität auf, wenn nämlich die Fähigkeit des Menschen, sein Leben zu bejahen (in seinem Glück ebenso wie in seinem Leid), betont wird. Zugleich beschreibt dieses Gedicht die Notwendigkeit der Offenheit des Menschen für neue Eindrücke, Erlebnisse und Erfahrungen, es bleibt also nicht beim Lebensrückblick stehen, sondern verbindet diesen mit der Gegenwarts- und Zukunftsperspektive: Inwiefern bietet sich der Person eine Gelegenheit, inwiefern nutzt sie diese für in Gegenwart und Zukunft liegende Möglichkeiten zur sinnerfüllten, schöpferischen Lebensgestaltung? Diese Verbindung von Lebensrückblick mit Gegenwarts- und Zukunftsperspektive bildet einen Gedanken, der für das Verständnis der Auseinandersetzung mit Anforderungen im Alter (aber auch schon in den vorangehenden Lebensaltern) wichtig ist: Der Rückblick auf die Geschichte verarbeiteter und bewältigter wie auch nicht verarbeiteter und nicht bewältigter Ereignisse, verbunden mit dem Annehmen der bislang gelebten Biografie, stellt eine bedeutende psychische Zäsur dar und bildet sowohl Ergebnis als auch Grundlage der Offenheit der Person für gegenwärtige und zukünftige Anforderungen sowie für in der Gegenwart und Zukunft liegende Möglichkeiten, das eigene Leben als stimmig zu erfahren.

Der Begegnungsaspekt bildet den Kern des von Simon Dach verfassten Gedichts »Lied der Freundschaft« [1647]. Es betont in der ersten Strophe die Fähigkeit des Menschen, Treue und Freundschaft zu zeigen – wobei die auf Dauer angelegte Treue und Freundschaft den Kern der menschlichen Existenz bilde, sodass sich in deren Verwirklichung die Existenz erhelle und … veredle.

*Lied der Freundschaft*

> Der Mensch hat nichts so eigen,
> so wohl steht ihm nichts an,
> als daß er Treu er zeigen
> und Freundschaft halten kann.
> Wenn er mit seinesgleichen
> will treten in ein Band,
> verspricht sich nicht zu weichen
> mit Herzen, Mund und Hand.

In der zweiten Strophe wird dargelegt, dass der Mensch nicht in Zurückgezogenheit leben, sondern vielmehr den Austausch mit Freunden suchen solle, da der gerade »freundschaftliche Rat« geeignet sei, die (zum Teil schweren) Anforderungen des Lebens (»Leid«) zu bewältigen.

> Die Red ist uns gegeben,
> damit wir nicht allein.
> Für uns nur sollen leben
> und fern von Leuten sein.
> Wir sollen uns befragen
> uns sehn auf guten Rat,
> das Leid einander klagen,
> so uns betreten hat.

In der dritten Strophe wird aufgezeigt, dass sich der Mensch bei einem Mangel an Begegnung zu verzehren drohe, wenn er in einer belastenden Lebenssituation stehe, dass umgekehrt aber diese Begegnung helfe, das »Leid zu vergessen«, und zudem die Freude noch einmal steigere (»Das gibt ein doppelt Lachen«):

> Was kann die Freude machen,
> Die Einsamkeit verhehlt?
> Das gibt ein doppelt Lachen,
> Was Freunden wird erzählt;
> Der kann sein Leid vergessen,
> Der es von Herzen sagt;
> Der muß sich selbst auffressen
> Der in Geheim sich nagt.

In der vierten Strophe wird dargelegt, wie sehr freundschaftliche Begegnung den Menschen durch alle Fährnisse des Lebens zu führen vermag, ja ihm sogar hilft, den Tod zu verwinden (»und breche durch den Tod«):

> Gott stehet mir vor allen,
> die meine Seele liebt,
> dann soll mir auch gefallen,
> der mir sich herzlich gibt.
> Mit diesen Bündsgesellen
> verlach ich Pein und Not,
> geh auf den Grund der Höllen
> und breche durch den Tod!

In der fünften Strophe wird das Geben und Nehmen in einer freundschaftlichen Begegnung, wird die Bedeutung einer »freundschaftlichen Haltung« für das Gelingen der Begegnung betont (»ich bin auch ihnen wieder / vom Grund der Seele hold«).

> Ich hab', ich habe Herzen,
> so treue, wie gebührt,
> die Heuchelei und Scherzen
> nie wissentlich berührt;
> ich bin auch ihnen wieder
> von Grund der Seelen hold;
> Ich lieb' euch mehr ihr Brüder,
> denn alles Erdengold![33]

## Literatur

Arendt, Hannah (1949): Es gibt nur ein einziges Menschenrecht. In: Die Wandlung 4(II), 754–770.

Arendt, Hannah (1960): Von der Menschlichkeit in finsteren Zeiten. Gedanken zu Lessing. München: Piper.

Buber, Martin (1929): Gustav Landauer. Sein Lebensgang in Briefen. Frankfurt am Main: Ruetten & Loening.

Buber, Martin (1923): Ich und Du. Leipzig: Insel.

Buber, Martin (1950): Pfade in Utopia. Heidelberg: Lambert Schneider.

Butler, Robert N. (1963): The Life Review: An Interpretation of Reminiscence in the Aged. In: Psychiatry 26(1), 65–76. https://doi.org/10.1080/00332747.1963.11023339

Butler, Robert N. (1980): The life review: An unrecognized bonanza. In: International Journal of Aging and Human Development 12(1), 35–38. https://doi.org/10.2190/WC4T-V05J-40G5-3M7E

---

[33] Dach, S. (1936), 66–67.

## Literatur

Camus, Albert (1942): Le mythe de Sisyphe. Paris: Gallimard; dt. (2000): Der Mythos des Sisyphos. Übers. von V. von Wroblewsky. Reinbek: Rowohlt.

Celan, Paul (2011): Ausgewählte Gedichte. Ausgewählt aus dem Gesamtwerk von A. Fioretos. Mit Radierungen von G. Celan-Lestrange. Berlin: Suhrkamp.

Dach, Simon (1883): »Lied der Freundschaft« [1647]. In: Gedichte des Königsberger Dichterkreises aus Heinrich Alberts Arien und musicalischer Kürbshütte (1638–1650). Hg. von L. H. Fischer. Erste Hälfte. Halle: Niemeyer 1883, 49–50.

Erikson, Erik H. (1998): The life cycle completed. Extended version with new chapters on the ninth stage by J. M. Erikson. New York: Norton.

Erikson, Erik H. / Erikson, Joan M. / Kivnick, Hellen Q. (1986): Vital involvement in old age. New York: Norton.

Fleming, Paul (1965): »An sich« [1640]. In: Paul Flemings deutsche Gedichte. Bd. 1. Hg. von J. M. Lappenberg. Stuttgart: Literarischer Verein, 472 [unveränd. repr. Nachdruck der Stuttgarter Ausgabe von 1865].

Frankl, Viktor (1975): Der leidende Mensch. Bern: Huber.

Frankl, Viktor (1946): Trotzdem Ja zum Leben sagen. Ein Psychologe erlebt das Konzentrationslager. München: Kösel.

Frankl, Viktor (1972): Der Wille zum Sinn. Bern: Huber.

Hügli, Anton W. (2020): »Grenzsituationen erfahren und existieren ist dasselbe« – eine philosophische Meditation über einen Satz von Karl Jaspers. In: Swiss Archives of Neurology, Psychiatry and Psychotherapy, 171, 1–7. doi:10.4414/sanp.2020.03092.

Jaspers, Karl (1913): Allgemeine Psychopathologie. Berlin: Springer.

Jaspers, Karl (1953): Einführung in die Philosophie. München: Piper.

Jaspers, Karl (2019): Leben als Grenzsituation. Eine Biographie in Briefen. Hg. von M. Bormuth. Göttingen: Wallstein.

Jaspers, Karl (1932): Philosophie, Bd. 2: Existenzerhellung. Berlin: Springer.

Jaspers, Karl (1919): Psychologie der Weltanschauungen. Berlin: Springer.

Jaspers, Karl / Zahrnt, Heinz (1963): Philosophie und Offenbarungsglaube. Ein Zwiegespräch. Hamburg: Furche.

Kruse, Andreas (2005): Biografische Aspekte des Alter(n)s. Lebensgeschichte und Diachronizität. In: S.-H. Filipp / U. Staudinger (Hg.): Entwicklungspsychologie des mittleren und höheren Erwachsenenalters. Göttingen: Hogrefe, 1–38 (= Enzyklopädie der Psychologie; Themenbereich C, Serie 5, Bd. 6).

Kruse, Andreas (2024): Existenzielle Fühlung. Stimmigkeits-, Sinn- und Grenzerfahrungen alter Menschen als Themen der Psychotherapie. Psychotherapie im Alter, 21(1), 83–92.

Kruse, Andreas et al. (2022): Mitverantwortung in »sorgenden Gemeinschaften« als eine Form der Weltgestaltung und Teilhabe im Alter. In: A. Kruse / E. Schmitt (Hg.): »... der Augenblick ist mein und nehm ich den in Acht«.

Daseinsthemen und Lebenskontexte alter Menschen. Heidelberg: Heidelberg University Publishing, 139–175.

Kruse, Andreas (2023): Leben in wachsenden Ringen. Sinnerfülltes Leben im Alter. Stuttgart: Kohlhammer.

Kruse, Andreas (2017): Lebensphase hohes Alter. Verletzlichkeit und Reife. Heidelberg: Springer.

Kruse, Andreas (Hg.) (2010): Lebensqualität bei Demenz? Zum gesellschaftlichen und individuellen Umgang mit einer Grenzsituation im Alter. Heidelberg: Akademische Verlagsanstalt.

Kruse, Andreas (2021): Vom Leben und Sterben im Alter. Wie wir den Sterbebeistand gestalten können. Stuttgart: Kohlhammer.

Kruse, Andreas (2024): Suizidalität und Lebensbindung – welche Faktoren beeinflussen den Wunsch nach einem Tod von eigener Hand? In: M. Bormann (Hg.): Tod und Sterben. Berlin: De Gruyter, 453–474. Kapitel-DOI: 10.1515/9783111055602-027.

Kruse, Andreas / Schmitt, Eric (Hg.) (2022): »… der Augenblick ist mein und nehm ich den in Acht«. Daseinsthemen und Lebenskontexte alter Menschen. Heidelberg: Heidelberg University Publishing.

Kruse, Andreas / Schmitt, Eric (2000): Wir haben uns als Deutsche gefühlt. Lebensrückblick und Lebenssituation von ehemaligen jüdischen Emigranten und Lagerhäftlingen. Heidelberg: Springer Steinkopff.

Landauer, Gustav (1911): Aufruf zum Sozialismus. Berlin: Verlag des Sozialistischen Bundes.

Lévinas, Emmanuel (1991): Entre nous. Essais sur le penser-à-l'autre. Paris: Grasset & Fasquelle; dt. (1995): Zwischen uns. Versuche über das Denken an den Anderen. Übers. von F. Miething. München: Hanser.

Lévinas, Emmanuel (2014): Martin Buber. Rom: Castelvecchi.

May, Rollo R. (1983): The Discovery of Being: Writings in Existential Psychology. New York: Norton & Company.

Pelluchon, Corine (2019): Pour comprendre Lévinas. Un philosophe pour notre temps. Paris: Éditions du Seuil.

Thomae, Hans / Lehr, Ursula M. (Hg.) (1987): Formen seelischen Alterns. Stuttgart: Enke.

Yalom, Irvin D. (1980): Existential Psychotherapy. New York: Basic Books.

# Verzeichnis der Autorinnen und Autoren

**Prof. Dr. Emil Angehrn**
Em. Professor für Philosophie, Universität Basel

**Prof. Dr. Claudia Bozzaro**
Professorin für Medizinethik; Leiterin des Instituts für Ethik, Geschichte und Theorie der Medizin der Universität Münster

**Prof. Dr. Michael Coors**
Professur für Theologische Ethik an der Theologischen Fakultät; Leiter des Instituts für Sozialethik im Ethik-Zentrum der Universität Zürich

**Prof. Dr. Friedrich Edelhäuser**
Leitender Arzt der Abteilung für Frührehabilitation am Gemeinschaftskrankenhaus Herdecke; Professur an der Universität Witten/Herdecke; Leiter der Akademie Anthroposophische Medizin GAÄD

**Prof. Dr. Peter Henningsen**
Direktor der Klinik für Psychosomatische Medizin und Psychotherapie des TUM Universitätsklinikums Rechts der Isar in München

**Prof. Dr. Rebekka A. Klein**
Professorin für Systematische Theologie mit Schwerpunkt Ethik am Fachbereich Evangelische Theologie der Goethe-Universität Frankfurt am Main
**Prof. Dr. med. Henriette Krug, Dipl. theol.**

Professur für Ethik in Gesundheit und Medizin, Medical School Hamburg, University of Applied Sciences and Medical University

**Prof. Dr. Dr. h.c. Andreas Kruse**
Seniorprofessor distinctus, Institut für Gerontologie der Ruprecht-Karls-Universität Heidelberg

**Prof. Dr. Stephan Lessenich**
Direktor des Instituts für Sozialforschung; Professor für Gesellschaftstheorie und Sozialforschung an der Goethe-Universität Frankfurt a. M.

**PD Dr. Olivia Mitscherlich-Schönherr**
Distinguished Fellow am Max-Weber-Kolleg für kultur- und sozialwissenschaftliche Studien der Universität Erfurt und Privatdozentin für Philosophie an der Universität Potsdam

**Prof. Dr. Giovanni Maio, M.A.**
Universitätsprofessor für Medizinethik; Direktor des Instituts für Ethik und Geschichte der Medizin der Albert-Ludwigs-Universität Freiburg

**Lukas Trabert**
Langjähriger Verlagsleiter des philosophischen Fachverlags Karl Alber; seit 2021 führt er eine Philosophische Praxis in Freiburg

# Textnachweis

Stephan Lessenich, Vulnerabilität aus: Ulrich Bröckling, Susanne Krasmann u. Thomas Lemke (Hg.), Glossar der Gegenwart. © Suhrkamp Verlag, Frankfurt am Main 2004.
Alle Rechte bei und vorbehalten durch Suhrkamp Verlag AG, Berlin